霾天气对心血管疾病的影响及机制研究

张书余　张夏琨　著

U0333216

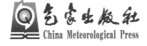

气象出版社

China Meteorological Press

内容简介

本书系统地介绍了霾天气对心血管疾病的影响及机制研究成果，第1章阐述霾天气对人体健康影响的研究进展；第2章以河北为例系统分析了大气污染加重的主要原因；第3—8章介绍了霾、冷空气与霾、冷空气三种方式对心血管疾病的影响研究，分别通过对高血压大鼠、动脉粥样硬化大鼠及人群的实验研究，阐明了霾与冷空气的交互作用及毒性机理；总结了项目研究成果，论述了霾天气对心血管影响的机制。本书可供从事人类生物气象学研究的科技工作者及高等院校相关专业师生学习参考。

图书在版编目（CIP）数据

霾天气对心血管疾病的影响及机制研究/张书余，张夏琨著. —北京：气象出版社，2016.12

ISBN 978-7-5029-6500-6

Ⅰ. ①霾… Ⅱ. ①张… ②张… Ⅲ. ①霾-影响-心脏血管疾病-研究 Ⅳ. ①R54

中国版本图书馆 CIP 数据核字（2016）第 304136 号

MAI TIANQI DUI XINXUEGUANG JIBING DE YINGXIANG JI JIZHI YANJIU

霾天气对心血管疾病的影响及机制研究

张书余　张夏琨　著

出版发行：气象出版社

地　　址：北京市海淀区中关村南大街 46 号　　邮政编码：100081

电　　话：010-68407112（总编室）　　010-68408042（发行部）

网　　址：http://www.qxcbs.com　　E-mail：qxcbs@cma.gov.cn

责任编辑：张锐锐　孔思瑶　　　　　　终　　审：邵俊年

责任校对：王丽梅　　　　　　　　　　责任技编：赵相宁

封面设计：易普锐创意

印　　刷：北京中新伟业印刷有限公司

开　　本：787 mm×1092 mm　1/16　　印　　张：14.25

字　　数：360 千字

版　　次：2016 年 12 月第 1 版

印　　次：2016 年 12 月第 1 次印刷

定　　价：80.00 元

本书如存在文字不清、漏印以及缺页、倒页、脱页等，请与本社发行部联系调换。

序

　　工业化和城市化的快速发展，使大气污染越来越严重，已成为影响人类健康的主要危害因素之一。据世界卫生组织估计，全世界每年因大气污染而造成的死亡人数约 270 万人，其中 33％分布在城市，约三分之二发生在发展中国家。随着国民经济的不断增长，城市化进程的加快以及城市人口的急剧增长，我国城市大气污染问题也随之凸显出来，且由煤烟型污染逐步转变为交通和煤烟混合型污染，严重制约着城市的可持续发展。我国居民的疾病谱和死因谱也在发生变化。以高血压、冠心病为代表的心血管疾病，严重地危害着人类的健康。心血管疾病已成为我国重要的公共卫生问题。据中国卫生统计年鉴显示：我国 2006 年城市居民死因谱中死亡率最高的就是心血管系统疾病，达 184.41 万，占居民总死亡率的 37.82％。心血管疾病的危险因素很多：诸如年龄、性别、种族、遗传、肥胖或超重、体力活动缺乏等危险因素，改变不良的生活习惯，可以降低心血管疾病发病的危险性。除生物因素和行为及心理因素外，霾天气越来越引起了人们高度关注。大量研究均表明大气污染物与心血管系统疾病密切相关，其中可吸入颗粒物对心血管系统的影响最为严重。从表面上看大气污染与肺部及呼吸系统的疾病更为相关，但事实上，大气污染导致死亡率上升的主要死因构成是心血管疾病。因此如何减少霾等大气污染对人群带来的危害，除了切实降低污染物排放以外，最有效的方法是做好预防。

　　本书系统讨论了心血管疾病与霾、冷空气与霾天气的关系，揭示了霾及霾与冷空气对心血管疾病的影响及其机理；通过冷空气、霾与冷空气、$PM_{2.5}$ 三种不同的实验，揭示了它们之间影响协同作用及差异，通过实验结果比较分析揭示了霾天气导致高血压、冠心病、缺血性心脏病、心肌梗死等心血管疾病的发生及加重，回答了霾与冷空气相互作用导致心血管疾病增多甚至死亡的原因。本书的出版极大地丰富了人类生物气象学的内涵，为气象部门发布环境气象及健康气象预报提供了理论支撑，为医疗部门预防大气污染导致的心血管疾病采取相应的措施提供了科学依据，最大限度减少霾天气对人类健康潜在的危害。

丁一汇[*]

2016 年 10 月 18 日

---

[*] 丁一汇，中国工程院院士。

前　言

　　据世界卫生组织及中国卫生部相关报告，全球每年每三个死亡人中就有一人死于心血管疾病，中国每年死于该病人数约三百万。人类健康往往受到如经济、文化、环境等诸多因素的综合影响，环境变化又常常引起多种疾病的发生。有研究表明，心血管疾病的突发以及心血管病人的死亡与环境温度的剧烈变化密切相关。霾与冷空气天气的持续都会导致患病率和死亡率的明显上升。受气全球候变暖影响，近 43 年间中国华北平原气温呈逐渐上升趋势，平均升高了 1.5℃；降雨量呈震荡缓慢下降趋势，平均减少了 66.4mm；平均风速下降了 0.98 m/s，超过 5 m/s 的大风日数年平均频次呈持续下降，显著减少。在 20 世纪 70 年代，最大年大风日数达 52 天，近 10 年，年平均大风日数为 11 天，与最大年大风日数相比下降了 41 天。温度升高、降雨减小，风速减小，使污染物扩散能力显著下降，因此在大气中污染物不变的条件下，空气质量变得越来越差。本书以新医学目标"预防疾病、减轻疾病痛苦"为宗旨，综合利用人类生物气象学、人群流行病学及毒理学实验等手段，分析了心血管疾病发病和死亡率与霾天气的关系；采用人工模拟气象条件下冷空气、霾与冷空气、$PM_{2.5}$ 三种不同环境情况对大鼠血管内皮素、一氧化氮、总超氧化物歧化酶、细胞间黏附因子、肿瘤坏死因子、白介素-6、D-二聚体、纤溶酶原激活物抑制剂-I（PAI-1）、肌红蛋白、肌钙蛋白及血脂四项等指标的影响机理。通过动物实验对比分析论述了霾天气对心血管疾病的影响及其作用机制，为深入开展心血管疾病环境气象预警及疾病预防奠定基础，进一步探索我国人类生物气象科学发展的新途径。

本书是国家自然基金项目"冷空气对心血管疾病的影响及其机制研究"和"冷空气与$PM_{2.5}$对心血管系统疾病影响的交互作用研究"的主要研究成果。感谢中国气象局干部培训学院河北分院和河北大学医学实验室提供了研究平台支持。张夏琨、罗斌、朱卫浩、况正中、林朝旭、崔世杰、许俊卿等参加了动物科学实验及结果分析工作；张夏琨完成了第2章、第7章、第8章分析与写作，罗斌参加了实验案例的讨论，提出了宝贵的意见。感谢他们对此科研成果做出的贡献。

张书余[*]

2016 年 10 月 1 日

---

* 张书余现任中国气象局干部培训学院河北分院院长。

目 录

第1章
霾天气对人体健康影响的研究进展

近年来霾天气事件频发[1]，大气污染不断加重，由冬半年发展到了全年，范围由单个城市发展到几个城市连片[2]。2004 年全国空气污染严重的城市依次为临汾、阳泉、大同、石嘴山、三门峡、金昌、石家庄、咸阳、株洲、洛阳。时隔 10 年，2013 年空气污染严重的城市前十名是邢台、石家庄、保定、邯郸、衡水、唐山、济南、廊坊、西安、郑州。河北省在大气严重污染城市前 10 名中占据了 7 个，比 10 年前增加了 6 个。由此对人体健康造成的影响不断加剧。据统计，2000—2005 年间，中国肺癌的发病人数增加了 12 万人，其中，男性肺癌病人从 2000 年的 26 万人增加到 2005 年的 33 万人，同期女性肺癌患者从 12 万人增加到 17 万人。目前中国肺癌发病率每年增长 26.9%，肺癌已代替肝癌成为中国首位恶性肿瘤死亡原因，占全部恶性肿瘤死亡的 22.7%，且发病率和死亡率仍在继续迅速上升。另外，近 30 年中国心血管疾病发病伴随着大气污染的加重持续增长，心血管病发病和死亡率居高不下，心血管病负担加重，成为重要公共卫生问题[3]，环境与气候究竟怎么了？

1.1 雾霾天气的研究

雾为大量微小水滴浮游空中，常呈乳白色，使水平能见度小于 1.0km；轻雾为微小水滴或已湿的吸湿性质粒所构成的灰白色的稀薄雾幕，使水平能见度大于等于 1.0km，小于 10.0km。霾天气则为大量极细微的干尘粒等均匀地浮游在空中，使水平能见度小于 10km 的空气，普遍有混浊现象，使远处光亮物微带黄、红色，使黑暗物微带蓝色。霾和雾一样都是由漂浮在大气中的粒子造成的。但两者的物质组成不同，雾是由于近地面层空气中水汽凝结，因此其主要是由大量微小水滴或冰晶组成的气溶胶系统。而霾是由空气动力学直径直径基本上都小于 2.5μm 颗粒物组成的，并且低层 $PM_{2.5}$ 质量浓度显著高于较高层。

$PM_{2.5}$ 是指空气动力学直径不大于 2.5μm 的颗粒。国外学者在 20 世纪 90 年代对霾的组成和气候特征进行了研究。1999 年欧美科学家发现每年 12 月至次年 4 月在亚洲南部上空经常笼罩着一层 3km 厚的棕色污染尘霾，并称其为亚洲棕色云团[4]，研究表明[5] 云团中含有大量 $PM_{2.5}$ 颗粒，它的化学组成主要包括元素碳，有机碳（如多环芳烃、正构烷烃、醛酮类等）；重金属（如锌、铜、铅、钴、镍、铬、镉、砷等）；水溶离子（F^-，Cl^-，NO_3^-，SO_4^-，NH_4^+ 等），硫酸盐，硝酸盐，铵；生物质（如真菌和细菌）。有的还包括海盐气溶胶，地壳成分和无组织物质。而每种物质在 $PM_{2.5}$ 中所占的比重并不固定，随环境和时间变化。霾发生时相对湿度不一定大，而雾中的相对湿度是饱和的。对于雾与霾的区别以及相对湿度在雾（轻雾）与霾判别中的作用，吴兑[6] 做了大量的研究，将相对湿度的阈值定为 90％来作为辅助判据。

进入 21 世纪后，随着中国雾霾天气的频发，也开展了针对霾的观测研究工作，刘爱君等[7] 通过多年观测资料分析了广州霾天气的气候特征。吴兑等[8—9] 对珠江三角洲霾天气的成因进行了研究，表明霾的能见度恶化主要与 $PM_{2.5}$ 细粒子关系比较大。许多研究[10—11] 表明这种情况在其他地区也是如此。$PM_{2.5}$ 主要来源火力发电、工业生产、汽车尾气、生物质燃烧、二次生成、道路扬尘等过程。$PM_{2.5}$ 由直接排入空气中的一次微粒和空气中的气态污染物通过化学转化生成的二次微粒组成。在一次微粒中尘土性微粒主要来源于道路、建筑和农业产生的扬尘，炭黑粒子主要来源于柴油发动机汽车、锅炉、废物焚烧、露天烧烤、火烧秸秆和居民烧柴等。二次粒子硫酸铵和硝酸铵的前体物 SO_2 主要来源于燃煤锅炉和燃油锅炉，NO_x 主要来源于锅炉与机动车等。

与此同时，中国有很多学者对全国或区域的霾气候特征和成因开展研究，如高歌[12]、胡亚旦等[1] 对中国霾的时空分布特征、变化趋势进行了详细分析，并探讨了霾变化的可能原因。魏文秀[13] 对河北霾的时空分布特征进行了统计，发现霾出现频数具有明显的地域性和月际分布特征。综合这些研究成果可以知道，霾污染天气出现具有明显的季节变化，冬季最多，夏季最少。污染出现频率存在明显的季节变化，冬季最高，夏季最低，不同季节不同污染类型的出现频率相差较大，局地连续污染冬季出现频率较高，个别污染在春、秋二季出现较多，大范围连续污染在秋季出现较多。这是因为中国大部分地区冬季受大陆高压控制，大气层结相对稳定，雨日、雨量较少，易于低层大气中气溶胶粒子富集，并形成霾天气。而夏季的天气气候背景则正好相反，霾天气也相对较少。1961—2007 年中国霾天气主体区域平均的霾日数时间序列变化，20 世纪 60—70 年代中期，中国霾天气总体较少，霾日数明显低于 47 年的平均值，其后的二十多年（1976—2000 年）霾天气变化趋势不明显，2002 年以后霾天气却显著增多。中国霾天气 47 年的总体趋势为波动增多，线性倾向率为3.19d/10a。47 间，1964 年平均每站仅出现 2.6 天霾，是历史最低值，而 2007 年却达到 29.3 天，2008 年以后均在 30 天以上，是前 42 年的 10～15 倍以上，风速小于 $3m \cdot s^{-1}$ 时占到 76％。

霾形成需要三个条件：一是风小，不至把空气中悬浮的尘粒吹走；二是要有较强的逆温，能使高层的尘粒向低层聚积，并使低空的尘粒不致向上扩散；三是要这一逆温层持续数日，能够使尘粒聚集起来。由于这个缘故，霾有一个逐渐形成的过程，形成后常持续数日，其形成和消失不像轻雾那样迅速。非霾日比霾日大气中污染物 PM_{10}，SO_2 和 NO_2 浓度有明显下降。随着霾等级的增加，不同污染物浓度也随之增加，颗粒物是造成能见度下降的主要原因。

霾污染天气产生的原因有五点，一是霾产生的高空天气形势一般是中阻塞、南支槽和纬向型 3 种不同的环流，地面主要受到高压控制和高压后部这两种天气类型的影响，高压类型天气条件下容易引发污染尤其是较重污染的产生；二是霾多由轻雾转变而来，1 天中

11—14 时达最多。霾天气能见度的日变化因季节不同而变化，10—11 月每日 08 时和 1—2 月每日 11 时能见度为最小；三是华北与华南出现霾时，地面风向有所不同，华北产生大范围霾污染时，风速多为静风，有风时平均风速也小于 $1.4 \mathrm{m} \cdot \mathrm{s}^{-1}$，而江南地区霾产生时多吹东北风，风速基本都小于 $3 \mathrm{m} \cdot \mathrm{s}^{-1}$；四是 24 小时变压的减小有利霾的发生，尤其在华北地区，当华北地区地面温度 24 小时变化是负变温，长江以南地区是正变温时，霾更容易发生；五是霾天气发生时的气象要素分布存在南北区域性差异，其中湿度的差别最为显著。相对湿度较高有利于霾的形成，65% 的霾出现在相对湿度 60% 以上的情况下。14 时华南地区相对湿度最大值为 80% 左右，长江中下游地区为 70%，华北地区为 60%，而当相对湿度小于 30% 时，长江以南地区不会出现霾天气。华南与江淮地区的温度露点差最大值的差别不明显，基本都在低于 2.0℃，而华北地区温度露点差最大值基本大于 2.0℃，最大可达 2.6℃。能见度最小值的分布表明，广东、黄淮等部分地区发生霾时能见度较其他区域更小，只有 2km 左右。

1.2　霾对人体健康的影响研究

流行病学相关研究表明，$PM_{2.5}$ 浓度上升能够引起人体心肺疾病发生率、死亡率的显著增加；毒理学相关研究表明，$PM_{2.5}$ 对人体呼吸系统、心血管系统、生殖系统、血液系统和免疫系统等均有毒性作用。流行病学研究以急性健康效应研究为主，而慢性健康效应研究较少。毒理学研究揭示了 $PM_{2.5}$ 其实是一种载体，其表面能够吸附多种物质，这些物质能够引发各种症状和疾病。也就是说对人体危害最大的不是颗粒物本身，而是颗粒物上吸附的化学物质。$PM_{2.5}$ 很容易被人体吸入并沉积在支气管和肺部，直接到达肺泡内，并沉降在肺间质，极难排出体外，或者进入体液，转移至全身，甚至可以经过肺换气达到其他器官。同时在相同质量浓度下，颗粒物越细数目越多，相比之下，$PM_{2.5}$ 的表面积比 PM_{10} 大很多倍，使它能吸附更多的有害物质，并通过催化或者其他作用使毒性物质具有更高的反应和溶解速度，因此 $PM_{2.5}$ 浓度的增加更能引起发病率和死亡率的增加。

如果 $PM_{2.5}$ 的质量浓度不超过 $15 \mu g/m^3$，对于 30 岁以上的人来说，他们的预期寿命延长了 1 个月到 2 年不等。如果 $PM_{2.5}$ 的质量浓度增加 $10 \mu g/m^3$，平均总死亡率会增加 1.8%，呼吸疾病死亡率增加 1.78%，中风死亡率增加了 1.03%，缺血性心脏病每日死亡率增加 2.1%，心血管疾病死亡率增加 1.4%，危害是 PM_{10} 的 3 倍，细颗粒物比大颗粒物毒性更大。下面按 $PM_{2.5}$ 含的有害成分，逐一介绍对人体健康影响的研究进展情况。

1.2.1　重金属（以铅为例）对人体健康的影响

吸附在 $PM_{2.5}$ 上的重金属元素和有毒有机物是 $PM_{2.5}$ 毒性的主要来源。重金属元素可以直接随 $PM_{2.5}$，通过呼吸作用进入人体，影响人体的正常机能，延缓人体发育，可直接引起呼吸系统疾病，间接引起癌症和心血管病；另外通过干沉降、湿沉降转移到水体和土壤中的 $PM_{2.5}$，可以进行一系列生物化学作用将其中的重金属部分转移到动植物体内，从而间接通过食物链进入人体中，对人体健康构成危害。而且这些重金属元素在细颗粒物中有明显的富集区，70%～80%富集在＜2.0μm的颗粒上。重金属主要污染区分布在京津冀、长江三角区和珠江三角区等经济发达区域，其中京津冀大气中铅、砷和镉的含量分别为256ng·m^{-3}，15.7ng·m^{-3}，44.3ng·m^{-3}，长江三角区域大气中铅、砷和镉的含量分别为312ng·m^{-3}1，6.2ng·m^{-3}1，9.3ng·m^{-3}，珠江三角区域大气中铅、砷和镉的含量分别为397ng·m^{-3}1，42.1ng·m^{-3}1，20.1ng·m^{-3}。这里以铅对人体健康的影响为例进行阐述。

铅是作用于全身各系统和器官的毒物，通过消化道和呼吸道进入人体，在体内半衰期长，极易形成积累。主要累积在神经、造血、消化、心血管等系统和肾脏，可造成人体多系统的损害，特别是儿童，正处于生长发育时期，对铅的吸收率高，代谢、排泄和解毒功能尚未完善，生理屏障成熟较晚，中枢神经系统比较脆弱，对铅的敏感性强，即使极低水平铅暴露也可造成中枢和周围神经系统、血液及造血系统和肾脏的损害。铅对人体的危害是自20世纪50年代就引起全球广泛关注[14]，20世纪60年代是铅中毒研究及防御工作最为鼎盛的时期，20世纪70年代发展相对缓慢，20世纪80年代伴随毒理学的发展、新的诊疗仪器的采用，以及对低剂量非职业接触所致的亚临床症状的重视，该项研究又拓宽了领域，到了21世纪对人体的影响研究相对关注的程度有所下降。

铅对儿童的影响。儿童铅中毒的国际标准分5级[17]，Ⅰ级血液含铅量BPb＜100μg/L为安全；Ⅱ级BPb在100～199μg/L之间，为无症状铅中毒或轻度铅中毒，血红素代谢受影响，神经传导速度下降；Ⅲ级BPb在200～499μg/L之间，为中度铅中毒，铁、锌、钙代谢受影响，血红蛋白合成障碍，免疫力低下，学习困难，注意力不集中，智商水平下降或体格生长迟缓等症状；Ⅳ级BPb在500～699μg/L之间，为重度铅中毒，可出现性格多变，易激怒，多动症，攻击性行为，运动失调，听力和视力下降，不明原因的腹痛、贫血和心率异常等中毒症状；Ⅴ级BPb＞700μg/L，为极重度铅中毒，可导致肾功能损害，铅性脑病，甚至死亡。国际诊断标准血铅≥100μg/L为儿童铅中毒。可见环境铅污染对婴儿、儿童的生长发育有显著的影响。Shukla等[48]发现3～15个月的婴儿身高增长速度与同期的血铅水平成负相关。铅中毒儿童生长迟缓、个子矮小、智力受损的症状可能部分是由铅造成的碘摄取率低，甲状腺素下降，垂体肾上腺功能低下所致。慢性铅中毒能影响婴幼儿的智力发育、儿童的学习记忆功能。研究发现人类大脑内侧颞叶及新皮层变化与学习记忆密切相关[15]，而铅使脑损害的主要靶区正是大脑内侧颞叶中的脑海马及皮层，儿童血铅水平每增加100μg/L，可导致智商（IQ）丧失6～7分[16]，而且很难逆转。

铅对神经系统的损害。铅对神经系统的损害主要表现为类神经症，外周神经炎，严重者出现中毒性脑病。末梢神经炎可导致运动和感觉异常，常见的异常有伸肌麻痹，这种麻痹可能是由于铅抑制了肌肉里的肌磷酸激酶，使肌肉里的肌磷酸激酶减少，致使肌肉失去了收缩的动力。也可能是神经和脊髓前角细胞有变性，阻碍了伸肌神经冲动的传递而造成麻痹。感觉异常，常见的是上肢前臂和下肢小腿出现麻木、肌肉痛，早期有闪电样疼痛，进而发展为感觉减退和肢体无力；侵入人体的铅，随血流进入脑组织，损伤小脑和大脑的皮质细胞，干扰代谢活动，导致营养物质和氧的供应不足。由于能量缺乏，脑内小毛细血管内皮细胞肿胀，管腔变窄，血流淤滞，血管扩张，渗透性增加，造成血管周围水肿，发展成为弥漫性脑损伤和高血压脑病。经常接触低浓度的铅，当血铅达到 $60 \sim 80 \mu g/100ml$ 时，便会出现头痛、头晕、疲乏、记忆力减退、失眠和易噩梦惊醒等症状，并且伴有食欲不振、便秘、腹痛等消化系统的症状。铅中毒与神经凋亡有关[18]，细胞凋亡是一种由基因调控的细胞主动死亡过程，形态学上表现为细胞膜鼓泡、细胞核皱缩、线粒体肿胀及DNA片段化，铅诱导细胞凋亡的研究开展时间并不长，目前已发现视杆细胞、神经细胞、肝细胞和巨噬细胞等暴露在低剂量的铅环境下，有凋亡现象发生；铅中毒可以改变神经的基因表达[19]，铅的神经毒性作用可干扰神经细胞及正常的基因表达过程，低剂量的铅能选择性地改变功能蛋白谱，从而影响正常的神经功能活动；铅的神经毒性作用可能与自由基引起神经细胞损伤有关，由于铅的存在，中枢神经系统中氧化与抗氧化机制之间的平衡失调，使一些关键的生物大分子被氧化破坏，使中枢神经系统的正常功能受到损害。

铅对血液及造血系统的影响[20]。贫血为铅中毒的早期症状之一，铅可抑制血红素合成过程中许多酶的催化作用，其中最敏感的氨基乙酰丙酸合成酶（ALA-D）阻碍红细胞游离原卟啉（FEP）与铁结合从而引起血中FEP堆积，血色素减少，造成低色素贫血。所以FEP可以作为血铅的敏感指标；铅对红细胞，特别是骨髓中幼稚红细胞具有较强的毒作用，造成点彩细胞增加。在铅作用下骨髓幼稚红细胞可发生超微结构的改变，如核膜变薄，细胞质异常，高尔基体及线粒体肿胀，细胞成熟障碍。铅在细胞内可与蛋白质的巯基结合，干扰多种细胞酶类活性，如铅可抑制细胞膜腺嘌呤核苷三磷酸（ATP）酶，导致细胞内大量钾离子丧失，使红细胞表面物理特性发生改变，寿命缩短，脆性增加，导致溶血。溶血是贫血发生的另一个原因。

铅对心血管系统的影响。铅作用于血管壁引起细小动脉痉挛，导致腹绞痛、视网膜小动脉痉挛、高血压细小动脉硬化。铅中毒者面色苍白，也是由于皮肤血管收缩所致。铅能影响大脑的能量代谢，使心脏泵血功能降低，导致自主神经功能失调，造成心电传导改变，降低窦房结自动节律性，表现为心率变慢。

铅对泌尿系统的影响。世界卫生组织报告认为，血铅水平达 $70 \mu g/100ml$ 以上的长期铅接触，可引起慢性不可医治的铅性肾病。铅对肾脏的损害分三期。第一期，铅对肾小管的可逆作用。主要表现为近端小管功能不全的范可尼（Fanconi）综合征，如磷酸盐尿，糖尿及氨基酸尿且伴有高磷酸血症、高尿酸血症及间质性肾炎，线粒体结构改变，形成特征性的铅包涵体。第二期，慢性不可恢复的肾病。肾小管的管壁细胞萎缩，肾小管扩张，间质纤维组织进行性增加，核内包涵体数目随肾小管萎缩而减少，肾小球滤过率降低。第三期，肾功能衰竭。另外，由于铅破坏了线粒体的ATP代谢功能，从而干扰了肾小管上皮细胞的主动运转机制，导致肾小球旁器受损，刺激肾素的合成释放，影响肾素和血管紧张素及醛固酮系统平衡，进而导致铅高血压病发生。这提示慢性铅中毒患者出现高血压应考虑是否与肾脏损害有关。

铅对消化系统的影响[21]。铅对胃黏膜有直接作用，可以破坏胃黏膜再生能力，使胃黏膜出现炎症性变化，并抑制肠壁碱性磷酸酶和 ATP 酶的活性，使平滑肌痉挛，引起腹疼。铅中毒时抑制胰腺功能，可增加唾液腺和胃腺分泌，同时因铅与肠道中硫化氢结合，使硫化氢失去其促进肠蠕动作用，促使胃肠系统无力，导致顽固性便秘。

铅对男女性生殖功能有影响。铅使精子细胞核形状异常，核染色质凝固成团块状，严重者发生核溶解，线粒体减少或消失，残余胞子增多，且一个残余胞内出现多个精子，影响精子合成。在接触过铅的妇女中，可见到流产、死产、早产，并且引起妇女不孕、停经。铅还能通过母体胎盘，侵入胎儿体内，特别是侵入胎儿的脑组织，对大脑造成损害。

铅对免疫系统的影响。近年来研究发现铅还能增加细菌脂多糖 (LPS) 和肿瘤坏死因子 (TNF) 对机体细胞的损伤作用，表明铅明显抑制抗体产生，使免疫球蛋白 M (IgM) 抗体水平均低下，免疫球蛋白 G (IgG) 受到抑制更为明显，抑制的程度与血铅的剂量成正比。可见铅对人体细胞免疫功能亦有明显的毒性作用。另外，四乙基铅可使白细胞数减少，白细胞的吞噬能力下降，从而减弱机体的免疫能力恢复到正常水平，而铅则转储于骨骼或其他器官，90％储积在骨骼，且其半衰期长达七年至数十年。疲劳、外伤、感染、缺钙等可使骨内磷酸铅再次进入血液中，发生内源性铅中毒。

1.2.2 有机碳（以多环芳烃为例）对人体健康的影响

$PM_{2.5}$ 上的有毒有机物，如多环芳香烃、硝基多环芳香族化合物能够部分解释 $PM_{2.5}$ 的毒性。其中多环芳香烃是最早发现且数量最多的致癌物，现代工业的兴起及交通工具带来的废气排放在极大程度上加重了多环芳香烃对环境的污染。研究表明 $PM_{2.5}$ 上多环芳香烃的浓度随 $PM_{2.5}$ 浓度的增加而增加。多环芳烃化合物 (PAH) 是指分子中含有两个或以上苯环的化合物，是环境中广泛存在的有潜在危害性的有机污染物。

1.2.2.1 多环芳烃的观测结果研究

大气中的多环芳烃主要以在颗粒物上的吸附态和气态分子的形式存在。4 环以下的多环芳烃 (PAHs) 如菲、蒽、荧蒽、芘等主要集中在气相部分，五环以上的则大部分集中在颗粒物上或散布在大气飘尘中。在大气飘尘中，几乎所有的 PAHs 都附在粒径小于 7 μm 的可吸入颗粒物上。大气中多环芳烃有明显的季节性变化[22-24]，冬季最高，夏季最小，一般是冬季＞秋季＞春季＞夏季。日变化的特点是早上或晚上较高，中午相对较低。$PM_{2.5}$ 中不同环数 PAHs 含量存在明显差异[22]，4 环以上的 PAHs 占绝对优势为 93％，其中 4 环 PAHs 含量最高，占总量的 58％，5 环和 6 环 PAHs 含量相差不多，3 环 PAHs 只占很小比例。冬季中低环（3～4 环）PAHs 含量较高。而夏季高环（5～6 环）PAHs 含量高。北京市[24] 大气气溶胶中萘、芴和蒽等低分子量芳烃的浓度相对较低，苯并荧蒽、苯并芘和苯并 (g, h, i) 芘等高分子量芳烃的浓度相对较高，其中苯并 (g, h, i) 芘的含量最高。多环芳烃的污染源主要是本地源，以机动车尾气和燃煤为主；汽油车的影响要比柴油车大，冬季燃煤取暖使燃煤的影响增大。定量源解析的结果为：机动车尾气的贡献最大，燃煤源和生物质燃烧源次之. 汽油车的贡献超过柴油车；冬季由于燃煤取暖，燃煤源的贡献增加；秋季生物质燃烧源的贡献增大，这可能与焚烧农作物秸秆等有关。不同类型机动车尾气中的多环芳烃含量是不同的[26]，柴油车尾气中加速和怠速工况下多环芳烃的含量要大于匀速和减速工况下，其中尾气排放量匀速最小，加速最大，依次是匀速、减速、怠速和加速。汽油车尾气中加速工况下多环芳烃的含量最大，匀速工况下含量最小，减速和怠速相差无几，介于加速和匀速之间。机动车尾气中 PAHs 的苯并 [a] 芘等效致癌浓度在 $0.558 \sim 5.684 \mu g/m^3$ 之间，机动车尾气中气态物质和颗粒态物质的多环芳烃总量与苯并 [a] 芘含量之间呈正相关。总之大气中多环芳烃主要来源于燃煤、汽车尾气、未完全燃烧的石化燃料残余物、露天烧烤及烟草烟雾等。气象条件对 PAHs 的含量有一定影响[25]，温度、湿度和 UV 指数与 PAHs 总量成负相关，气压和风速对 PAHs 的影响规律不明显。多环芳烃在大气中自城区中心向外而减少，北方城市高于南方城市，沿海低于内地。

1.2.2.2　大气中多环芳烃的毒性研究

对京津冀大气 $PM_{2.5}$ 中的多环芳烃进行了检测分析，其中仅 2~5 环的 PAH 就有 80 多种，包括 20 种原生 PAH，63 种烷基 PAH，7 种含硫 PAH，4 种含氧 PAH。1979 年美国国家环保局（USEPA）公布的 129 种优先控制污染物中，PAHs 就有 16 种，分别为：苊、二氢苊、蒽、芘、荧蒽、芴、萘、菲、屈、苯并 [a] 蒽、苯并 [a] 芘、苯并 [b] 荧蒽、苯并 [k] 荧蒽、苯并 [g，h，i] 芘、茚并 [1，2，3-c，d] 芘、二苯并 [a，b] 蒽，其中特强致癌的有 3 种，分别是苯并 [a] 芘、茚并 [1，2，3-c，d] 芘和二苯并 [a，b] 蒽，强致癌的有 2 种，分别是苯并 [b] 荧蒽和苯并 [k] 荧蒽，致癌的有 2 种，分别是苯并 [a] 蒽和苯并 [g，h，i] 芘，弱致癌的有 2 种，分别是屈和荧蒽，其余 7 种不具致癌性。其中具有致癌性的九种 PAHs 的含量占 16 种优先控制的多环芳烃总量的 81.7%。

不同 PAHs 的毒性随着种类以及自身结构的变化而变化。一般而言，PAHs 环数越高其毒性越高，表现在：4 环、5 环、6 环的 PAHs 毒性相对比 2 环、3 环的毒性高。另外，每种 PAHs 的毒性在不同同分异构体之间也存在着很大的差异，以苯并 [a] 芘和苯并 [e] 芘为例，它们是同分异构体，但它们的毒性相差很大，前者是强致癌物，后者为非致癌物。

由于多环芳烃的毒性很大，对中枢神经、血液作用很强，尤其是带烷基侧链的 PAHs，对黏膜的刺激性及麻醉性极强，所以过去对 PAHs 的研究主要集中在生物体内的代谢活动性产物对生物体的毒作用及致癌活性上。但是越来越多的研究表明，PAHs 的真正危险在于它们暴露于太阳光中紫外线光辐射时光致毒效应。科学家将 PAHs 的光致毒效应定义为紫外光的照射对多环芳烃毒性所具有的显著的影响。有实验表明，同时暴露于多环芳烃和紫外照射下会加速具有损伤细胞组成能力的自由基形成，破坏细胞膜损伤 DNA，从而引起人体细胞遗传信息发生突变。在好氧条件下，PAHs 的光致毒作用将使 PAHs 光化学氧化形成体内过氧化物，进行一系列反应后，形成醌。Katz 等[49] 观察到有 BaP 产生的 BaP 醌是一种直接致突变物，它将引起人体基因的突变，同时也会引起人类红细胞溶血及大肠杆菌的死亡。

虽然 PAHs 在环境中是微量的，但分布很广，且难于降解，并具有生物积累性和三致（致癌、致畸、致突变）的慢性作用，有的通过迁移、转化、富集，浓度水平可提高数倍，甚至上百倍。在人类已发现的 500 多种致癌物质中 PAHs 占了 200 余种。另外 PAHs 被关注的更重要的一个原因是在特定燃烧条件下生成二噁英（一种产生剧毒致癌的有机物），国内外同行专家已基本上达成了一致的认识，在很多相关的期刊、文献和杂志上都有深入浅出的讨论。

PAHs 的化学降解是近期的研究热点，最新研究表明 PAHs 光降解速度常数随光强、温度和湿度的升高而增大。在夏季的光强和高水汽浓度条件下，PAHs 在数小时之内几乎可全部降解；而在冬季低光强和低水汽浓度条件下，PAHs 降解速率很小，可在大气中停留数日，因而可因扩散传输较远的距离。

1.2.2.3　大气中多环芳烃的致病研究

1915 年科学家就证实，PAHs 在体内经过酶的作用后生成致癌物质，致癌物与 DNA 或 RNA 等结合后产生不可修复的损害而导致癌症病变。PAHs 对人体的主要危害部分是呼吸道和皮肤。人们长期处于 PAHs 污染的环境中，可引起急性或慢性伤害。人体在质量浓度为 0.75mg/L 的 PAHs 空气中，经过 10～15min，上呼吸道黏膜及眼睛会受到剧烈刺激，即使质量浓度为 0.05～0.1mg/L 时，也只能忍受几小时。皮肤受害，以面颊、手背、前臂、颈项等裸露部分最明显。常见症状有日光性皮炎，痤疮型皮炎、毛囊炎及疣状赘生物等。而且，这些症状往往肤色白的人较肤色暗的人为重，女性较男性为重。另外 PAHs 对皮肤和呼吸系统有化学致癌作用，化学致癌是指化学物质引起正常细胞发生转化并发展成肿瘤的过程。化学致癌物可分为直接致癌物和间接致癌物，PAHs 属于后者。PAHs 是最早发现且为数最多的一类化学致癌物，目前已对 2000 多种化合物做了实验。发现有致癌作用的达 500 多种，其中 200 多种为 PAHs 及其衍生物。PAHs 的致癌作用严重影响了人类的健康。

苯并［a］芘对肺的影响。近年来，各国的肺癌发病率和死亡率都显著上升，事实表明 PAHs 是导致肺癌发病率上升的重要原因。有调查表明苯并［a］芘（B［a］P）浓度每 100m³ 增加 0.1μg 时，肺癌死亡率上升 5%。分子生物学研究表明，肺癌的发生是要经过多个步骤，发生一系列遗传学改变，包括染色体片断的缺失或重排，抑癌基因的失活，癌基因的激活等步骤。

目前研究给出了 B［a］P 导致肺癌产生的两种可能机制，第一种是自由基氧化应激机制，现在已经证明几乎所有化学致癌物都可由酶作用生成自由基，过量自由基及诱发的连锁反应产生更多的自由基，造成对生物大分子如 DNA，RNA，蛋白质和脂肪的损伤，是恶性肿瘤发生的基础。大致分四步，首先使致癌物变成自由基，使肺部正常细胞常处于氧胁迫状态，诱发更多的自由基，导致 DNA 突变，活性氧（ROS）使染色体不稳定，ROS 能引起肺正常细胞发生癌变，最后 ROS 参与癌细胞侵袭和转移致肺癌发生。第二种是线粒体 DNA 突变机制，线粒体是真核细胞重要的细胞器，是细胞的能量工厂，它们在凋亡的开始和执行中起关键作用。而且，线粒体为细胞内 ROS 的主要生产者，还易于受 ROS 的直接攻击。线粒体呼吸功能的损伤，不仅可以降低能量的供应，而且会促进 ROS 的产生，可能导致线粒体的突变和氧化损伤，导致肺癌发生。

苯并［a］芘对神经功能的影响。长时间出现霾天气，室外工作人员持续接触 B［a］P

可对神经行为产生影响。可导致使人反应时间延长，反应速度及其注意力下降，表现为听觉记忆力下降、受害人手工操作的敏捷度下降、手工操作的速度及精确度下降。这些都是对野外作业工人的一种慢性潜在性危害，长期接触 B［a］P 会使工人麻痹、呆滞，最终导致职业性病损的高发，其中对作业工人的注意力及听觉记忆能力产生的影响最为明显，其机理可能是与 B［a］P 接触造成脑内神经递质改变，尤其是氨基酸类神经递质的改变有关。这有待下一步研究证实。

苯并［a］芘对胃的影响。从实验结果中可看出，胃癌组织中芘和 B［a］P 的含量明显高于正常胃组织，这说明胃癌与其相应组织中 PAHs 有高度相关性，PAHs 可能就是导致人类胃癌发生的化学因素之一。若人体通过食物链摄入被 PAHs 污染的食物，绝大部分在体内代谢转化后成致癌物，长期下来，经生物富集后，导致 PAHs 在胃组织中的浓度明显增高，通过自由基氧化应激或线粒体 DNA 突变机制，导致胃癌发生。

多环芳烃对孕期母子的影响。流行病学和实验室研究结果表明 PAHs 可通过胎盘屏障进入子代体内，并对子代健康产生影响。通过收集了产妇的胎盘、母体静脉血、脐带血和乳汁 4 种生物样品，对其中 3 种 PAHs 代表性物质苯并［a］芘、二苯并［a，c］蒽和屈进行检测发现，脐带血和乳汁中的苯并［a］芘、二苯并［a，c］蒽浓度比母体静脉血中的浓度高，说明胎儿在宫内就已经开始暴露于此类致癌性环境污染物。同时实验室研究结果还表明，多种 PAHs 通过胎盘屏障进入子代体内后，诱导子代产生肝、肺、淋巴和神经等系统癌症。分子和传统流行病学研究结果指出胎儿宫内环境有害物质暴露可能与儿童癌特别是急性白血病发病风险的增加有关，而妊娠期是个体发育的关键时期，这个阶段造成的损伤很可能会延续到出生后较长一段时间，甚至到成人期。

1.2.3　水溶离子及其盐类对人体健康的影响

水溶离子（NO_3^-，SO_4^-，NH_4^+ 等）及其盐类（硫酸盐、硝酸盐、铵等）是 $PM_{2.5}$ 重要的组成部分，对人体健康均有显著地影响，尤其是对呼吸系统、神经系统、消化系统及心脑血管系统影响比较明显。下面着重阐述硫化物及氮氧化物对人类健康的影响研究进展。

1.2.3.1　二氧化硫及其衍生物对人体健康的影响研究

二氧化硫（SO_2）及其衍生物是大气中最常见的污染物之一。SO_2 的大量排放使城市空气污染不断加重，对环境和人类健康造成了极大的危害。大量的流行病学研究表明 SO_2 及其衍生物不仅可以引起呼吸系统疾病，而且对心血管系统、生殖系统、免疫系统、消化系统及神经系统都会产生影响。毒理学研究证明 SO_2 对人体多种组织器官均有毒性作用，SO_2 及其衍生物通过自由基引起器官组织发生氧化损伤导致对人体健康的影响，这可能是 SO_2 毒性作用的主要机制之一。

对呼吸系统有毒性作用。SO_2 及其衍生物可引起气道阻塞性疾病如气管炎、哮喘、肺气肿等多种呼吸道疾患，甚至与肺癌的发生有关。SO_2 的吸入可引起气管黏液分泌增多，气道狭窄，气道阻力增加和对组胺刺激的反应性降低，可使鼻部纤毛细胞的摆动频率降低，导致机体的异物清除能力和对外部有害物质的抵抗力下降，影响气管、支气管的正常功能，极易引发感冒、流鼻涕、咽喉疼、气管和支气管炎等疾病发生，急慢性肺疾病的发生频率较高，同时会加重哮喘患者的呼吸道堵塞，严重者还可引起肺水肿。肺功能测试结果表明，在出现这些疾病的同时，患者的呼吸在很大程度上受到抑制。

对消化系统的毒性作用。SO_2 气体进入机体后是以亚硫酸盐和亚硫酸氢盐的形式存在，能引起胃组织谷胱甘肽（GSH）含量 GSH/GSS 比值 GSH-Px 和超氧化物歧化（SOD）酶活力下降，即解毒作用清除自由基的能力和抗氧化应激功能下降。SO_2 衍生物业硫酸钠和亚硫酸氢钠可使肝脏 CD4/CD8-T 细胞的比值显著升高，即可使肝脏 CD4 和 CD8 淋巴细胞比例严重失调而使机体产生免疫紊乱，导致肝脏的组织学结构和超微结构发生明显改变[32,33]，出现肝脏点状坏死、肝细胞脂肪变化、嗜酸颗粒变化等。

对心血管系统的影响。毒理学研究表明心肌细胞膜上的离子通道在维持心肌细胞兴奋性及正常生理功能方面起到重要作用。SO_2 衍生物能增大心肌细胞 L^- 型钙电流和钠电流，并影响其激活和失活过程，导致细胞内 Na^+ 和 Ca^{2+} 堆积，易诱发心律失常[34]。L^- 型钙通道是心肌细胞外 Ca^{2+} 进入胞内的主要途径，L^- 型钙电流的增大导致细胞内 Ca^{2+} 超载，增加心肌收缩性，导致一系列与 Ca^{2+} 有关的心脏疾病，如缺血性心脏病，各种心肌肥大症等[35]，心肌细胞外向钾电流在很大程度上决定心肌细胞动作电位时程的长短，SO_2 衍生物增大外向钾电流可导致动作电位时程的缩短，从而影响心律[36]。低浓度（$<1.35mmol/L$）的 SO_2 及其衍生物可引起大鼠离体胸主动脉血管环收缩而不引起舒张，高浓度（$>1.35mmol/L$）时先引起血管环收缩，后再引起舒张且这些变化均与血管内皮无关。这表明不同作用浓度相和不同作用时相，SO_2 及其衍生物对血管张力的作用完全相反[37]。Sunyer 等[27] 对欧洲 7 个地区的环境污染与人群心血管疾病的关系进行了流行病学研究，证实 SO_2 可引起接触人群心血管系统疾病特别是缺血性心脏病的发生，平均每增加 $10mg \cdot m^{-3} SO_2$，缺血性心脏病的发生增加 0.7%。Venners 等[28] 对中国重庆的研究资料也表明当地 SO_2 日平均值与人群心血管和呼吸系统疾病死亡的危险度密切相关。

对孕妇的影响。SO_2 可引起孕妇早产，SO_2 浓度每增加 $100mg \cdot m^{-3}$，可使孕期缩短约 12.6h，SO_2 污染可能是孕妇早产的危险因素[29] 之一。SO_2 污染还可引起新生儿出生体重低下[30,31]。可见 SO_2 不仅对孕妇有威胁，还可能间接影响到下一代的健康。

1.2.3.2 氮氧化物对人体健康的影响研究

氮氧化物主要包括 NO，N_3O，NO_2，NO_3，N_2O_3，N_2O_4，N_2O_5 等。其中，造成大气严重污染的主要是 NO_2 和 NO。NO_2 是红褐色气体，有刺激性。温度低于 0℃时，NO_2 几乎都以 N_2O_4 的形式存在，它是无色的晶体。NO 为无色气体，遇氧则变为 NO_2。氮氧化物是光化学烟雾的起始物，二次污染物生成硝酸雾和光化学烟雾。后者主要由于汽车等机动车辆排出尾气中的 NOx 和碳氢化合物经光化学反应而生成的。

近年来的研究证明，人体内存在微量的一氧化氮，是人体生理活动所必需的，起到第三信使的作用。但大量的 NO_x 则是有害的。NO_x 的毒性比 NO 高 4～5 倍。氮氧化物难溶于水，故对眼睛和上呼吸道的刺激作用较小，而易侵入呼吸道深部细支气管及肺泡。长期吸入低浓度 NO_x 可引起肺泡表面活性物质的过氧化，损害细支气管的纤毛上皮细胞和肺泡细胞，破坏肺泡组织的胶原纤维，并可发生肺气肿样症状。它尚能缓慢地溶于肺泡表面的水分中，形成亚硝酸、硝酸，对肺组织产生强烈的刺激及腐蚀作用，引起肺水肿。NO_2 的浓度为 $0.20～0.41mg/m^3$ 时即可嗅知；接触 $1.3～3.8mg/m^3$ 的 NO_2 10 分钟，会使气道阻力略增；接触 $7.5～9.4mg/m^3$ 10 分钟，气道阻力明显增加，肺功能降低。肺中形成的亚硝酸盐进入血液后，能与血红蛋白结合生成高铁血红蛋白（即变性血红蛋白），减低了血红蛋白带氧能力，引起组织缺氧。当污染物以 NO_2 为主时，肺的损害比较明显；当污染物以 NO 为主时，高铁血红蛋白血症及中枢神经损害比较明显。对心、肝、肾以及造血组织等均有影响。慢性毒作用主要表现为神经衰弱症候群。

1.2.4　臭氧（O_3）对人体健康的影响的研究

光化学烟雾是一种混合物的总称。它是排入大气中的 NO_x、碳氢化合物受太阳紫外线作用，发生光化学反应所产生的一种具有刺激性很强的浅蓝色的混合烟雾，属于二次污染物，其中主要成分是臭氧、醛类和各种过氧酰基硝酸酯，这些物质统称为光化学氧化物。

光化学烟雾对眼睛具有强烈的刺激作用，主要作用物是过氧乙酰硝酸酯（PAN）、甲醛、丙烯醛、各种自由基及过氧化物等。其中 PAN 是极强的催泪剂，其催泪作用比甲醛高 200 倍。而过氧苯酰硝酸酯（PBN）的催泪作用更强，比 PAN 大约强 100 倍。所以，PBN 的含量虽不如 PAN 高，但其强烈的催泪作用不可忽视。

光化学烟雾对鼻、咽、喉、气管和肺等呼吸器官也有明显的刺激作用。当大气中的 O_3 为 0.05ppm 时即可引起鼻和喉头黏膜的刺激；O_3 在 0.1～0.5ppm 时引起哮喘发作，导致上呼吸道疾病恶化，同时也刺激眼睛、使视觉敏感度和视力降低。1PPm 以上可引起头痛、肺气肿和肺水肿等，其作用与 NO_2 相类似。O_3 还能阻碍血液输氧功能.造成组织缺氧，并使甲状腺功能受损，骨骼早期钙化。还可以引起潜在的全身影响，如诱发淋巴细胞染色体畸变、损害某些酶的活性和产生溶血反应，长期吸入氧化剂会影响细胞新陈代谢，加速人体衰老。

近年来由于机动车拥有量的迅速上升，O_3 在不少大中城市呈上升趋势，O_3 分布高值区主要出现在交通枢纽、人口稠密区，同时中国呼吸系统发病率也呈上升趋势，因此，针对臭氧暴露与呼吸系统发病关系展开了一系列的研究，取得了可喜的成果。

流行病学调查显示臭氧暴露与哮喘症状加重密切相关[38]，J Bosson 等[39] 研究发现臭氧诱导的支气管上皮细胞分泌的中性粒细胞趋化因子表达上调，使气道发生炎症，文献[40] 通过对致敏及非致敏的豚鼠进行低浓度长期臭氧暴露，观察到使致敏动物支气管刺激的反应性大大提高。Mulholland JA[41] 等指出大气臭氧浓度每增加 20ppb 儿科哮喘诊断率就增加 4%。可见臭氧暴露是医院儿科哮喘急诊室访问率上升的主要诱因之一[42]。Mc-

Connell R 等[43] 的研究证明儿童哮喘新发病例与在高浓度臭氧地区作剧烈运动相关。长达 15 年以上的臭氧暴露成年男性可以导致哮喘疾病发生[44]，所以城市哮喘发病率上升于此有密切关系。

　　臭氧暴露对呼吸系统的毒性研究。臭氧通过呼吸道吸入气道后，首先接触到气道至肺泡上皮外液，与其中的抗氧化剂发生氧化反应，然后通过自由基途径和其二次生成物（如丙二醛）和气道细胞发生反应，启动细胞膜脂质过氧化反应，从而引起局部细胞损伤和坏死，随后启动一系列的细胞反应[45]，包括细胞因子的生成，黏附分子的表达和细胞紧密连接的改变，进而导致气道炎症的发展和其他生物效应的产生。气道炎症是众多呼吸道疾病的基本病理生理改变。大量的研究表明臭氧暴露可刺激气道上皮细胞、巨噬细胞等[46]功能细胞释放炎症介质及细胞因子、趋化因子，通过细胞因子、趋化因子及黏附分子的相互作用，将炎性细胞征募到气道局部，而炎性细胞进一步分泌炎性介质可放大气道的炎症反应，使炎症反应持久化，支气管上皮细胞可观察到炎症因子的改变，急性暴露臭氧后还能观察到中性粒细胞数量增多，这一切均表明急性臭氧暴露能够导致气道炎症反应发生。

　　气道上皮细胞是呼吸道生理屏障最前沿组织，是臭氧的重要靶细胞。臭氧与气道上皮细胞发生作用，除了能对气道上皮细胞造成形态及功能的损伤外，还会破坏上皮细胞间的紧密连接区。气道上皮细胞的损伤，细胞间紧密连接的破坏，会使气道黏膜的连续性、完整性不复存在，黏膜通透性增加，屏障功能减弱，在上皮黏膜屏障受到破坏期间，肺组织对别的伤害因子更加敏感，从而增加了暴露个体对这些有害因子的易感性，这可能是哮喘患者在臭氧暴露后对致敏原更加易感的原因之一。

　　根据动物和人长期暴露于臭氧中呼吸系统观测结果分析得知，可致胶原在气道组织中的沉积，肺功能处于非常低下的状态，尤其是小气道功能受限。在长期暴露于臭氧的大鼠可以观察到近端肺泡区伴有Ⅱ型肺泡细胞的增殖，基底膜增厚，间隙组织中成纤维细胞数量增多，纤维化病变，同时肺泡管上皮细胞出现细支气管化生，即其Ⅰ型及Ⅱ型肺泡上皮细胞被细支气管上皮细胞所代替。环绕或位于平滑肌内侧的胶原沉积可使平滑肌收缩时发生更为严重的气道狭窄，可加重气道阻塞。气道重构还与气道高反应性直接相关，轻微的刺激可引起气道明显的收缩反应，而轻度的支气管收缩可引起气道阻力的明显增加。故臭氧所致气道重构可能会成为导致慢性哮喘症状加重的一个因素。在这些毒性效应中，与支气管哮喘关系最为密切的就是气道炎症和气道高反应性。因为支气管哮喘以气道炎症为基本病理生理特征，阻气道高反应性及由气道高反应性引起的气道通气障碍为主要临床特征。所有支气管哮喘病人均存在着不同程度的气道炎症，其是引起支气管哮喘各种临床症状的关键因素。而臭氧暴露能够诱导气道炎症及气道高反应性的产生和持续，因此，研究臭氧暴露是否可在不同敏感体质的个体循变应性哮喘的炎症过程诱导气道炎症的启动将有助于证实臭氧暴露作为哮喘发病因素的性质，即是诱发因素还是触发因素；同时也有助于阐明臭氧暴露与支气管哮喘发病率上升的关系。

1.2.5　微生物质对人体健康的影响的研究

　　微生物是一类形体微小、结构简单，必须借助显微镜才能看清它们面目的生物。它包括细菌、放线菌、立克次氏体、支原体、衣原体、蓝细菌等原核微生物，也包括酵母菌、酶菌、原生动物、微型藻类等真核微生物，还包括非细胞型的病毒和类病毒。目前已确定了的微生物种数有 10 万种左右，其中细菌、放线菌约 1500 种。

在地球上，微生物的分布可说是无微不至，无孔不入，无远不达。无论是在 85km 的高空还是在 11km 深的海底或在 4.2km 的土层处均可以发现微生物踪迹。在人和动物的肠道中就有 100～500 种之多，每克粪便之中含菌多至 1000 亿以上，每克土壤含菌可达 100 亿，每克海水含 870～1200 万个。在人及高等动物、植物表面也有一层微生物与宿主构成一个相互依赖、相互制约的生态系统。微生物是生物圈的重要成员之一，在自然界有机矿化物，氮、碳、硫、磷等重要元素的循环中其作用不可缺少。

在大气中，微生物附着于悬浮颗粒物上，形成微生物气溶胶。它们的种类可分为细菌气溶胶、真菌气溶胶、病毒气溶胶等。它们的大小可从直径为 $0.01\mu m$ 到 $100\mu m$，它的广泛分布对大气环境造成了污染，对人类健康构成了威胁，主要造成的疾病有呼吸道传染病，包括肺结核、肺炎、百喉、百日咳、天花、流感、肺炭疽、肺鼠疫、球孢子菌病、隐球菌病等，过敏性疾病，包括干草热、蘑菇热、哮喘等；肠道疾病，包括痢疾、肠炎、胃炎、伤寒等。

空气微生物的多少是空气质量的重要标准之一。近 20 年来，国外比较重视空气微生物污染问题，主要集中在空气细菌、病毒、真菌、花粉和噬菌体的监测及来源的调查和治理。据研究一个废水喷灌站污水附近空气中每立方米空气中有细菌 86～7143CFU，动物病毒 5.25×10^{-6}MPN（最大可能数）。微生物空气污染可使肝炎、痢疾、流感和一些过敏性疾病率增加。

空气微生物借助空气的各种运动进行传播。有些微生物如花粉、孢子、真菌、细菌芽孢和某些克次氏体、病毒可由大气输送很远的距离。空气微生物的含量是其输入和衰减动态平衡的结果。空气微生物含量等于微生物输入量减去输出量和衰减量之和。空气微生物输入量是指各种途径进入空气中微生物的总量；输出量是指微生物气溶胶的物理衰减和生物衰减；前者是指粒子自身从连续相中脱离出来的衰减，后者是指微生物在悬浮中自身的衰亡。由于受各种因素影响，到目前为止还不能用模式计算出自然界空气中微生物的准确浓度。

微生物与气象条件有明显的相关性[47]。温度对空气细菌浓度和空气真菌浓度的影响程度不同，当气温小于 25℃时，空气中的细菌浓度与温度呈正相关，但当温度升高到 25℃的时候，高温可导致空气微生物蛋白质变质，影响其在空气中的存活，因此 25℃后随温度增加细菌浓度有下降趋势。但是温度过低也会导致微生物体内酶活性降低，抑制微生物生长。湿度对微生物气溶胶浓度的影响是，细菌浓度与湿度呈正相关，真菌浓度与湿度呈负相关，但相关性较弱。风速对微生物浓度影响较大，在一定范围内，空气细菌、空气真菌浓度随风速增大而增大，达到一定风速后，随着风速增加浓度降低。当风速较低时，微小气流可将地面粒径较小的微生物颗粒吹入大气中，且不会在很大程度上扰乱大气运动，此时微生物粒子能够长时间悬浮于大气中而不降落，增加了大气中微生物浓度，但当风速增大时，就会加大大气的气流紊乱程度，有利于大气中微生物颗粒在垂直和水平方向上扩散，导致空气微生物浓度降低。降雨对空气微生物有冲刷作用和净化作用，能够明显减少空气中细菌和真菌大粒子的浓度，空气微生物粒径越大减少作用越显著，阴雨天气空气细菌粒子浓度也明显减小。降雪对空气细菌粒子浓度减小也有明显作用，可使细菌粒子浓度降低 22.4 倍，空气细菌粒子越大减小的作用越明显。此外，太阳辐射对空气微生物有明显的灭杀作用，能够降低空气环境中的微生物浓度。

空气微生物有明显的季节变化和日变化，随季节变化，平均最高浓度出现于夏季 6—8 月，其次是春秋季，冬季最低。空气微生物浓度的日变化，空气微生物在一日内变化也很大，并且与城市功能区，土地覆盖及环境条件有密切的关系，空气微生物一般在 8—10 时出现高峰，2—4 时或 12—14 时者出现低谷。

流感病毒，该病毒的各型可借飞沫而到达呼吸道，造成气管炎、支气管炎、细支气管上皮细胞坏死等，继发细菌感染可引起肺炎。流感在世界上有过多次大流行，并引起众多人死亡，高峰在冬季，波浪式连续发生。病毒变异大，每隔四年左右，由于病毒的遗传变异而产生新的亚型，便发生一次大流行，给疫苗的研制也带来困难。

副流感病毒，为纯吸入感染，与局部免疫力关系密切。儿童常由无症状或有轻微上感症状的成人传染，导致咽喉炎、气管炎、支气管炎，甚至肺炎。

腮腺炎病毒、麻童基病毒、风疆各病毒和水症病毒，均靠飞沫传播，冬春多见。为儿童四大传染病的病原；成人如有发生则症状远重于儿童；孕妇感染此类病毒可使胎儿致畸。腮腺炎病毒还可通过直接接触唾液污染的物品传播，偶经尿液传播；麻疹病毒则100％为飞沫传播；水痘病毒还可经皮肤接触传播。人类已通过计划免疫，可有效地控制此类传染病的发生。

单纯范董事病毒和巨细胞病毒为唾液传播，多数人为无症状感染，成人70％～90％抗体阳性，因此，亲吻婴、幼儿可成为传播此种病毒的途径。

柯萨奇病毒 A 型，多存在于鼻腔部，肠道中极少。主要经飞沫传播。早秋、冬季多发，春季下降。可由多个血清型引起，故较难用疫苗预防。可引起伤风、鼻炎、鼻窦炎、中耳炎和肺炎。

流行性出血热病毒，肾综合征出血热，中国和日本称流行性出血热，是世界广泛流行的自然疫源性病毒传染病。新近确认此类传染病是由布尼亚病毒科汉滩病毒属病毒感染所致，病人临床表现复杂，但一般都有蛋白尿和氮质血症。病毒传染给人主要是由于吸入了隐性感染鼠类所排放的病毒气溶胶的缘故，少数可经皮肤、黏膜接触感染。这些鼠类的肺、唾液和粪尿都带有病毒，在各种外力作用下产生气溶胶传播。1957 年中国内蒙古开始有益肾综合征出血热病例报告，1963 年已成为中国东北、中部和南部的重要问题。从发病人数看，1971 年以前是数以千计，1972 年以后则以万计，最近几年每年均有 5 万左右的病例发生。在自然传播中，该病毒感染多发生在 20～50 岁人群，主要受染者是与鼠类接触机会较多的人员（如该病的实验室研究人员、动物饲养人员、捕鼠人员和常到野外工作人员）。

　　引发超敏反应的真菌，20世纪30年代以前，很少有人意识到真菌与超敏反应的关系，自30年代Feinberg等报告真菌过敏可导致枯草热（hay fever），又称花粉症（pollinosis）以来，才逐渐引起人们的关注，这比对花粉过敏的认识大约推迟了一个世纪。空气中真菌含量比花粉要高，但目前对真菌过敏的研究远不如对花粉过敏研究得深入、广泛。

　　真菌是一种重要的吸入性过敏原，常引起呼吸道过敏症。真菌也是某些职业性超敏反应性疾病的病原，如"棉尘热"，由毛霉属真菌引起，多发生在剥、轧霉棉的农民，表现为呼吸窘迫、干咳、发热等症状。近年来中国还发现蘑菇种植者所患的过敏性肺泡炎，或称蘑菇培育者肺，以蘑菇孢子或嗜热放线菌为过敏原。再有生产白僵菌农药制剂而引发的过敏性肺炎等。

　　引发全身性真菌病的真菌，为土壤真菌，经呼吸道吸入感染，多为无症状感染，但在一定人身上亦能播散至任何器官而发生致死性感染。此类感染无人传人现象。酷厌球孢子菌，引起球孢子菌病，在美国西南部和拉丁美洲干燥地区多见。尘埃传播，夏秋天气干燥月份传染率最高；荚膜组织胞浆菌，该菌有单细胞和多细胞两种形态，经呼吸道进入人体引起组织胞浆菌病，为网状内皮系统的细胞内真菌病，全球分布，在混有鸟粪或蝙蝠粪的土中能大量生长，在这种地方逗留，可引发严重感染（如窑洞病）；曲霉菌，其孢子可引起一组肺曲霉菌病。①"真菌球"，曲霉菌在器官早已有空腔存在（如结核空洞、副鼻窦、扩张的支气管）的部位生长，但不侵犯组织，通常只需治疗原发性疾病。②强侵袭性肉芽肿，曲霉菌在肺内播散，引起坏死性肺炎或咯血，并继发播散至其他器官，主要发生在免疫力低下的患者，需抗真菌治疗。③过敏性肺曲霉菌病：主要症状为哮喘，嗜酸粒细胞和血清免疫球蛋白E（IgE）增高。一般组织不受侵害，但支气管X光片示异常。

　　空气中的微生物是城市生态系统重要的生物组成部分，有着极其重要的生态系统功能和作用，但是城市生态系统中空气微生物的浓度过高会导致环境污染，影响城市空气质量和人体健康，空气微生物的研究也将越来越受到各界的关注。未来研究重点主要有如下几个方面：一是从生态系统角度出发，系统地研究城市空气微生物群落结构，全面了解城市空气微生物的动态变化规律以及城市空气微生物的变化对整个系统过程、结构和功能的影响；二是利用传统的微生物学技术和现代分子生物学技术相结合的方法研究空气微生物群落结构和物种组成；三是研究不同微生物对人类影响的利弊及影响机理，合理利用有利的微生物，防御有害的微生物，减少对人体健康的影响；四是寻找一种能够全面反映城市空气微生物群落结构和动态变化规律观测方法，为研究及预报提高可靠度数据支撑；五是微生物空气质量预报方法研究。

参考文献

[1] 胡亚旦，周自江. 中国霾天气的气候特征分析 [J]. 气象，2009，**35**（7）：73-78.

[2] 王玮，汤大钢，刘红杰，等. 中国 $PM_{2.5}$ 污染状况和污染特征的研究 [J]. 环境科学研究，2000，**13**（1）：1-5.

[3] 中国卫生部心血管病防治研究中心. 中国心血管病报告2010概要 [J]. 护理管理杂志，2012，**12**

(1)：2.

［4］ Ramanathan V，Crutzen P J，Mitra A P，*et al*，Theindian Ocean experiment and the Asian brown cloud ［J］. *Current Science*，2002，**83**（8）：947-955.

［5］ Ramanathan V，Crutzen P J，New Directions：Atmospheric Browu "Clouds" ［J］. *Atmosperic Environment*，2003，**37**：4033-4035.

［6］ 吴兑，关于霾与雾的区别和灰霾天气预警的讨论 ［J］. 气象，2005，**31**（4）：1-7.

［7］ 刘爱君，杜尧东，王惠英，广州灰霾天气的气候特征分析 ［J］. 气象，2004，**30**（12）：68-71.

［8］ 吴兑，邓雪娇，毕雪岩，等，细粒子污染形成灰霾天气导致广州地区能见度下降 ［J］. 热带气象学报，2007，**23**（1）：1-6.

［9］ 吴兑，毕雪岩，邓雪娇，等，珠江三角洲气溶胶云造成严重霾天气 ［J］. 自然灾害学报，2006，15（6）：77-83.

［10］ 姚青，韩素芹，蔡子颖，天津一次持续低能见度事件的影响因素分析 ［J］. 气象，2012，**38**（6）：688-694.

［11］ 张恩红，朱彬，曹云昌，等，长江三角洲地区近 30 年非雾天能见度特征分析 ［J］. 气象，2012，**38**（8）：943-949.

［12］ 高歌，1961—2005 年中国霾日气候特征及变化分析 ［J］. 地理学报，2008，**63**（7）：761-768.

［13］ 魏文秀，河北省霾时空分布特征分析 ［J］. 气象，2010，**36**（3）：77-82.

［14］ 刘茂生，宋继军，有害元素铅与人体健康 ［J］. 微量元素与健康研究. 2004，**21**（4）：62.

［15］ Rogan W J，Ware J H，Intellectual Impairment in children with blood lead concentrations below 10 microg per deciliter ［J］. *New England Journal of Medicine*. 2003，**348**（16）：1517-1526.

［16］ 阮迪云，铅对儿童学习记忆的影响及其细胞分子机理 ［J］. 中国药理学与毒理学杂志. 1997，**11**（2）：97.

［17］ Centers Disease Control，Preventing Lead Poisoning in Young Children ［J］. *Journal of Pediatrics*，1978，**93**（12）：289-290.

［18］ 徐进，徐立红，环境铅污染及其毒性的研究进展 ［J］. 环境与职业医学，2005，**22**（3）：271-273.

［19］ 徐晓辉，袁东，铅神经毒作用机理研究的新进展 ［J］. 职业卫生与应急救援，2000，**18**（3），146-148.

［20］ 金泰虞，职业卫生与职业医学 ［M］. 北京：人民卫生出版社，2003：168.

［21］ 张红，促进排铅保健食品研究进展 ［J］. 粮食与油脂，2005（6）：43-46.

［22］ 丁潇，白志鹏，韩斌，等，鞍山市大气 PM_{10} 中多环芳烃（PAHS）的污染特征及其来源 ［J］. 环境科学研究，2011，**24**（2）：162-171.

［23］ 刘艳秋，李正义，南熙国，等，2006 年秋冬两季图们市大气气溶胶中多环芳烃分布规律 ［J］. 中国环境监测，2009，**25**（6）：104-108.

［24］ 于国光，王铁冠，朱先磊，等，北京市西北郊大气气溶胶中多环芳烃的源解析 ［J］. 环境化学，2008，**27**（2）：245-250.

［25］ 李晓，钱枫，何翔，北京西三环地区大气颗粒物中多环芳烃的分布 ［J］. 环境污染与防治，2013，**35**（6）：60-64.

［26］ 胡伟，钟秦，袁青青，等，不同类型机动车尾气中的多环芳烃含量分析 ［J］. 2008，环境科学学报，**28**（12）：2493-2498.

[27] Sunyer J，Ballester F，Tertre A L，*et al*，The association of daily sulfur dioxide air pollution levels with hospital admissions for cardiovascular diseases in Europe（The Aphea-II study）［J］. *European Heart Journal*，2003，**24**：752-760

[28] Venners S A，Wang B，Peng Z，*et al*，Particulate matter，sulfurdioxide，and daily mortality in-Chongqing，China［J］. *Environmental Health Perspectives*，2003，**111**：562-567.

[29] Xu X，Ding H，Wang X，Acute effects of total suspended particles and sulfur dioxides on pretermde-livery：a community -based cohort study［J］. *Archives of Environmental & Occupational Health*，1995，**50**：407-415.

[30] Bobak M，Outdoor air pollution，low birth weight and prematurity［J］. *Environmental Health Per-spectives*，2000，**108**：173-176.

[31] Lee B E，Ha E H，Park H S，*et al*，Exposure to air pollution during different gestational phases contributes to risks of low birth weight［J］. *Human Reproduction*，2003，**18**：638-643.

[32] 白剑英，孟紫强，短期二氧化硫吸入的肝脏毒性研究［J］.肝脏，2002.**7**（4）：243-245.

[33] 白剑英，孟紫强，二氧化硫对肝脏组织学结构的影响［J］.中华病理学杂志，2004，**33**（2）：74-76.

[34] Walsh K B，Parks G E，Changes in cardiac myocytemorphology alter the properties of voltage-gatedi-on channels［J］. *Cardiovascular Research*，2002，**55**（1）：64-75.

[35] Davidoff A J，Maki T M，Ellingsen O，et al，Expression of calcium channels in adult cardiacmyocy-tesis regulated by calcium［J］. *Journal of Molecular & Cellular Cardiology*，1997，**29**（7）：1791-1803.

[36] Snyders D J，Structure and function of cardiac potassium channels［J］. *Cardiovascular Research*，1999，**42**（2）：377-390.

[37] 孟紫强，王少东，一种神秘的生物小分子：SO_2 及其衍生物对血管张力的双相-双向性调节作用.生态毒理学报，2007，**2**（2）：158-163.

[38] Koenig JQ，Air pollutionand asthma［J］. *Journal of Allergy & Clinical Immunology*，1999，**104**（4）：717-722.

[39] J Bosson，N Stenfors，A Bucht，*et al*，Ozone-induced bronchial epithelial cytokine expression differs between healthy and asthmatic subjects［J］. *Clinical & Experimental Allergy*，2003，**33**：777-782.

[40] Richard B Schlesinger，Mitchell D Cohen，T Gordon，*et al*，Ozone differentially modulates airway responsiveness in atopic versus nonatopic guinea pigs［J］. *Inhalation Toxicology*，2002，**14**：431-457.

[41] Mulholland J A，Butler A J，Wilkinson J G，*et al*，Temporal and spatial distributions of ozone in Atlanta：Regulatory and epidemiologic implications［J］. *Journal of the Air & Waste Management Associat*，1998，**48**：418-426.

[42] B Fauroux，M Sampil，R Que'nel，*et al*，Ozone：A Trigger for Hospital Pediatric Asthma Emer-gency Room Visits［J］. *Pediatric Pulmonology*，2000，**30**：41-46.

[43] McConnell R，Berhane K，Gilliland F，*et al*，Asthma in exercising children exposed to ozone：a co-hort study［J］. *Clinical Pediatrics*，2002，**359**：386-391.

[44] William F McDonnell，David E Abbey，Naomi Nishino，*et al*，Long-Term Ambient Ozone Concentration and

the Incidence of Asthma in Nonsmoking Adults：The Ahsmog Study ［J］. *Environmental Research* ..1999，**80**：110-121.

［45］ Pryor W A，G L Squadrito，M Frieman，The cascade mechanism to explain ozone toxicity：the role of lipid ozonation products ［J］. *Free Radical Biology & Medicine*，1995，**19**：935-941.

［46］ D K Bhalla，S KGupta，Lung injury，inflammation，and inflammatory stimuli in rats exposed to o-zone ［J］. *Journal of Toxicology & Environmental Health Part A*，2000，**59**：1-228.

［47］ 宋志文，王琳，任杰，等，青岛市区春、夏季生物气溶胶浓度分布及特征 ［J］.青岛理工大学学报，2014，**35**（3）：1-23.

［48］ Shukla R，Lead exposure and growth in the early preschool child：A follow-up report from the Cincinnati lead stady ［J］. *Pediatrics*，1991，**88**（5）：886-893.

［49］ Katz I G，Stephanou E G，Gas/particle Partitioning and size chistribation of primary and secondary carbonaceous aerosols in public buildings ［J］. *Indoor Air*，1996，**12**：17-32.

第2章

大气污染加重的主要原因分析

　　一个城市空气质量由两个方面所决定：一是污染源的排放及分布状况，二是大气对污染物的扩散能力。污染源的状况在一定时间范围、地理环境和经济条件下是相对稳定的。而大气对污染物扩散能力则变化很大。当气象条件发生变化时，同一污染源所造成污染物的浓度可相差几十倍甚至几百倍，大气的稀释扩散能力在几小时内也可改变数十倍。因此城市气象条件变化对大气污染程度的影响至关重要，分析气候变化对改善城市空气质量条件有重要意义，这里以河北为例进行分析。

2.1　气候变化对大气污染的影响

　　这里采用河北平原地区部分气象站观测的气象资料，分析了相关气象要素的变化。

2.1.1　气温变化对空气质量的影响

　　如图 2.1 是 1971—2013 年河北平原部分县年平均气温变化图，从图中可以看出气温呈逐渐上升趋势，43 年平均升高了 1.5℃。根据大气状态方程可以推算，伴随气温上升，空气密度随之降低，无论是水平还是垂直气压梯度力也将减小，致使大气对污染物的扩散能力下降，即随着气温的升高，在污染排放总量不变的情况下，空气质量将会逐渐变差。

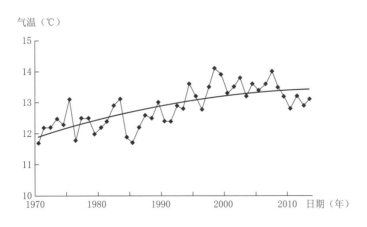

图 2.1　1971—2013 年河北平原部分县年平均气温变化图

2.1.2 降雨量变化对空气质量的影响

图2.2是1957—2013年河北平原部分县年平均降雨量变化图，降雨量呈震荡缓慢下降趋势，平均减少了66.4mm，其中1997—2003年是降水减少最显著时段，而后有稍有回升，但总的趋势是在减少，由于降雨减少，对大气中的污染物冲刷沉降作用下降，因此进一步加剧了大气污染，随着降雨的减少，空气质量逐渐变差。

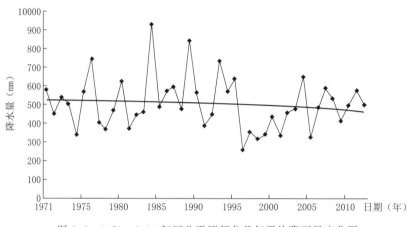

图2.2　1971—2013年河北平原部分县年平均降雨量变化图

2.1.3 风速变化对空气质量的影响

图2.3是1971—2013年河北平原部分县年平均风速变化图，如图所示，43年平均风速下降了0.98m/s，其中1971—2003年平均风速持续下降，2004年开始稍有回升，但总体趋势是显著下降的。如图2.4是1971—2013年平原部分县超过5m/s的大风日数年平均频次变化图，从图中可知，大风日数呈持续下降，显著减少。在20世纪70年代，最大大风日数达52天，近10年，年平均大风日数为11天，与最大大风日数相比下降了41天。

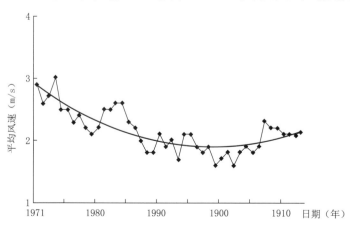

图2.3　1971—2013河北平原部分县年平均风速变化图

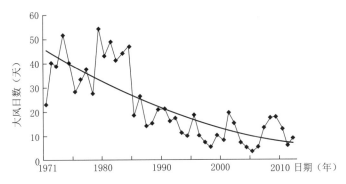

图 2.4 1971—2013 年超过 5m/s 大风日数年平均频次变化图

风速的减小，使污染物扩散能力显著下降，因此在大气中污染物不变的条件下，空气质量变得越来越差。

综上对气温、降水量和风速的变化分析可以得知，气温的升高，风速和降水的减少，越来越变得不利于大气污染物的扩散，这些事实告诉每位公众，即使我们不再增加能源的消耗，不再增加各类机动车，就气候变化本身就会使空气质量变差。

2.2 边界层的变化对大气污染的影响

众所周知，边界层为湍流特征不连续界面以下湍流较充分发展的大气层，湍流特征不连续界面的高度就是边界层厚度，它表征了污染物在垂直方向被热力湍流稀释的范围。因此边界层厚度是影响大气扩散能力的重要因子，所以研究它的变化特征是分析大气环境容量重要因子之一。

2.2.1 边界层的变化特征

如图 2.5 是河北平原边界层厚度年变化图，1985 年存在一个明显的突变，混合层厚度明显开始下降，与 1990 年相比，大约下降 500m，1990 年以后变化基本维持在 1200～1300m 之间，变化较小。

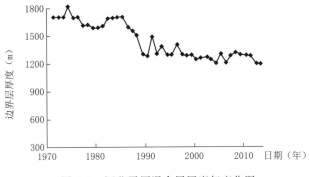

图 2.5 河北平原混合层厚度年变化图

华北平原混合层厚度存在年际变化，春季大气边界层厚度最高，夏季次之，冬季最低。也存在日变化，平均大气边界层厚度夜间小白天高，日出日落时是由低向高和由高向低的过渡阶段，但是变化幅度较小。

2.2.2 边界层厚度对 $PM_{2.5}$ 浓度的影响

混合层高度与污染物浓度密切相关，这里以 2015 年 11 月 27—12 月 3 日京津冀发生的重污染天气过程为例加以阐述，利用保定基本站每天一小时 1 次的气象观测数据进行了统计计算，得出对应时次的混合层高度，并与实况监测的 $PM_{2.5}$ 浓度对比分析（图 2.6），结果表明混合层高度与 $PM_{2.5}$ 浓度之间具有较好的负相关关系，相关系数为 -0.92，并通过了 $\alpha = 0.01$ 显著性水平检验。在 2015 年 11 月 27 日 0 时保定市边界层厚度为 980m，相应的 $PM_{2.5}$ 浓度为 $98\mu g/m^3$，随着混合层厚度减小，污染逐渐加重，29 日 22 时混合层厚

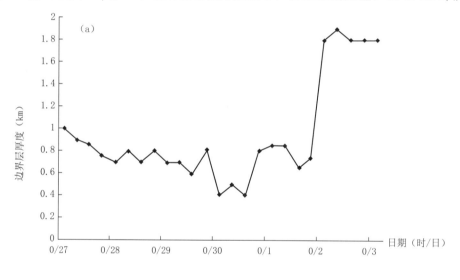

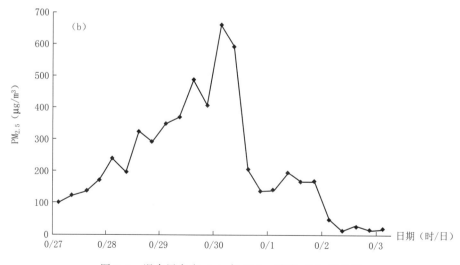

图 2.6 混合层高度（a）与 $PM_{2.5}$ 浓度（b）变化图

度小于了 400m，PM$_{2.5}$ 浓度超过了 600μg/m^3，污染的峰值出现 30 日 17 时，其值为 740μg/m^3，而后 PM$_{2.5}$ 浓度迅速下降，维持在 100～250μg/m^3 之间，混合层厚度也随之上升，维持在 700～800m 之间，12 月 2 日 6 时地面冷锋通过保定，边界层厚度回升到 1.8 ～1.85km，PM$_{2.5}$ 浓度小于 30μg/m^3。可见混合层高度低，空气污染物被迫积压在近地面层，不利于扩散，空气质量差。连续出现混合层高度较低时，常常会导致空气污染物的正积累，最终形成连续性重污染。

2.2.3 相对湿度对 PM$_{2.5}$ 浓度的影响

应用 2015 年 11 月 27—12 月 3 日保定基本气象站每天一小时 1 次观测的相对湿度和 PM$_{2.5}$ 数据进行了分析，如图 2.7 所示，相对湿度与 PM$_{2.5}$ 浓度变化关系图。通过相关分析，二者具有正相关关系，相关系数为 0.64，并通过了 α＝0.05 显著性水平检验。由图可知，当相对湿度大于 60％时，PM$_{2.5}$ 浓度均大于 100μg/m^3，而且 60％的 PM$_{2.5}$ 浓度均大于 200μg/m^3 的样本集中在相对湿度为 85％以上。可见湿度越大污染越重。

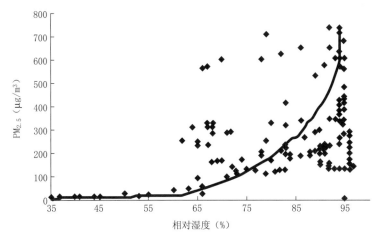

图 2.7 相对湿度与 PM$_{2.5}$ 浓度变化关系图

2.2.4 大气稳定度的变化特征

边界层气温的垂直分布与空气污染程度密切相关，大气稳定度是反映大气边界层温度垂直分布的重要指标。当大气层结处于稳定状态时，大气的扩散能力差，污染物不易扩散，反之，污染物容易扩散，因此分析大气稳定度的变化特征，对评估某地区大气环境容量至关重要。河北平原地区大气稳定度年际变化较小，但有明显的月、日变化。

各类大气稳定度中，中性类随季节变化不明显，稳定类和不稳定类随季节变化非常明显，春夏季不稳定类增加，其中 4 月、6 月份不稳定类层结出现的频率分别为 32％和 48.6％，稳定类减少；秋冬季稳定类增加，10 月、次年 1 月份稳定类层结出现的频率分别为 36％和 59.9％，不稳定类减少，其中 12 月份为 16.8％。因此该地区春夏季大气扩散能力比秋冬季强。

大气稳定度日变化是夜间大气层结偏于稳定中午偏于不稳定反映了日射的日变化对大气稳定度的影响。不同季节的不稳定时段不同，冬半年出现时间偏晚，夏半年出现时间偏早，这与日射时间早晚是一致的，日出后（时）、日落前（时）处于稳定和不稳定的交替过程中。稳定度的日变化与高度密切相关，高度越低日变化幅度越大，无论一年中任何季节 200m 以上稳定度日变化均较小，这与大气对地面信息的响应有关，高度越高大气对地面的信息反映相对越"迟钝"，响应时间尺度越大。

大气稳定度在垂直方向上稳定层结与不稳定层结交替出现，稳定度不同高度不同季节分布不同，地面至 160m 高度，在特定层结几乎全天存在稳定层结，以石家庄市边界层探测结果分析为例，在春、夏、秋季稳定层结出现在 60m，100m，160m 高度附近，冬季为 80m 或 160m 高度附近，在 130～160m 之间，四个季节稳定度垂直变化相似，随高度增加越来越稳定。这种在特定高度存在相对非常稳定层结的大气稳定度分布特征，对污染物的扩散非常不利。

2.2.5 大气环流形势变化对大气污染的影响

21 世纪以来，京津冀乃至全国大气污染不断加重，除污染物排放剧增是主要原因以外，气候变化也是一个很重要的因素，如上已经分析了风速、降水、边界层及湿度对污染有明显的影响，那么天气形势及大气环流变化对大气污染是否有影响呢？有必要进行分析。

2.2.5.1 有利于华北平原雾、霾形成的高空、地面环流背景

通过近 60 年欧亚高空、地面天气形势与发生在华北平原的雾、霾天气逐一对比分析，总结出了有利于京津冀地区雾、霾发生的 6 种地面和 4 种高空环流形势。

地面环流形势可分为六种：

（1）两高之间型。华北平原处于山东、黄海高压后部与河套、山西闭合高压前部的两高之间，它们都是变性暖高，势力较弱，有时表现为两个闭合的高压环流分析不出等压线，河北平原为两高之间的相对低压带控制，风力较弱。

（2）小低压控制型。以渤海至西安为一低压带，在华北平原有一闭合的低气压，中心位于 $35°N～40°N$，$113°E～119°E$ 的范围内，低压最大直径小于 450km，椭圆形闭合圈呈东北、西南走向。

（3）地形槽型。在河套北部到东北有一条西南、东北走向的冷锋，华北大部地区受暖气团控制，在太原、银川、呼和浩特三点控制的地区为一闭合小高压，在太行山东侧的华北平原受低压槽控制。

（4）锋前型。冷空气在东北到河套附近，冷锋位于呼市、赤峰、长春一线，大约 $40°N～43°N$ 的范围内，华北平原处于锋前的低压区。

（5）北高南低型。在 $40°N$ 附近，大连、张家口、呼和浩特一线，在两条东西向等压线，蒙古为一东西向的高压控制，华北中南部处于高压南侧的低压带里，华北平原地区有

弱的东风回流，低层湿度大。

（6）西高东低型。在二连浩特一带有一气旋控制，在山西、陕西北部、宁夏为一高压，沿太行山山脉等压线呈南北走向，华北平原处于高压前部的低压区里。

高空 700hPa，850hPa 的环流形势可分为四种类型：

（1）弱高压脊型。08 时 700hPa 图上，华北平原受弱高压脊控制。冷平流已移到 120E°以东，华北平原上空为暖平流区。与 800hPa 相应的形势有两种情况：第一种，800hPa 是暖高压脊或暖高压控制华北平原；第二种，河套地区为暖温度脊，华北平原处于暖温度脊前。

（2）槽前暖平流型。08 时 700hPa 图上，在 35°N～45°N，104°E～110°E 的范围内有一低压槽，气旋性曲率比较明显，槽前的西南气流、暖平流控制着华北平原。相应的 850hPa 图上，华北平原为暖温度脊或处于暖温度脊前。

（3）平直西风型。08 时 700hPa 图上，在 100°E 以东、38°N 以北为平直西风环流或由原来的经向环流转为纬向环流，等温线也比较平直。对应 850hPa 的形势有三种情况：①华北平原受暖温度脊控制；②850hPa 等温线比较平直；③河套为暖温度脊，华北平原处于温度脊前。

（4）低槽控制型。08 时 700hPa 图上，在 33°N～43°N，110°E～120°E 的范围内为一低压槽区，槽后冷平流较弱。此型可分为三种情况：①700hPa 槽线位于 115°E 以东，850hPa 华北平原地区受暖温度脊控制或处于暖温度脊前；②700hPa 槽线位于 115°E 以西，850hPa 华北平原受槽前暖平流或暖温度脊控制；③700hPa 槽线位置较 850hPa 槽线位置偏前 1～5 个经距，700hPa 的弱冷平流叠置在 850hPa 的暖温度脊上，该暖脊控制着华北平原。

2.2.5.2　大气环流形势变化特征

很多研究[1,2] 指出冬季东亚季风活动减弱，导致中国冬季冷空活动减少，强度减弱，气温升高，风速减小，大气污染物扩散能力减小。本文从气候变化的角度分析近 40 年大气环流形势是如何变化的，进一步阐述有利于大气污染物加重的原因。

在冬季整个亚洲大陆的中高纬度地区，几乎全部是西伯利亚高压的势力范围，海平面气压超过 1020hPa 的区域包含了亚洲大陆的大部分，西伯利亚高压的活动强度，可以用高压中心区平均气压值来表征，中心区的范围选为 70°E～120°E，40°N～60°N。采用 NCEP 再分析资料进行计算，中心区域 NCEP 多年平均值为 1026.38hPa，标准差为 1.83hPa。如图 2.8 是计算给出的冬季西伯利亚高压中心强度距平年际变化情况，从图中可知，高压中心强度有明显的波动，特别值得注意的是 1985 年有一个明显的突变，从 1984 年到 1996 年在震荡中持续下降了大约 4hPa。截至 2015 年，30 年中有明显的减弱趋势，这种变化与华北平原边界层厚度、风速年际变化是一致的。正是弱的西伯利亚高压的持续存在及发展，导致中国，尤其是华北平原地区冷空气活动弱，并且减少，致使边界层厚度、风速及大气稳定度等气象条件不利于大气污染物扩散，进一步加剧了大气污染。

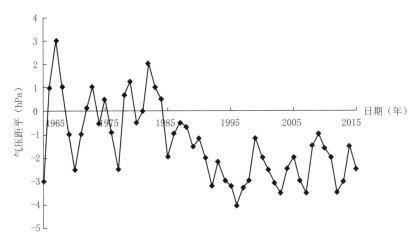

图 2.8 冬季西伯利亚高压中心强度年距平变化

2.3 主要大气颗粒物污染来源分析

最近北京、广州等城市环保部门先后公布了大气颗粒物来源组成,主要来源是机动车、燃煤及扬尘等。2013 年对石家庄市环境空气中 $PM_{2.5}$ 来源进行了析源分析:2013 年度 $PM_{2.5}$ 有 23.0% 来源于煤烟尘;22.4% 来源于二次粒子硫酸盐;15.9% 来源于二次粒子硝酸盐;煤烟尘、二次粒子硫酸盐、二次粒子硝酸盐,综合占比占到 66.3%,而煤烟尘、二次粒子硫酸盐、二次粒子硝酸盐大部分来自煤的燃烧。因此对于石家庄关键是减少燃煤、控制车辆及抑制二次扬尘。下面就河北的城市、农村燃煤、石家庄市的机动车及扬尘情况进行一下初步分析。

2.3.1 能源消耗分析

如图 2.9 是河北省 1990—2015 年城市能源消耗量图,1990 年耗煤 6624 万吨,2000 年达到 10000 万吨,燃煤年增长率为 5%,增长相对缓慢,而 2000 年以后急剧增加,2005 年达到 20000 万吨,2010 年接近 30000 万吨,年增长达 20%,2012 年能耗达到顶峰,2013 年开始降能减排,到 2015 年底减少耗煤 4000 万吨,但是燃煤量仍处在高位,尽管采取了烟尘和粉尘消减措施,燃煤仍是大气可吸入颗粒物的主要排放源。使大气污染不断加重,霾天气频繁出现。

2015 年冬季河北许多城市均出现连续的重度等级以上的雾、霾天气,为什么从 2013 年以来减少燃煤 4000 万吨以后,污染天气仍如此严重呢?冬季农村取暖燃煤引起关注。用火取暖,早在原始社会就有,火种的发现,一是烧煮食物,二是为了冬季取暖。早在 2000 年以前,我们的祖先就发明了"火炕"取暖的方法,此方法一直延续到今天,到近代随着煤炭的开采,农村部分村民逐渐采用了燃煤炉取暖,随着农村生活水平的提高,近

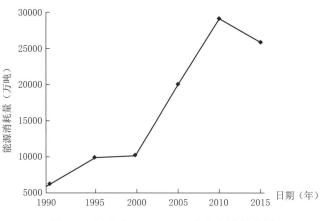

图 2.9　河北省 1990—2010 年能源消耗量图

3 年来农村冬季出现了土暖气取暖，而且逐步成为主要的取暖方式。2014 年 1 月项目组分四个组到藁城、鹿泉、正定、栾城大约 900 多个村、40 多万户中进行实地勘察，并进行了问卷调查。多数家庭都配备上了燃煤小锅炉，锅炉型号的大小与村民住房面积成正比。普通平房家庭，每年冬季供暖燃煤炭量大概在 2～4t，一些消耗量大的家庭，仅三个月采暖期就需要煤炭 8t 左右。根据河北省环境空气质量实时自动发布系统公布的监测数据初步统计，2014 年 1 月上中旬，石家庄 17 个县（市）、区的二氧化硫日均浓度为 246μg/m³，是石家庄城市二氧化硫日均浓度的 1.2 倍，超过国家二级标准值 3.1 倍。因此冬季农村取暖燃煤对空气质量的影响不可小视。

　　截至 2014 年年底，河北省有居民 18532 户，其中农村居民大约为 9173 户，通过抽样调查目前采用传统火炕或燃煤炉取暖的约为 2752 户，其余 6421 户近三年已采用土暖气取暖，大约每年冬季取暖耗煤 2568 万吨，比传统取暖新增加耗煤大约 2000 万吨，而且未采取任何减排措施，二氧化硫、烟尘等污染物直接排入大气。因此尽管城市有效的减少了燃煤，但是农村取暖确在增加，可能是大气污染并未见好转原因之一。

2.3.2　石家庄机动车保有量分析

　　截至 2015 年年底石家庄市区机动车保有量在 200 万辆以上，加上过境车辆，约在 220 万辆左右，其中相当一部分车辆是黄牌大型车辆、重型车辆，尾气排放量是小型机动车的数倍甚至数十倍。现在石家庄市平均每月注册新车至少两万辆。每燃烧一升汽油，可产生 10m³ 的尾气（12.9kg）。按现在汽车保有量推算，石家庄市每天产生 6.57 万吨尾气。机动车是低空流动排放的主要大气颗粒物污染源。

2.3.3　扬尘分析

　　扬尘是指地表松散颗粒物质在自然力或人力作用下进入到环境空气中形成的一定粒径范围的空气颗粒物，主要有土壤扬尘、道路扬尘、施工扬尘和堆场扬尘。扬尘形成的原因一方面是风力或其他自然力对微尘的扰动，另一方面是人类的活动。城市扬尘的污染源主要来自建筑施工作业、工业排放、堆场、道路交通、市容清扫及裸露的泥地等。这里着重分析风力、道路、施工及堆场四种主要的扬尘类型。

2.3.3.1 风力扬尘

众所周知，当风速是静风或微风时可使大气污染物堆积，加剧大气污染，当风速持续大于5m/s时，可以引起沙尘天气，造成空气污染，但是同时也扩散了大气污染物，冷空气影响结束后，大风停止，空气质量达优。这里以石家庄为例，从沙尘天气和风速小于5m/s时风速与对人为扬尘源PM_{10}排放浓度关系，分析风力扬尘。

1. 石家庄市沙尘天气

沙尘天气分为沙尘暴、扬沙和浮尘三个等级。沙尘暴是指强风把地面大量沙尘卷入空中，使空气特别浑浊，水平能见度低于1km的灾害性天气；扬沙是指大风将地面尘沙等吹起，使空气相当混浊，使水平能见度1~10km的天气现象；浮尘是尘土、细沙均匀地浮游在空中，使水平能见度小于10km的天气现象。

石家庄市沙尘天气具有明显的年际变化，1952—2015年63年间沙尘天气日数变化呈逐渐递减的趋势，其中20世纪50年代最多，平均为44d，20世纪50—60年代减少程度最为剧烈，20世纪70代略有回升，平均值为23d，1985年有一个明显突变，沙尘天气日数明显下降，20世纪80年代前期年平均为9d，后期减少为不足4d，而后逐渐减少，20世纪90年代平均不足3d，而后呈逐渐递减趋势，到现在有的年份几乎没有沙尘天气发生，平均不足2d。

石家庄市各季平均沙尘日数季节分布为春季最多，冬季次之，秋季少发，夏季几乎不发生。其中春季占全年总数的57%，并且4月发生的最多，秋季仅占9%。盛夏出现最少，8月达到低谷，这是由于盛夏降水集中、雨量大，地表湿润，植被丰厚，不易起沙。

石家庄市沙尘天气的也存在日变化，扬沙、沙尘暴天气主要出现在白天，以午后到傍晚居多，与大风出现的情况相似。浮尘夜间和上午出现的概率多于扬沙、沙尘暴。

沙尘天气对空气污染造成了明显的影响，对2008—2012年春季发生在石家庄市的9次沙尘天气对PM_{10}浓度的影响进行了分析，沙尘暴天气可使PM_{10}平均浓度达到1.35mg/m³，超过国家空气质量二级标准9倍，扬沙天气可使PM_{10}平均浓度达到0.54mg/m³，超过国家空气质量二级标准4倍，浮尘天气可使PM_{10}平均浓度达到0.37mg/m³，超过国家空气质量二级标准2倍。

2. 风速与人为扬尘源PM_{10}排放浓度关系

试验地点选择，道路扬尘试验监测点选在保定市裕华路机动车与人行道之间，PM_{10}和风速采样高度为1.7m（平均人的鼻器官高度）。车流量最高时段约1520辆/h，车速在30km/h之间。施工扬尘试验地点选在保定近郊一大型建筑工地，占地面积为15.45hm²。测试点位于整个工地的中部，工地南部处于土地平整阶段，北部分正在进行打桩工程，东北部分主要为已经建好的办公区域和工人宿舍。距离测试点36m处有一条施工道路，主要为货车通过，车流量约为6辆/h，车速在20~30km/h之间。在道路上数据采集频率为1次/h。

3.风速与道路扬尘浓度的关系

道路扬尘试验共得到 153 组数据，图 2.10 为道路扬尘 PM_{10} 浓度与风速的关系。从中可以看出，当风速小于 $1m/s$ 时，PM_{10} 样本浓度分布在 $100\sim800\mu g/m^3$ 之间，大部分实验样本集中在此区域，大气污染浓度重，在此期间以机械扬尘为主；当风速大于 $1m/s$ 时，PM_{10} 浓度随风速增大逐渐降低，PM_{10} 浓度在风速为 $1.7m/s$ 时出现峰谷，而后 PM_{10} 浓度随风速的增大而升高，扬尘作用逐渐以机械为主转变为以风蚀为主，污染浓度超过了 $700\mu g/m^3$，但是实验监测到这种浓度的样本数较少。

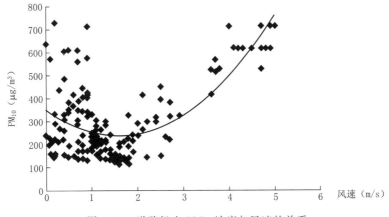

图 2.10　道路扬尘 PM_{10} 浓度与风速的关系

施工扬尘试验共得到 153 组数据，图 2.11 为建筑施工 PM_{10} 浓度与风速的关系图。从中可以看出，PM_{10} 浓度在 $100\sim600\mu g/m^3$ 的实验样本主要集中在风速小于 $1.5m/s$ 的区域。随着风速的增大，在风速为 $1m/s$ 时，演变趋势曲线出现峰值，而后浓度随风速的降低而减低，在 $2.1m/s$ 出现峰谷，随后 PM_{10} 浓度随着风速的增大而增加。实验样本呈均匀分布。

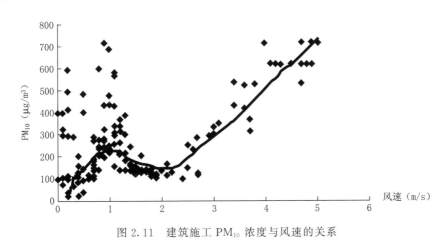

图 2.11　建筑施工 PM_{10} 浓度与风速的关系

综上实验分析结果，道路或施工扬尘由机械扬尘和风蚀扬尘两部分组成。机械扬尘可以认为是由于车轮对地面的摩擦扰动，导致尘土跃迁而产生的扬尘，风蚀扬尘可认为是风力借助人为活动而产生的风蚀扬尘。机械扬尘排放量可判定为在相同人为活动条件下、风速为 0 时的扬尘排放量，风力扬尘排放量则为扬尘排放总量减去机械扬尘排放量。机械扬尘排放量和扰动力成正比，对于相同扬尘源来讲，扰动力越大扬尘排放量越大。相同量的机械力扬尘进入大气中后，风速在 $1\sim2m/s$ 范围时大气中的 PM_{10} 浓度与风速成反比，而后随着风速的增大二者成正比。但是从上述实验结果也可以看出，一个值得注意的结果是在华北平原大气稳定、微风的条件下，机械扰动造成的污染大于风蚀作用，而且往往是大风可以加大污染物的扩散，风停后带来的是优良的空气质量。

2.3.3.2 道路扬尘

研究表明[3,4] 道路扬尘量与车速、道路清洁程度有关，如图 2.12 所示，给出了一辆重 10t 的卡车 5km/h、10km/h、15km/h、20km/h 四个不同车速每小时 1km 路面扬尘的量，随着车速的增加，路面不清洁程度的加重，扬尘量呈明显的上升趋势。也就是说，在路面清洁程度不变的条件下，车速越快，扬尘量越大；而在同样车速情况下，路面越脏，扬尘量越大。

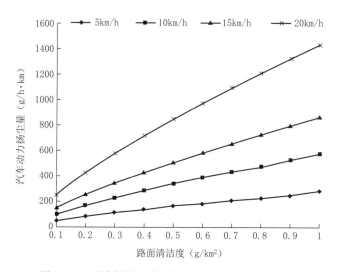

图 2.12 不同车辆和路面清洁程度的汽车动力起尘

以石家庄市为例估算道路扬尘，估算的范围为二环以内（如图 2.13），主干道是"四横六纵"与二环共 11 条，全长 147.8km，其中东西向的和平路、中山路、裕华路、槐安路为"四横"，南北向的友谊大街、平安大街、建华大街、建设大街、中华大街、体育大街为"六纵"，主干道交通流量调查表明，和平路、中山路高峰交通流量为 3210 辆/h，裕华路高峰交通流量为 4632 辆/h，槐安路高峰交通流量为 4500 辆/h。友谊大街、平安大街高峰交通流量平均为 3632 辆/h，建华大街、建设大街、中华大街、体育大街高峰交通流量平均为 4218 辆/h。主干道汽车平均流量和行车速度分别为 4038 辆/h、20km/h，道路清洁；次干道包括：谈固大街、翟营大街、维明街、站前街、红旗大街、胜利南街、建通

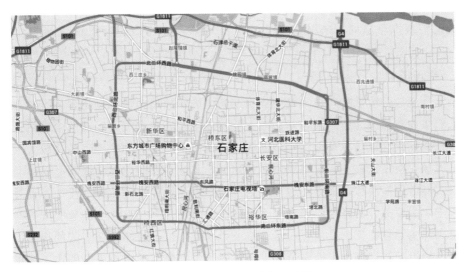

图 2.13　石家庄市城市交通图

街、富强大街、裕翔街等 9 条大街，跃进路、东岗路、塔北路、塔南路、新华路、新石北路、新石南路、汇通路 8 条路，全长 62.05km，平均车速为 20km/h，高峰期平均车流量为 1615 辆/h，路面清洁；这里把主干道与居民区、工矿企业、施工工地相连接的道路我们称它为"小道"，经项目组调查小道全长 179.01km，平均车速为 15km/h，其中大约70％的路面清洁，但大约有 30％的道路与施工工地、郊区连接路面较脏；最后就是分布在工厂、居民区及城中村的道路，路面全长 207.07km，平均车速为 10km/h，其中少部分居民区和城中村道路较脏，大约有 40km。

　　假设各种类型道路的车流量日变化符合正弦曲线，一辆汽车运行一千米扬尘的量即不同车速和地面清洁程度，汽车动力起尘量取自于文献 [4]，根据上述监测和调查的结果计算出了不同路面的汽车动力扬尘量（表 2.1），其中主干道每天扬尘量为 83.34t、次干道为 14.02t、小道为 23.316t、工矿企业及居民区为 1.146t，石家庄市平均每天汽车机械扬尘总含量为 121.822t。

表 2.1　石家庄市主城区每天汽车扬尘量估算值

	清洁主干道	清洁次干道	清洁小道	较脏小道	清洁工厂（居民区）	较脏工厂（居民区）	总和
道路长度（km）	147.8	62.05	125.31	53.7	163.86	43.21	595.93
高峰平均车流量（辆/h）	4038	1615	889	640	55	25	7262
汽车扬尘系数（g/h·km）	10.3	10.3	9.3	18.95	7.5	15.5	71.85
扬尘量（t/d）	83.34	14.02	14.08	9.236	0.919	0.227	121.822

　　如上仅仅是对汽车机械扬尘的粗略估算，没有考虑月季变化带来的不利影响，比如大风天气给城市输送带来的尘土，夏季降雨汽车从郊区带来的泥土等，都增加了起尘的

因素。可见汽车不但尾气排放增加了 $PM_{2.5}$，而且动力扬尘同样也增加了大气可吸入颗粒物，因此控制汽车总量，采用在主要干道淋水降尘，道路实行机械化清扫作业非常必要。

2.3.3.3 堆场扬尘

一般认为堆放的零散物质，本身能够引起扬尘的堆放地叫作堆场扬尘。堆放在露天料场的散状粉尘在自然风力作用下不断地向大气释放尘粒，在大气中运动的尘粒由于粒径分布不同以及受到大气流场脉动性均匀性的影响呈现出不同的运动状态，粒径较大的则在风力作用下飞扬在空中跃移了一定距离后回到地面，其运动轨迹成抛物线状，同时与地面碰撞发生激溅并沿地面滑移，最终回地面成为地面降尘。粒径小的随着气流的脉动悬浮在空中成为飘尘，主要部分的悬浮粒子形成大气可吸入浮颗粒物（PM_{10}），造成大气污染。堆场的扬尘来源主要包括三个方面，一是自然风力扬尘，二是装卸物资引起的扬尘，三是运输物资的车辆行驶在堆场内未铺设道路上导致的扬尘。风力扬尘前面已阐述，这里仅仅介绍装卸和堆场附近未铺设道路扬尘。

2.3.3.3.1 装卸扬尘估算

装卸扬尘量计算公式：

$$R_L = E_L * A_L \tag{2.1}$$

$$E_L = \kappa * 0.0016 \frac{\left[\dfrac{U}{2.2}\right]^{1.3}}{\left[\dfrac{RH}{2}\right]^{1.4}} \tag{2.2}$$

式中 R_L 为堆场装卸导致的扬尘量，单位为 kg；E_L 堆场装卸扬尘排放系数，单位为 kg/t；A_L 为堆场放置的物资的重量，单位为 t；κ 为堆场装卸扬尘的粒度乘数（表 2.2），为无量纲；U 为石家庄平均风速，单位为 m/s；RH 为堆放物资的湿度（%）。

表 2.2　不同物资堆场装卸扬尘的粒度乘数（κ）

κ	$PM_{2.5}$	PM_{10}	PM_{15}	PM_{30}（TSP）
煤堆	0.11	0.38	0.48	0.84
焦炭堆	0.13	0.36	0.48	0.84
矿粉	0.16	0.40	0.48	0.63
黄沙	0.12	0.36	0.48	0.75
灰粉	0.11	0.35	0.48	0.64

截至 2013 年年底，石家庄市二环以内有热电联产、建筑陶瓷、石材加工、化工、板材、水泥制品等 53 家重点堆场扬尘企业，堆场堆放物资的类型分别是煤堆、灰堆、料堆（矿粉、黄沙、水泥等）等，其中有煤堆扬尘企业 35 家，占全部企业的 66%，每年堆放 188844t，有建筑材料加工企业 18 家，有黄沙和水泥堆场，占全部企业的 32%，每年堆放水泥 16540500t、黄沙 38594500t。另外堆场未硬化的占 32%，面积为 27.5928 万平方米。

采用农业气象土壤测墒的流程和方法，测定了各种堆放物质的湿度，其中煤堆湿度为6.92%、黄沙为3.98%、水泥为0.24%。2013年11月1日—2014年2月28日平均风速为1.6m/s。根据（2.1），（2.2）公式计算得到2013年石家庄冬季堆场装卸导致的扬尘量为1318t，日均11t。

2.3.3.3.2　堆场附近未铺设道路的扬尘量估算

在运输煤炭、水泥及黄沙时，车辆在未铺设的道路上行驶时会扬起大量的颗粒物，由它引起的扬尘量可由下式估算：

$$R_C = E_C \cdot A_C \tag{2.3}$$

$$E_C = \kappa \left[\frac{S}{12} \right]^a \times \left[\frac{W}{3} \right]^b \times \left[\frac{365-P}{365} \right] \times 281.9 \tag{2.4}$$

$$A_C = F \times L \times T \tag{2.5}$$

如上式中，R_C 为未铺设道路的扬尘排放量，单位为 g；E_C 为未铺设道路的排放系数，单位为 g/km；A_C 为车在堆场附近未铺设道路上运行公里数，单位为 km，κ、a、b 是经验常数，这里分别取为 4.9、0.7 和 0.45；S 为未铺设道路表面的尘土的含量（%），市区取为 10%；W 为车辆重量，检测获取车辆平均重 6.25t，P 为计算扬尘期间的可见降水的日数；F 为车流量（辆/年）；L 为堆场附近未铺设路面的长度，单位为 km；T 为计算的扬尘的时间长度。

经测量石家庄堆场车流量为6辆/h，未铺设道路长为525km，统计2013年11月1日—2014年2月28日石家庄降雨日数为7天，根据公式（2.3），（2.5）计算得知石家庄2013年冬季日均堆场附近未铺设道路车辆通行扬尘量为27t。

2.3.3.4　施工工地扬尘

记者在施工附近居民采访时群众说[5] 施工扬尘是另一种形式的"沙尘暴"，可见施工扬尘的危害是非常严重的。依据相关研究成果，影响施工扬尘排放的主要因素可以归纳为风速、起尘材料含水率、积尘负荷和机动车活动等，其中风速和表面积尘含水率是影响扬尘排放的关键因素。建筑施工在不同施工阶段的扬尘造成的污染严重程度不尽相同。研究表明[6]，挖槽阶段相比结构和装修的施工扬尘污染更加严重，不同施工时段都遵循春季施工扬尘污染强度明显大于夏、秋、冬季，以及冬季略大于夏、秋季的规律，不同施工阶段的扬尘污染强弱关系非常明显，扬尘污染强度比值为，挖槽：结构：装修等于100：67：87。当室外日平均气温连续5d稳定低于5℃即进入冬季施工。冬季气温下降，不少地区温度在0℃之下（即负温），土壤、混凝土、砂浆等所含的水分冻结，建筑材料容易脆裂，给建筑施工带来许多困难。连续5日平均气温低于5℃或日最低气温低于−3℃时，就进入冬季施工期，如场地平整、地基处理、室外装饰、屋面防水及高空灌筑混凝土等工程项目一般不在冬季施工。所以冬季非室外施工造成的扬尘又相对较小。下面对石家庄2013年冬季施工扬尘进行一下分析。

首先采用石家庄市气象站监测的2013年11月1日—2014年2月28日最低温度找出气温低于3℃非冬季施工时段。2013年冬季石家庄市日最低气温低于−3℃时段为2013年

12月13日—2014年2月18日，此时段不能进行室外施工，另外2014年2月19—28日仍属于春节期间，农民工仍未返城，所以也不能施工，可见2013年冬季可施工的时间只有11月1日—12月12日期间42天。

2013年冬季石家庄市二环以内有289个施工工地，占地面积1744.52万平方米，其中商业建筑用地65.51万平方米，住宅建筑用地1679.01万平方米，还有少量的公益设施用地，比如新火车站东广场等。

建筑工地平均起尘量估算公式：

$$R_G = A * T * E_G \qquad (2.6)$$

式中 R_G 为在施工工地引起的 TSP 排放量，单位为 kg/d，A 为施工面积，单位为 m^2，T 为施工时间，单位为 d，E_G 为施工工地引起的 TSP 排放系数，为 0.006367kg/$(m^2 \cdot d)$。

根据如上统计的数据，用（2.6）式计算得到石家庄市2013年冬季施工工地日平均排放 TSP 可吸入颗粒物111.07t/d。

综上所述，道路扬尘121.822t/d、施工工地扬尘111.07t/d、堆场扬尘为38t/d，风力扬尘共计270.892t/d。

根据上述统计、计算分析可知石家庄市燃煤是可吸入颗粒物第一大污染物来源，其次就是汽车，第三是风力扬尘。

2.4 冀中平原污染加重的可能原因分析

衡水市大部、保定东部、石家庄市东北部及沧州西部是农业区，工业极不发达，无论是耗能还是机动车保有量均较低。但污染也在不断加重，这是为什么呢？

可能的原因是在均压场控制下，冀中平原存在一个常定的弱低压系统引起的。如图2.14所示，低气压中心通常位于保定—衡水—廊坊三角区内，水平尺度一般为 100～200km，在特殊情况下也可达到300km，垂直厚度一般为300～600km，通常从地面到300m可分析出风场环流，一般分析不出等压线，在600m以上闭合环流消失。生命史每天凌晨2点左右生成，上午10点左右消失。此低压全年任何月均可出现，月平均出现的频率为9.2天，秋冬季出现频率最高，一般每月出现10～13天，个别月份可达16天。

在低压控制的条件下，冀中平原出现雾、霾的概率非常高，尤其是冬半年更甚，平均出现雾、霾

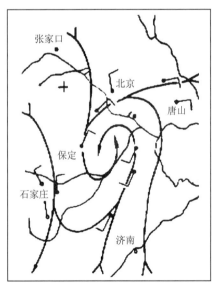

图 2.14 冀中平原近地层中
低压流场分布图

的概率达 75%，个别年份可达 85%～90%。正是这个弱低压的存在，不断地把污染物汇聚到冀中平原，导致雾霾增多，污染加重。

2.5　雾霾突然加重的可能原因

在京津冀地区雾、霾的形成遵循 7～10 天的周期变化。可分为三个阶段，上一次冷空气影响结束后，天空晴朗，空气质量优良，前期 2～3 天为 PM$_{2.5}$ 累积期，从第 3～4 天开始为霾形成并逐渐加重期，持续时间 2～3 天，从第 4～5 天开始，随着大气湿度的增加，是雾霾突然加重期，持续时间 2～3 天。

在霾形成并加重之前，二次反应主要是光化学反应，随着湿度的增加，雾霾不断加重，光化学反应减弱，逐渐转变为湿化学反应，水汽与硫酸根、硝酸根和铵根反应生成硫酸盐、硝酸盐和铵盐，致使雾、霾突然加重，有时在不到 1 小时可使 PM$_{2.5}$ 浓度增加 10 倍以上。大气环境容量伴随雾、霾的形成逐渐变小，在 PM$_{2.5}$ 累积期，大气边界层大约 2km，大气层结稳定，风速为静风，大气容量最大，随着雾、霾浓度逐渐加大，边界层厚度逐渐减小，在雾、霾突然加重期，边界层厚度逐渐减少到 0.5～0.7km，此时大气环境容量变的最小，进一步加重了 PM$_{2.5}$ 浓度，雾、霾变得更加严重。针对雾、霾形成的特点，对大气污染的应对措施是，前期要加大道路、建筑工地的洒水频次，有效减少扬尘，当雾、霾形成后，要停止洒水，加大对工厂、汽车尾气排放的管控，确保空气质量严重程度的控制（图 2.15）。

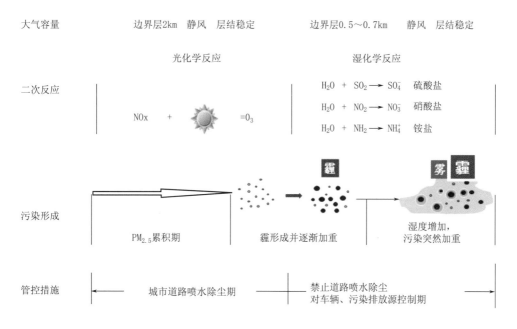

图 2.15　京津冀地区雾霾形成周期的变化特征

参考文献

［1］王东阡，崔童，司东，等，2014/2015 年东亚冬季风活动特征及其可能成因分析［J］.气象，2015，41（7）：907-914.

［2］朱艳峰，中国大陆冬季气温及冬季风与东亚环流指数的关系［J］.气象学报，2008，66（5）：781-788.

［3］V Etyemezian，H Kuhns，J Gillies，et at，Vebicle-basedroad dust emission measurement Ⅰ：methods and calibration［J］.Atmospheric Environment，2003，37：4559-4571.

［4］Kaarle Kupiainent，Heikki Tervahattu，Mika Raisanen，Experimental studies about impact of traction sand on urban road dust composition［J］.Science of the Total Environment，2003，308：175-184.

［5］张泽，工地扬尘：另一种沙尘暴［J］.环境，2006（6）：24-26.

［6］赵普生，冯银厂，张裕芬，等，建筑施工扬尘排放因子定量模型研究及应用［J］.中国环境科学，2009，29（6）：567-573.

第3章

动物实验研究方案及解决的关键问题

心血管疾病（Cardiovascular Disease，CVD）是目前引起全球人群死亡最主要的疾病已是不争的事实[1,2]，心血管疾病是一系列心血管疾病的总称，主要包括有冠心病、心肌梗死、高血压等。作为一类多种因素综合作用的疾病，其发生和发病往往与环境因素密切相关。工业革命给人类带来经济和社会的发展外，其对人类生活的自然环境也带来了许多负面的影响。其中较显著地就是其造成了严重的环境污染，而这些污染和改变也对人体的健康产生了严重的危害。研究发现，人类活动产生的颗粒物（如 $PM_{2.5}$）能增加心血管疾病的发病率和死亡率[3,4]。此外过量的温室气体的排放也加剧了世界气候变暖，使极端天气事件（如暴雪、寒潮等）增加。这些变化都被认为能够引起心血管疾病事件的增加。从季节上看，研究发现心血管疾病事件的高峰主要出现在冬季[5-7]，而且心血管疾病事件的发生高过平均值，因此冷空气可使心血管疾病发病率或死亡率增加。由此可见冷空气活动与心血管疾病事件密切相关。近年来因气候变化加剧所引起的热浪和低温天气频繁出现及大气污染所致雾、霾天气日趋严重，它们所带来的心血管系统健康问题也变得越发严峻。各类研究证实冷空气活动频率和大气颗粒物都与心血管疾病发生或死亡的增加成正相关[8-11]。有研究认为气温和大气颗粒物在影响呼吸系统疾病中表现为联合作用，低温能加剧大气颗粒物对心血管系统的损害，并造成严重的健康问题[12-14]。然而，目前相关研究还仅存于流行病学研究阶段，不足以解释这种联合作用的机制。因此，如果能揭示冷空气和大气颗粒物影响心血管系统疾病中的综合作用机制，将不仅有利于防治两种因素对心血管系统的影响，并促进人类健康，减少疾病经济负担，而且还能为进行气象环境因素交叉作用健康危害预报提供科学理论依据。

3.1 研究依据

3.1.1 冷空气与心血管疾病

不同的心血管疾病对低温的刺激敏感性不同，冷空气更易引起心肌缺血、急性心梗、冠心病及高血压等疾病[11,15]，不同强度的冷空气可能导致心血管疾病发生发展的程度也不相同[8]。心肌梗死主要发生在较冷的季节，包括发病和死亡。Merchant 等发现伦敦心肌梗死（MI）入院率在冬季最高[16]。匈牙利急性 MI 发病率在春季最高，而且与气温成反比[17]。在韩国大邱市，研究人员同样得出急性 MI 在冬季的入院率高于其他季节[18]。随着气温的下降，MI事件发生率增加。日本鹿儿岛急性MI的发病率也与气温成反比，当天气温越低，急性心梗（AMI）发病率越高[19]。在意大利佛罗伦萨气温每降低10℃，MI日入院率增加19%[20]。自24℃开始，气温每降1℃，急性MI入院率在香港增加3.7%，在台北高雄则增加4.0%[21]。除了与温度的相关性，研究也认为气压的变化也与MI的发生有关。如气压变化10hPa伴随MI发病率增加12%[22]。焚风、闪电、高气压，高压变化梯度及大风天气均与MI发病率的增加有关[23]。尽管如此，多数研究均认为气象因子里主要是气温变化与MI发病率的发生关系密切。此外，在极冷天气里，MI发病率也均高于其他天气。如挪威特隆姆瑟（Tromso）的MI发病率随着气温的降低升高并在降雪天气有明显升高[24]。芬兰赫尔辛基市AMI死亡率在极冷天气中最高[25]。

冠心病作为受天气变化影响比较强烈的心血管疾病之一，也主要受到低温的影响比较明显[35]。希腊研究者发现急性冠状证在早冬是最高，类似的结果也出现在Wolf等的研究中[26,27]。随着气温降低，急性冠状症（ACS）症状加重。台春市ACS急诊入院率与日均气温成反比，26.2℃以下，ACS入院增加30%～70%，而且在日温差大于8.3℃时增加15%[28]。雅典日均气温每降低1℃，ACS入院率增加5%[29]。冷暴露后（铲雪），有35%人发生了ACS[30]。张书余研究发现极端寒冷和热浪天气都使得冠心病发病率明显增加[15]。实验研究表明，冷刺激时，慢性心绞痛病人出现血流停止的概率是6/12，变异性心绞痛病人是9/12，而健康人是1/12[31]。由此可见，低温对冠心病的影响显著。

冷刺激作为刺激的一种，其能够引起血压的升高[32-34]。流行病学研究表明高血压发病率在冬季最高[36-40]。如Pragya等发现收缩压舒张压同时满足高血压标准（收缩压≥140mmHg，舒张压≥90mmHg）时，冬季高血压的发病率是夏季的1.9倍。人群的血压在冬季最高[40]。Gapon等发现高血压病人在冬季（气温小于4℃）平均收缩压为135.5mmHg，而在夏季（气温大于22℃）为135.5mmHg，舒张压分别为85mmHg和87.5mmHg[37,41]。Woodhouse等发现，冬季血压大于160/mmHg人群数量是夏季的4倍[37]。在吸烟人群中也出现了相同的结果结论[42]。气温与血压成反比，气温越低血压越高。室内气温每下降1℃，收缩压增加1.3mmHg，而舒张压增加0.6mmHg[37]。张书余[32-34]通过人群和动物实验初步揭示了冷空气导致血压升高的机制。

3.1.2 大气颗粒物与心血管疾病

大气颗粒物（PM）对人类健康的有害影响已经得到全世界的广泛关注，早在1952年伦敦大雾流行期间，与PM相关的死亡率明显增加，引发了PM流行病学研究[43]。近十年来，随着科技、工业和交通事业的迅速发展，空气PM污染越来越严重，已经成为影响人类健康的主要危害因素之一。世界卫生组织2002年的评估表明，全球每年至少有100万人死于PM暴露[44]。2004年6月，美国心脏学会（AHA）在Ciculation杂志上发表文章，首次证实空气PM污染与心血管疾病相关[45]。美国环保局（EPA）、美国国立环境卫生研究院（NIEHS）等国际机构把PM的心血管效应作为研究重点，并认为其将成为解释PM污染与心血管疾病发病率、死亡率相关性的关键[46]。因此，PM污染与心血管疾病之间的关系已经成为国际环境流行病学研究的热点之一。

$PM_{2.5}$ 短期暴露可以引起动脉粥样硬化并发症，如斑块易损性、血栓形成和急性缺血事件的发生。流行病学研究显示，心血管疾病超额发病率和死亡率与 $PM_{2.5}$ 之间有很强的相关性[47]。Pope 等[48] 研究发现，$PM_{2.5}$ 浓度升高 $10\mu g/m^3$，急性缺血性冠脉事件增加 4.5%，尤其是有潜在冠状动脉病变的患者危险性更高。美国六城市不同 $PM_{2.5}$ 浓度的比较发现，$PM_{2.5}$ 浓度每增加 $10\mu g/m^3$，缺血性心脏病每日死亡率增加 2.1%[49]。死亡统计显示，$PM_{2.5}$ 浓度增加 $10\mu g/m^3$，总死亡率增加 1.8%，心血管疾病死亡率增加 1.4%[50,51]。Pope 等[52] 对全美 50 个州大约 500 000 成年人为期 16 年的研究发现，平均 $PM_{2.5}$ 浓度每年增加 $10\mu g/m^3$，所有原因引起的死亡率增加 4%，其中缺血性心脏病的危险性最大，其死亡相对危险度增加到 1.18%，其他疾病如心律失常、心衰发病率也随着增加。$PM_{2.5}$ 与其有害的健康影响呈线性关系。Schimmel 等[53] 比较纽约 $PM_{2.5}$ 相关的每日超额死亡率发现，36.2% 的总超额死亡由冠状动脉疾病引起，8.1% 由高血压病引起。

流行病学研究显示，$PM_{2.5}$ 可引起心率（HR）增快[54]，血压升高[55]，血液黏稠度升高[56]，心律失常[57]，心肌梗死[58] 等。研究显示，老年人[50,59,60] 是 $PM_{2.5}$ 暴露的易感人群[59]。PM 使原先有慢性肺疾病、冠状动脉疾病和心衰的患者短期的心血管死亡风险增高，所以他们是 PM 暴露的易感人群[61]。吸烟也使 PM 长期暴露的心血管危险性增加，所以吸烟者也是 PM 暴露的易感人群[52]。大量的研究提示，心血管系统是 $PM_{2.5}$ 暴露的一个主要靶器官。但是 $PM_{2.5}$ 对心脑血管系统影响的机理研究较少。

3.1.3 冷空气与大气颗粒物对心血管疾病的综合影响

大多数研究仅研究了 PM 或冷空气对心血管系统疾病的影响，而鲜有研究探讨二者的联合作用。PM 与冷空气在影响心血管系统疾病时是否存在联合作用，这是目前亟待研究的问题。只有少量的流行病学研究，分析了 PM 和冷空气对呼吸系统疾病的交互作用。Ren 等发现 PM_{10} 能明显修饰冷空气对呼吸系统疾病入院率的影响，尤其是 PM_{10} 浓度越高时，这种作用越显著[62]。也有研究认为气温过低或者过高仅能增加 PM_{10} 引起的呼吸系统疾病死亡率，而对呼吸系统疾病死亡率却没有显著影响[63]。而 $PM_{2.5}$ 与冷空气对心血管疾病的综合影响研究，到目前为止未见文献报告，应该还是空白。

目前还未有实验研究探讨冷空气和霾对心血管系统疾病综合影响的作用机制。

文献 [34] 通过中等强度冷空气活动对人群血压及生化指标水平的影响实验研究，探讨了冷空气对心血管疾病的影响的机制。许多研究已经充分证明了冷刺激中血压的变化机制是由于兴奋了交感神经系统（SNS）和肾素-血管紧张素系统（RAS）从而导致血压的升高[64,65]，SNS 的激活，使得血管紧张素Ⅱ（ANGⅡ）浓度水平的升高，进而促进去甲肾上腺素（NE）的释放增加，激活 RAS。通过这些系统的综合作用，共同导致血压的升高。冷空气活动可导致人群肌红蛋白（Mb）、心肌肌钙蛋白Ⅰ（cTnI）的代谢和分泌显著增加，而且 Mb、cTnI 在冷空气影响结束后仍在较高浓度水平上维持，这说明冷空气可以引起人群心细胞损害，而且这种损害在冷空气暴露过后的短时间内不能及时恢复[34]。

PM 对心血管影响的机制研究取得了一些初步的成果，PM 致心血管疾病的机制包括 PM 的直接作用和间接作用两方面。

PM 可直接作用于心血管系统和血液，可能有三个方面的作用机理，一是 PM 可引起自主神经功能改变[66]。PM 通过呼吸系统直接进入血液，并随血液循环系统到达心脏[67,68]，PM 可以直接导致自主神经平衡失调，迷走神经张力减低，副交感神经对心脏的正常控制减弱，交感神经张力增加，导致静态心率增加[69]，心率变异（HRV）降低[70]，血压（BP）升高[69]，可直接导致血压高、心肌梗死及慢性心衰等心血管疾病发生。二是进入血液的重金属离子破坏细胞钙稳态平衡[71]。PM 吸附有大量的铅、镉、汞、镍等重金属，它们与 Ca^{2+} 具有类似的原子半径，当它们进入血液后，可在黏膜、线粒体或内质网膜的 Ca^{2+} 转运部位上与 Ca^{2+} 发生竞争，进而导致细胞内膜钙稳态失衡。细胞内膜 Ca^{2+} 浓度的增加可使氧自由基增加，导致心脏组织损伤[72]，可导致心肌梗死及冠心病发生或加重。三是影响心肌离子通道[73]。心脏 Ca^{2+} 通道可能是 PM 产生心脏毒性的靶蛋白之一，PM 可能通过影响 Ca^{2+} 通道而起作用。通过 PM 的重金属离子直接阻断心肌离子通道或中断细胞的信号通路[74,75]，使 Ca^{2+} 电流发生改变，进而导致室性期前收缩、缺血性心肌损伤和心衰等心血管疾病。

PM 可以间接影响心血管系统。PM 的间接作用通过肺部氧化应激和炎症反应，引起系统炎症。PM 致心血管疾病的间接机制可能是 PM 进入呼吸道引起肺部氧化应激和炎症反应[76]。PM 通过影响线粒体的氧化作用，白细胞分泌 ROS 增加，内皮细胞功能障碍，儿茶酚胺自身氧化，使体内 ROS 生成增多。其机制可能是由于 PM 中的过渡金属或自由基成分引起的[76,77]，PM 吸附有一定量的过渡金属，进入机体后可在局部释放出浓度较高的过渡金属离子，它们产生自由基的能力很强。另一方面，PM 进入呼吸道后，激活肺泡上皮细胞和巨噬细胞进行吞噬作用时，氧消耗大量增加，使细胞外生成大量 ROS[72]。自由基所产生的氧化损伤被认为是 PM 产生生物活性的重要机制之一[78]，自由基产生后，主要作用于脂质、蛋白质、DNA，引起膜脂质过氧化、蛋白质氧化或水解、诱导或抑制蛋白酶活性、DNA 损伤[79]。自由基可使低密度脂蛋白（LDL）转变为氧化修饰的低密度脂蛋白（ox-LDL）[80]，而 ox-LDL 和氧化应激对血管内皮细胞的损伤可以加速动脉粥样硬化（AS）的进程，在 AS 斑块的形成和使斑块变得不稳定中起重要作用[81]；PM 对血管内皮细胞、血管平滑肌细胞（VSMC）具有较强的毒性作用，导致内皮细胞变性、坏死和脱落，刺激 VSMC 大量增殖并迁移至内膜下。对血中的单核细胞具有较强的催化作用，导致大量泡沫细胞的形成。刺激内皮细胞分泌 Ang Ⅱ、内皮素-1（ET-1）和血栓素（TXA_2），抑制前列环素（PGI_2）的合成，灭活 NO，导致血管舒缩功能失调。通过抑制 PGI_2 的合成和增加 TXA_2 的释放，引起血小板黏附和聚集，导致血栓的形成。可导致冠心病、心肌梗死等心血管疾病发生。PM 暴露可以通过肺部炎症引起系统炎症，也可以直接进入循环引起系统炎症。炎症在缺血性心脏病的发生机制中起重要作用，长期暴露可以引起动脉粥样硬化的形成，短期暴露可以引起斑块的不稳定性和心血管事件的突然发作[82]。PM 引起肺炎症，肺泡巨噬细胞（MAC）激活，合成、分泌细胞因子如白介素-6

（IL-6）等。IL-6 属于典型的炎症因子，在体内具有广泛的生物学效应，它可刺激机体合成几乎所有主要的急性反应蛋白，使白细胞从骨髓释放进入血液循环系统[83]。IL-6 可加速早期 AS 的形成，与 AS 血栓形成可能有因果关系[84]，0Rus 等[85] 报道可在粥样硬化的脂质条纹及单纯纤维斑块中检出 IL-6 与 C 反应蛋白（CRP），且 IL-6 在动脉粥样硬化壁中的浓度是其血清浓度的 200 倍。动脉粥样硬化斑块可以合成 IL-6 并可以作用于血管壁而引起血管壁的损伤，促进血管内皮细胞和血管平滑肌的增生，参与动脉粥样硬化的形成和进展。IL-6 在冠心病的血管损伤和急性心肌缺血中起重要作用，可以诱导肝脏合成 CRP 和血浆纤维蛋白原，促进血栓形成。IL 而是炎症反应的主要调节因子，在炎症指标与 ACS 危险性之间的联系中起关键作用。CRP 具有直接的促炎症效应，在动脉粥样硬化斑块内可刺激炎性介质的释放和表达，促进局部黏附分子、纤溶酶原激活物抑制剂-1（PAI-1）等的表达，降低内皮 NO 生物利用度，改变巨噬细胞对 LDL 摄取并使粥样硬化病变内聚集补体，促进血管炎症及血栓形成。

系统炎症和氧化应激可以激发血管内皮功能障碍。Alfaro-Moreno 等[86] 研究报道，$PM_{2.5}$ 可诱导内皮细胞生成黏附分子，如 E-选择素、细胞间黏附分子-1（IVAM-Ⅰ）、血管细胞黏附分子-1（VCAM-Ⅰ）、血小板内皮细胞黏附分子-1（PEAM-Ⅰ）等的表达，这个结果揭示 PM 暴露可引起血管内皮功能改变。内皮功能障碍在动脉粥样硬化的产生和长期进展中起重要作用。

上述研究的结果可以推断，冷空气与 PM 分别都对心血管疾病有明显的影响，作用的机理也进行了初步实验研究，并取得了成果。无论是冷空气还是 PM 对心血管系统疾病的影响及作用机理，有较好的相似性。为研究冷空气与霾对心血管系统疾病的综合影响及机制奠定了基础。

近 30 年以来，我国冷空气强冷空气频次稍有减少，比如寒潮天气在 20 世纪 70 年代频次多，20 世纪 80 年代频次较少，20 世纪 90 年代以后又逐渐增加，而且偏东路冷空气是增加的，但是由于气候变暖，强冷空气的降温幅度却在不断加大[87]。影响京津冀的冷空气频次一般每年 5～7 次[88-91]，其中中等强度以上冷空气 2～3 次，较弱冷空 3～4 次。京津冀是我国雾、霾污染最重的区域之一，1971—2007 年河北霾的时空分布特征统计得知[92]，发现河北霾出现频数具有明显的地域性和月际分布特征。沿太行山东麓和燕山南麓的北京、保定、石家庄等城市霾平均出现频数最高，霾频数的月际分布特征是 12 月或 1 月最多，8 月或 9 月最少，其中北京 20 个地面站雾、霾天数从 1980 年的 50 天增加到了 2008 年的 72 天[93]，尤其是近三年发生了几次持续时间长的重度雾、霾污染天气[94]，2014 年最新统计结果，$PM_{2.5}$ 大于 $100\mu g/m^3$ 的天数北京 83 天、石家庄 97 天、邢台 120 天。污染仍停留在较高的水平上。据文献［95］研究指出从 1980 年开始我国心血管疾病发病率和死亡率呈持续上升趋势，尤其是 2005 年以后增长趋势呈指数上升，对人民健康构成了极大威胁。因此我们将选择霾和冷空气对心血管系统的影响及其机制研究作为主攻方向。就是要揭示冷空气和霾综合对心血管系统的影响机理，为卫生部门预防心血管疾病的发生，为气象部门做好医疗气象预报提供理论支撑。

综上所述，通过研究，可揭示冷空气和霾在影响心血管疾病中的交互作用。利用定群研究的方法，观察记录冷空气和霾对敏感人群和健康对照者的心血管疾病生理及生化指标的影响，可识别冷空气和霾对敏感人群健康的影响。通过动物实验可证实这种交互作用以及作用机理，为研究极端气候事件与 PM 在健康影响中的交互作用奠定基础。通过流行病学统计分析和毒理学动物实验研究，可以探讨冷空气和 $PM_{2.5}$ 对心血管疾病系统炎症及损伤的毒理学机制，为评估冷空气和霾对居民健康的影响提供理论依据。通过揭示冷空气与霾的关系及在心血管疾病影响中的交互作用和作用机制，可为卫生部门对心血管疾病预防和气象部门进行气象环境健康预报提供科学依据。

3.2 研究内容、目标及拟解决的问题

3.2.1 研究内容

1.冷空气和霾对心血管疾病影响的生态流行病学研究

从生态流行病学的角度，通过时间序列分析、病例交叉等方法，探讨冷空气与霾对心血管疾病影响及其交互作用，主要从三个方面进行研究：京津冀地区多年冷空气过程变化特征分析及对心血管疾病的影响；北京、保定、石家庄多年霾的变化特征分析及对心血管疾病的影响；京津冀地区冷空气与霾对心血管系统疾病的综合影响。

2.冷空气与霾对心血管疾病影响的定群研究

在保定、北京各选择社区的敏感人群（长期居住、年龄在 40～70 岁之间、心血管疾病患者，120 人）和同年龄段健康对照者（120 人）作为研究基准人群，利用定群研究的方式，对基准人群进行多次重复观察，追踪观察并记录人群在冷空气和霾变化过程中对不同人群心血管疾病的生理、生化指标的变化，分析其与霾的污染浓度和冷空气天气综合影响的相关性，对比分析有无冷空气与霾共同影响时心血管患病人群和健康对照人群的生理、生化指标的差异，评估冷空气与霾对人群健康的影响。

3.冷空气与霾对心血管疾病影响的毒理学研究

采用高血压、冠心病等心血管疾病动物模型，研究冷空气和霾直接或间接通过氧化应激和炎症反应导致心血管疾病的可能机理；研究冷空气和霾引起自主神经功能改变，在导致心血管疾病发病中所起的作用；研究冷空气和霾致使心脏钙离子（Ca^{2+}）稳态失衡，在导致心血管疾病中所起的作用；研究冷空气刺激及霾染毒后心肌氧化损伤及心脏组织病理变化。在冬季根据气象台做出的雾、霾和冷空气出现的预报时间，分别在兰州和保定开展动物现场暴露实验，获取霾和冷空气对动物的影响前、影响过程中和影响结束后各个时期的生理、生化监测数据；同时进行对照实验，在河北省生物气象实验室中，空气质量为优，在环境气象模拟箱（TEM1880，可以模拟气温、湿度及气压等的逐时变化）内再现上述实验天气过程，用同样的动物模型进行实验，获取的生理、生化指标。

3.2.2 研究目标

1.采用流行病学的方法，揭示冷空气和霾在影响心血管疾病中的交互作用，给出冷空

气和霾共同影响的主要类型。

2.利用定群研究的方法，研究并揭示不同类型冷空气和霾对人群心血管疾病相关生理及生化指标的影响，为评估冷空气和霾对居民健康的影响提供理论依据。

3.通过毒理学动物实验研究，探讨冷空气和霾对心血管疾病系统炎症及损伤的毒理学机制，为研究极端气候事件与 PM 在健康影响中的交互作用奠定基础。

4.综合流行病学和毒理学实验研究成果，揭示冷空气与霾对心血管疾病的综合影响及其机制，为卫生部门对心血管疾病预防和气象部门进行气象环境健康预报提供科学依据。

3.2.3 拟解决的关键科学问题

1.研究冷空气与霾对心血管疾病的影响及交互作用，确定典型的冷空气和霾共同影响的模型。

2.科学合理地选择研究人群的观察指标和监测时间，准确反映冷空气和霾对心血管疾病的影响，实现同步有效地追踪监测是定群研究的关键问题。

3.选择并寻找敏感性生物标志物，评价冷空气和霾对心血管疾病交互作用及机制是毒理学实验需要解决的关键问题之一。

3.3 研究方案

本研究涉及气象学、环境学、流行病学、毒理学及医学等多学科交叉领域，拟采用气象、环境和医学历史资料分析，流行病学、人群和动物毒理学实验等手段相结合的方法进行研究。

3.3.1 研究方案

1.冷空气、霾、$PM_{2.5}$ 及心血管系统疾病入院和死亡资料收集及变化特征分析

收集北京、保定、石家庄近 30 年气象资料、有监测记录以来的 PM_{10}，$PM_{2.5}$ 资料及同期心血管系统疾病入院和死亡资料。分析冷空气、霾及 $PM_{2.5}$ 的变化特征，对比分析霾和非霾期间大气颗粒物 $PM_{2.5}$ 在 PM_{10} 中的所占比例，从大气颗粒物的时空分布和污染水平来分析霾天气 $PM_{2.5}$ 的污染特征。冷空气与霾对心血管疾病的影响根据国家冷空气的定义及标准（GB/T 20484-2006）、气象行业霾的观测和预报等级（QX/T 113-2010）和环境空气质量标准（GB3095-2012），按气象要素和 $PM_{2.5}$ 污染的浓度、持续的时间等因子，综合分析冷空气与霾发生发展的种类，归纳出它们发生的主要模型。

2.冷空气、霾对心血管系统疾病入院和死亡的影响分析

采用时间序列分析的广义相加模型和病例交叉研究等方法，在控制长期趋势、季节等混杂因子以后，定量研究冷空气、霾及 $PM_{2.5}$ 对人群心血管疾病住院和死亡的影响，研究冷空气和霾的交互作用。

3.定群研究冷空气和霾对示范社区敏感人群的影响

利用定群研究的方法，探讨冷空气和霾对敏感人群的综合影响。定群研究是一流行病

学常用的方法，主要用于深入探讨暴露因素与疾病的关系，为疾病的预防和控制提供科学依据。定群研究是由首次调查（或称为前期调查）和追踪调查（或称为后续调查）两个部分所构成。具体方案如下：

研究对象选择：当地居住5年以上，55～65岁心血管疾病（高血压、冠心病、缺血性心脏病等）患者及健康人群各120名，男女各半；

前期调查：采取入户问卷调查，内容包括人口学特征（年龄、性别、身高、体重、受教育程度、职业、婚姻状况等）、生活方式（吸烟、饮酒、饮食、运动等）、生活环境和家庭经济状况、健康状况（疾病史、过敏史、家族史等）、心血管病人缓解期的症状学指标和心功能状况（心率、血压及其他医学记录等）；

追踪调查：分为冷空气和霾发生发展过程的追踪监测和至少一个冬季的长期随访两部分。追踪监测自霾出现前2天开始到冷空气结束气温回升结束，逐日监测观察对象的心血管生理生化指标，如：动态血压、心电、血脂等。长期随访包括发病、复诊情况及有关生理生化指标，同时对相应的环境因素（$PM_{2.5}$浓度及重要组分、霾天气、温压湿等气象条件）的变化做调查和记录，并分析环境、气象因素的变化与研究人群疾病指标变化之间的联系并探讨因果关系。

4.冷空气与霾对心血管疾病影响的动物实验

（1）动物模型的建立。根据实验需要，选择若干只SPF级健康大鼠、高血压模型大鼠、成年健康小鼠、老年小鼠及ApoE-/-小鼠。冠心病模型鼠制作：ApoE-/-小鼠采用高脂膳食（10%猪油、10%胆固醇、2%胆盐，其余为基础饲料）适应性饲养8周，即制作成动脉粥样硬化模型鼠。

（2）实验动物分组。根据实验需要，将各种大小鼠按体重大小分配至6个区组，再将每个区组的若干只大小鼠随机分配到各个实验组中，每个分组共有6只，完成实验动物分组。

（3）实验动物生理指标测定。实验前要对各种大小鼠测量体重、血压、体温、心率及呼吸频率等。

（4）动物实验过程。在2016—2018年冬季，根据河北省气象台做出的雾、霾和冷空气出现的预报时间，在保定开展动物毒理实验，在霾即将出现时，把各种实验大小鼠放置在实际大气中，同时监测$PM_{2.5}$和各个气象要素，对照组于空气质量优良的实验室条件下饲养。在实验过程中，分别在$PM_{2.5}$的AQI刚大于200时、$PM_{2.5}$的AQI最大时、冷锋通过气温达到最低时、大风停止、出现微风、$PM_{2.5}$的AQI小于30时、气温回升、冷空气影响结束后各个时期取出一组实验鼠，监测体重、体温、血压、心率等生理指标，采集血样及心肌组织并进行相关指标的检测和分析；在实际冷空气和霾动物实验结束后，在河北省生物气象实验室中进行对比动物实验，实验室内空气质量为优，按上述实验天气过程设定气象环境模拟箱温度、湿度、气压变化值，再现实际冷空气发生发展的过程，使其受到冷空气刺激，用同样的动物模型、在同样的时间点进行相关指标的检测。

（5）生化指标监测。主要包括：活性氧（ROS）、氧化修饰的低密度脂蛋白（ox-LDL）、血清总胆固醇（TC）、甘油三酯（TG）、高密度脂蛋白胆固醇（HDL-C）、血管内皮素（ET-1）、血栓素（TXA$_2$）、抑制前列环素（PGI$_2$）、去甲肾上腺素（NE）、肾上腺素（EPI）、血管紧张素Ⅱ（ANGⅡ）、一氧化氮（NO）、肌钙蛋白（Tn-T）、C反应蛋白（CRP）、细胞间黏附因子（sICAM）、血管细胞黏附分子-1（VCAM-1）、血小板内皮细胞黏附分子（PEAM-1）、纤溶酶原激活物抑制剂-1（PAI-1）、肿瘤坏死因子（TNF）、白介素-6（IL-6）、细胞内ca^{2+}浓度等指标

（6）组织病理学检查：制备动物心肌组织切片，采用显微镜、扫描电子显微镜等仪器对采集的动物心肌组织进行病理学分析。

5.冷空气与霾对心血管疾病影响机制研究

综合流行病学分析和毒理学动物实验研究成果，揭示冷空气与霾的关系及在心血管疾病影响中的交互作用及影响机制。

3.3.2 实验手段

1.冷空气和霾对社区心血管疾病患者和健康人群影响的定群研究。

2.实时发生的冷空气和霾污染过程对心血管疾病模型鼠的毒理学实验。

3.在实验室通过气象环境模拟箱再现2的冷空气天气过程，模拟除去霾的冷空气对与2同样的心血管疾病模型鼠的毒理学对照实验。

3.3.3 关键技术

主要关键技术包括三个方面：一是确定合理的冷空气和霾的共同影响模型；二是在社区进行定群研究，同步有效追踪监测研究人群的生理指标及症状学指标；三是冷空气和霾对心血管疾病综合影响毒理学实验生物标志物的选定及两者的交互作用。

3.3.4 技术路线

冷空气与霾对心血管疾病的综合影响及其机制研究的技术路线如图3.11所示。

3.3.5 特色与创新之处

1.从流行病学的角度去探讨冷空气与霾对心血管疾病影响的交互作用，通过研究京津冀地区多年冷空气过程变化特征分析及对心血管疾病的影响；北京、保定多年霾的变化特征分析及对心血管疾病的影响；京津冀地区冷空气与霾对心血管系统疾病的综合影响，最后科学的确定冷空气和霾共同影响的模型是创新之一。

2.利用定群研究的方法，选择社区人群进行多次追踪观察人群在霾和冷空气变化过程中对不同人群心血管疾病的生理、生化指标的变化，分析其与霾的污染浓度和冷空气天气综合影响的相关性，对比分析有无冷空气与霾共同影响时心血管患病人群和健康对照人群的生理、生化指标的差异，建立冷空气与霾对人群健康综合影响的评估方法是创新之二。

3.通过毒理学实验研究，探讨冷空气和霾对心血管疾病的影响及交互作用的毒理学机

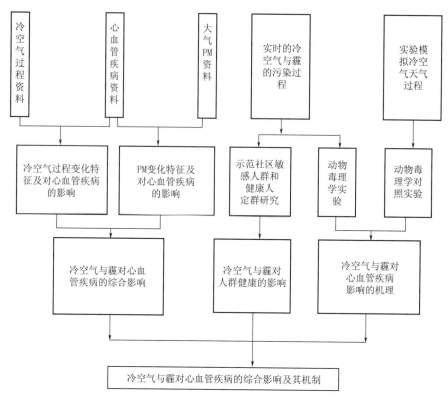

图 3.11　技术路线示意图

制是创新之三。

（4）综合流行病学和毒理学实验研究成果，揭示冷空气与霾的关系及对心血管疾病的综合影响及其机制是创新之四。

参考文献

［1］WHO，Global atlas on cardiovascular disease prevention and control. 2011.

［2］WHO，王汝宽等，译，2000 年世界卫生报告. 北京：人民卫生出版社，2000.

［3］Dockery，D W Stone，P H Stone，Cardiovascular Risks from Fine Particulate Air Pollution［J］. *New England Journal of Medicine*，2007. **356**（5）：511-513.

［4］Franklin M，A Zeka，J Schwartz，Association between $PM_{2.5}$ and all-cause and specific-cause mortality in 27 US communities［J］. *Journal of Exposure Science ＆ Environmental Epidemiology*，2007. **17**（3）：279-287.

［5］Armstrong，B，Models for the relationship between ambient temperature and daily mortality［J］. *Epidemiology*，2006. **17**（6）：p. 624-31.

［6］F C Curriero，K S Heiner，J M Sanet，*et al*，Temperature and mortality in 11 cities of the eastern United States［J］. *Am J Epidemiol*，2002. **155**（1）：p. 80-7.

［7］Kassomenos P，Gryparis A，Samoli E，*et al*，Atmospheric circulation types and daily mortality in

Athens，Greece［J］. *Environ Health Perspect*，2001. **109**（6）：p. 591-6.

［8］ Bin Luo，Shuyu Zhang，S Ma *et al*，Effects of different cold-air exposure intensities on the risk of cardio-vascular disease in healthy and hypertensive rats［J］. *Int J Biometeorol*，（2014）**58**：185 – 194.

［9］ Guo Y，Punnasiri K，Tong S，Effects of temperature on mortality in Chiang Mai city，Thailand：a time series study［J］. *Environmental Health*，2012，**11**（1）：36.

［10］ Dockery D W，Health effects of particulate air pollution［J］. *Ann Epidemiol*，2009，**19**（4）：257-263.

［11］ 马守存，张书余，王宝鉴，等，气象条件对心脑血管疾病的影响研究进展［J］. 干旱气象，2011，**29**（3）：350-354.

［12］ Carder M，Mcnamee R，Beverland I，*et al*，Interacting effects of particulate pollution and cold temperature on cardiorespiratory mortality in Scotland.［J］. *Occup Environ Med*. 2008，**65**（3）：197-204.

［13］ Ren C，Tong S，Temperature modifies the health effects of particulate matter in Brisbane，Australia［J］. *Int J Biometeorol*，2006，**51**（2）：87-96.

［14］ Meng X，Zhang Y，Zhao Z，*et al*，Temperature modifies the acute effect of particulate air pollution on mortality in eight Chinese cities［J］. *Sci Total Environ*，2012，435-436：215-221.

［15］ 张书余，王宝鉴，谢静芳，等，吉林省心脑血管疾病与气象条件关系分析和预报研究［J］. 气象，2010，**36**（9）：115-119.

［16］ Marchant，Ranjadayalank，Sterenson R，B *et al*，Circadian and seasonal factors in the pathogenesis of acute myocardial infarction：the influence of environmental temperature［J］. *Br Heart J*，1993. **69**（5）：385-387.

［17］ Kriszbacher I，M Koppan，J Bodis，Inflammation，atherosclerosis，and coronary artery disease［J］. *N Engl J Med*，2005. **353**（4）：429-430；author reply 429-30.

［18］ L Janyhoon，C Shung chull，DH Yony，*et al*，. Influence of weather on daily hospital admissions for acute myocardial infarction（from the Korea Acute Myocardial Infarction Registry）［J］. *Int J Cardiol*，2010. **144**（1）：16-21.

［19］ Amiya S，Nuruki N，Tanaka Y，*et al*，Relationship between weather and onset of acute myocardial infarction：can days of frequent onset be predicted?［J］. *J Cardiol*，2009. **54**（2）：p. 231-7.

［20］ Morabito M，Modesti PA，Cecchi L，*et al*，Relationships between weather and myocardial infarction：a biometeorological approach［J］. *Int J Cardiol*，2005. **105**（3）：p. 288-93.

［21］ Goggins W B，E Y Chan，C Y Yang，Weather，pollution，and acute myocardial infarction in Hong Kong and Taiwan［J］. Int J Cardiol，2012.

［22］ Danet S，Richard F M，Beauchant S，*et al*，Unhealthy effects of atmospheric temperature and pressure on the occurrence of myocardial infarction and coronary deaths. A 10-year survey：the Lille-World Health Organization MONICA project（Monitoring trends and determinants in cardiovascular disease）［J］. *Circulation*，1999，**100**（1）：1-7.

［23］ Goerre S，Egli C，Gerber S，*et al*，Impact of weather and climate on the incidence of acute coronary syndromes［J］. *Int J Cardiol*，2007，**118**（1）：36-40.

［24］ Hopstock L A，Wilsgaard T，Njolstad I，*et al*，Seasonal variation in incidence of acute myocardial infarction in a sub-Arctic population：the Tromso Study 1974-2004 [J]. *Eur J Cardiovasc Prev Rehabil*，2011，**18**（2）：320-325.

[25] Sarna S，M Romo，P Siltanen，Myocardial infarction and weather [J]. *Ann Clin Res*，1977，**9**（4）：222-232.

[26] Li Y，Du T，Lenn MR，*et al*，The seasonality of acute coronary syndrome and its relations with climatic parameters [J]. *Am J Emerg Med*，2011，**29**（7）：768-774.

[27] Nastos P T，Giaouzaki KN，Kampanis NA，*et al*，Acute coronary syndromes related to bio-climate in a Mediterranean area. The case of Ierapetra，Crete Island，Greece [J]. *Int J Environ Health Res*，2013，**23**（1）：76-90.

[28] Liang W M，Liu WP，Chou SY，*et al*，Ambient temperature and emergency room admissions for acute coronary syndrome in Taiwan [J]. *Int J Biometeorol*，2008，**52**（3）：223-229.

[29] Panagiotakos D B，Chrysohxu C，Pitsavos C，*et al*，Climatological variations in daily hospital admissions for acute coronary syndromes [J]. *Int J Cardiol*. 2004，**94**（2-3）：229-233.

[30] Nichols R B，Mcintyre W F，Chan S，*et al*，Snow-shoveling and the risk of acute coronary syndromes [J]. *Clin Res Cardiol*，2012，**101**（1）：11-15.

[31] Saner HE，Würbel H，Gurtner HP，*et al*，Increased peripheral vasoconstrictor reaction upon local cold in patients with coronary heart disease [J]. *Int J Microcirc Clin Exp*，1989，8（2）：127-134.

[32] 张书余，马守存，周骥，等，模拟寒潮对高血压疾病影响机理的实验研究 [J]. 气象，2013，**39**（6）：789-793。

[33] 张夏琨，周骥，张书余，等. 模拟寒潮对高血压疾病的影响实验研究 [J]. 气象，2014，**40**（6）：754-758.

[34] Xiakun Zhang，Shuyu Zhang，Wang C，*et al*，Effects of Moderate Strength Cold Air Exposure on Blood Pressure and Biochemical Indicators among Cardiovascular and Cerebrovascular Patients Res [J]. *Int J Environ Public Health* 2014，**11**（3）：2472-2487.

[35] Bin Luo，Shuyu Zhang，S Ma，*et al*，Artificial Cold Air Increases the Cardiovascular Risks in Spontaneously Hypertensive Rats [J]. *Int J Environ Res PublicHealth*，2012，**9**（9）：3197-3208.

[36] Hata T，Ogihara T，Mcru yama A，*et al*，The seasonal variation of blood pressure in patients with essential hypertension [J]. *Clin Exp Hypertens A*，1982，**4**（3）：341-354.

[37] Woodhouse P R，Khaw KT，Plummer M，*et al*，Seasonal variations of plasma fibrinogen and factor VII activity in the elderly：winter infections and death from cardiovascular disease [J]. *Lancet*，1994，**343**（8895）：435-439.

[38] Charach G，P D Rabinovich，M Weintraub，Seasonal changes in blood pressure and frequency of related complications in elderly Israeli patients with essential hypertension [J]. *Gerontology*，2004，50（5）：315-321.

[39] Isezuo S A，Seasonal variation in hospitalisation for hypertension-related morbidities in Sokoto，north-western Nigeria [J]. *Int J Circumpolar Health*，2003，**62**（4）：397-409.

[40] Sinha P，Taneja DK，Sinyh NP，*et al*，Seasonal variation in prevalence of hypertension：Implications for interpretation [J]. *Indian J Public Health*，2010，**54**（1）：7-10.

[41] Gapon L I，Shurkerich NP，Mikhailova IM，*et al*，Circadian rhythms and seasonally dependent vari-

ability of arterial pressure in patients with arterial hypertension in the Khanty-Mansiysky region [J]. *Klin Med*（*Mosk*），2004，**82**（4）：22-25.

[42] Kristal-Boneh E，G Harari，M S Green，Seasonal change in 24-hour blood pressure and heart rate is greater among smokers than nonsmokers [J]. *Hypertension*，1997，**30**（3）：436-441.

[43] Logan WP，Mortality in the London fog incident，1952 [J]. *Lance*，1953，**1**：336-338.

[44] Gulland A，Air pollution responsibale for 600000 premature deaths worldwide [J]. *BMJ*，2002，**325**：1380.

[45] Brook RD，Franklin B，Cascio W，*et al*，Air pollution and cardiovascular disease：a statement for healthcare professional from the Expert Panel on Population and Prevention Science of the American Heart Association [J]. *Circulation*，2004，**109**：2655-2671.

[46] Gordon T，Reibman J，Cardiovascular toxicity of inhaled ambient particulate matter [J]. *Toxicol Sci*，2000，**56**：2-4.

[47] Committee of the Environmental and Occupational Health Assembly of the American Thoracic Society，Health effects of outdoor air pollution [J]. *Am J Respir Crit Care Med*，1996，**15**：3-50.

[48] Pope CA，Muhlestein JB，May HT，*et al*，Ischemic heart disease events triggered by short-term exposure to fine particulate air pollution [J]. *Circulation*，2006，**114**：2443-2448.

[49] Schwartz J，Dockery DW，Neas LM，Is daily mortality associated specifically with fineparticles? [J]. *Journal of the Air & Waste Management Association*，1996，**46**（10）：927-939.

[50] Dockery DW，Pope AC，Xu X，*et al*，An association between air pollution and mortality in six US cities [J]. *N Engl J Med*，1993，**329**：1753-1759.

[51] Schwarz J，What are people dying of on high air pollution days? [J]. *Environ Res*，1994，**64**：26-35.

[52] Pope CA，Burnett RT，Thurston GD，*et al*，Cardiovascular mortality and long-term exposure to particulate air pollution：epidemiological evidence of general pathophysiological pathways of disease [J]. *Circulation*，2004，**109**：71-77.

[53] Schimmel H，GreenbergL，A study of the relation of pollution to mortality New York City，1963-1968 [J]. *J Air Polut Control Assoc*，1972，**22**：607-616.

[54] Peters A，Liu E，Verrier RL，*et al*，Air pollution and incidence of cardiac arrhythmia [J]. *Epidemiology*，2000，**11**：11- 17.

[55] Ibald-MulliA，Stieber J，Wichmann HE，*et al*，Effects of air pollution on blood pressure：a population-based approach [J]. *Am J Public Health*，2001，**91**（4）：571-577.

[56] Wichmann HE，Mueller W，Allhoff P，*et al*，Health effects during a smog episode in West Germany in 1985 [J]. *Environ Health Perspect*，1989，**79**：89-99.

[57] Watkinson WP，Carnpem MJ，Costa DL，Cardiac arrhythmia induction after exposure to residual oil fly ash particles in a rodent model of pulmonary hypertension [J]. *Toxicol Sci*，1998，**41**：209-216.

[58] Peters AT，Douglas DW，Muller JE，*et al*，Increased particulate air pollution and the triggering of myocardial infarction [J]. *Circulation*，2001，**103**：2810-2815.

[59] Pope CA，Burnett RT，Thurston GD，*et al*，Lung cancer cardiopulmonary mortality and long-term exposure to fine particulate air pollution [J]. *JAMA*，2002，**287**：1132-1141.

［60］ Katsouyanni K，Touloumi G，Samoli E，*et al*，Confounding and effect modification in the short-term effects of ambient particles on total mortality：results from 29 Europe cities within the APHEA2 Project ［J］. *Epidemiology*，2001，**12**：521-531.

［61］ Goldberg MS，Burnett RT，Bailar JC，*et al*，Identification of persons with cardiorespiratory conditions who are risk of dying from the acute effects of ambient air particles ［J］. *Environ HealthPerspect*. 2001，**109**（14）：487-494.

［62］ Ren C，Williams G M，Tong S，Does particulate matter modify the association between temperature and cardiorespiratory diseases? ［J］. *Environ Health Perspect*. 2006，**114**（11）：1690-1696.

［63］ Cheng Y，Kan H，Effect of the interaction between outdoor air pollution and extreme temperature on daily mortality in Shanghai，China ［J］. *J Epidemiol*. 2012，**22**（1）：28-36.

［64］ Olli TM Arjamaa，Lauri Turunen，Pirkko Huttunen，*et al*，Are the blood pressure and endocrine responses of healthy subjects exposed to cold stress altered by an acutely increased sodium intake? ［J］. *European Journal of Applied Physiology*，2001，**84**（1-2）：48-53.

［65］ Sun Z，Cade R，Zhonge Zhang，*et al*，Angiotensinogen Gene Knockout Delays and Attenuates Cold-Induced Hypertension ［J］. *Hypertension*，2003，**41**：322-327.

［66］ Brauneald E 主编，陈灏珠译，心脏病学 ［M］. 第 5 版. 人民卫生出版社，2003：528.

［67］ Gold DR，Litonjua A，Schwartz J，*et al*，Ambient pollution and heart rate variability ［J］. *Circulation*，2000，**101**：1267-1273.

［68］ HjaImarson A，Giilpin E，Kjekshus J，*et al*，Influence of heart rate on mortality after acute myocardial infarction ［J］. *Am J CardiaI*，1990，**65**：547-553.

［69］ Wichmann HE，Mueller W，Allhoff P，*et al*，Health effects during a smog episode in West Gennany in 1985 ［J］. *Environ Health Perspect*，1989，**79**：89-99.

［70］ Magari SR，Hauser R，Schwartz J，*et al*，Association of heart rate variability with occupational and environmental exposure to particulate air pollution ［J］. *Circulation*，2001，**104**：986-991

［71］ Brown DW，Stone V，Findlay P，*et al*，Increased inflammation andintracelular calcium caused by ultrafine carbon black is independent of transition metals or other soluble components ［J］. *Occup Environ Med*，2000，**57**（10）：685-691.

［72］ 戴海夏，宋伟民，大气颗粒物健康效应生物学机制研究进展 ［J］. 环境与职业医学，2003，20（4）：308-311.

［73］ Ball JC，Straccia AM，Young WC，*et al*，The formation of reactive oxygen species catalyzed by neutral，aqueous extracts of NIST ambient particulate matter and diesel engine particles ［J］. *J Air Waste ManagAssoc*，2000，**50**：1897-1903.

［74］ Malecot CO，Feindt P，Trautwein W，Intracellular N-methyl-D-glucamine modifies the kinetics and voltage-dependence of the calcium current in guinea pig ventricular heart cells ［J］，*Plfugers Arch*. 1988，**411**：235-242.

［75］ Matsushima T，TegnerJ，Hill RH，*et al*，GABAB receptor activation causes a depression of low- and high-voltage-activated Ca^{2+} currents，postinhibitory rebound，and postspike afterhyperpolarization in lamprey neurons ［J］. *J Neurophysiol*，1993，**70**：2606-2619.

［76］ Gurgueira SA，Lawrence J，Coull B，*et al*，Rapid increases in the steady-atate concentration of reactive oxygen species in the lungs and heart after particulate air pollution inhalation [J]. *Environ Health Perspect*，2002，**110**：749-755.

[77] Dellinger B，Pryor WA，Cueto R，*et al*，Role of free radials in the toxicity of airborne fine particulate matter [J]. *Chern Res Toxicol*，2001，**14**：1371-1377.

[78] Mac Nee W，Donaldson K，Exacerbations of COPD. Environmental Mechanisms [J]. *Chest*，2000，**117**（5）：390-397.

[79] 夏世钧，吴中亮，分子毒理学. 武汉：湖北科学技术出版社，2001，84-100.

[80] 胡大一，心脏病学实践 [M]. 北京：人民卫生出版社，2004，236.

[81] Yia Herttuala S，Palinski W，Butler SW，*et al*，Rabbit and human atherosclerotic lesions IgG that recognizes epitopes of oxidized LDL [J]. *Arteriosc ler Thromb*，1994，**14**：32-40.

[82] Libby P，Ridker PM，Maseri A，Inflammation and atherosclerosis [J]. *Circulation*，2002，**105**：1135-1143.

[83] Tracy RP，Inflammation makers and coronary heart disease [J]. *Curr Opin Lipiol*，1999，**10**：435-441.

[84] 梁春，吴宗贵，急性冠状动脉综合征血清学标志物研究进展 [J]. 中华老年心脑血管病杂志，2001，3（5）：350-353.

[85] Rus H，Niculescu F，Inflammatory response in unstable angina [J]. *Circulation*，1999，**100**：98.

[86] Schachinger V，Britten MB，Zeiher AM，Prognostic impact of coronary vasodilator dysfunction on adverse long-term outcome of coronary heart disease [J]. *Circulation*，2000，**101**：642-649.

[87] 李峰，矫梅燕，丁一汇，等，北极区近30年环流的变化及对中国强冷事件的影响 [J]. 高原气象，**25**（2）：209-219.

[88] 黄威，2012年11月大气环流和天气分析 [J]. 气象，2013，**39**（2）：259-264.

[89] 花丛，2012年12月大气环流和天气分析 [J]. 气象，2013，**39**（3）：394-400.

[90] 胡海川，2012年10月大气环流和天气分析 [J]. 气象，2013，**39**（1）：123-128.

[91] 李静，刘畅，张景珍，等，2011年冬季（2011年12月至2012年2月）山东天气评述 [J]. 山东气象，2012，**32**（1）：74-76.

[92] 魏文秀，河北省霾时空分布特征分析 [J]. 气象，2010，**36**（3）：77-82.

[93] 赵普生，徐晓峰，孟伟，等，京津冀区域霾天气特征 [J]. 中国环境科学，2012，**32**（1）：31-36.

[94] 高健，张岳翀，王淑兰，等，北京2011年10月连续灰霾过程的特征与成因初探 [J]. 环境科学研究，2012，**25**（11）：1201-1207.

[95] 张书余，牛静萍，罗斌等，冷空气对心脑血管疾病的影响及其机制研究 [M]. 北京：气象出版社，2013：4-6.

第4章

实验材料、过程及方法

2015 年 11 月 27—12 月 3 日在保定进行了霾与冷空气对心脑血管影响的动物实验，依托中国气象局干部培训学院河北分院生物气象实验室和河北大学医学综合实验中心进行了实验及分析，实验包括三部分，第一部分是霾和冷空气的实际天气暴露动物实验；第二部分是利用环境气象模拟箱再现 2015 年 11 月 27—12 月 3 日冷空过程的冷空气暴露对照实验；第三部分是在 2015 年 11 月 27—12 月 3 日霾天气过程中在三个试验点，每 24 小时采一次 $PM_{2.5}$ 样本，制作 $PM_{2.5}$ 样本悬浮液，做动脉硬化大鼠气管滴入 $PM_{2.5}$ 溶液暴露实验，主要采用的仪器、试剂、实验过程及方法如下。

4.1　主要仪器与试剂

环境气象模拟箱：GDJS-500L，Pulingte. Co，中国；

动物血压计：BP-2006A，Softron，中国；

酶标仪：Wellseav MK2 型全自动酶标仪，Labsystem；

显微镜：cx31，Olympus，日本；

离心机：TDZ4-W，长沙平凡仪器仪表有限公司；

切片机：RM2016 型，上海徕卡仪器有限公司；

生物组织包埋机：KD-BM 型，浙江金华市科迪仪器设备有限公司；

超低温冰箱：Thermo705，美国；

电子天平：T-Y 系列，常熟双杰测试仪器厂；T-B215D，美国丹佛仪器公司；

全自动生化分析仪：Beckman Coulter Synchron LX20；

恒温超声振荡器（THZ-98A）：上海一恒科技仪器公司，中国；

动物手术台；

手术器械一套等；

智能中流量总悬浮微粒无碳刷采样器与 $PM_{2.5}$ 切割器（TH-150CIII）（切割粒径 $d = 2.5 \pm 0.2$，粒子采样误差 $\leqslant \pm 5\%$）：武汉天虹仪器厂，中国；

石英纤维滤膜：武汉天虹仪器厂，中国。

本次实验用到的检测试剂盒主要有，IL-6，GSH，c-TNT，Mb，ET-1，NE，EPI，sICAM-1，Ang Ⅱ，TXA2，sPECAM-1，TNF-α 酶联免疫分析测定试剂盒、NO 硝酸还原酶法试剂盒、总超氧化物歧化酶（T-SOD）羟胺法试剂盒和血脂四项（TC，TG，

HDL-c 和 LDL-c）检测试剂盒。具体内容如下：

肾上腺素（EPI）ELISA 试剂盒：Uscnlife，中国；

去甲肾上腺素（NE）ELISA 试剂盒：Uscnlife，中国；

血管内皮素（ET1）ELISA 试剂盒：Uscnlife，中国；

血管紧张素（ANGⅡ）ELISA 试剂盒：Uscnlife，中国；

血浆纤溶酶原激活物抑制剂-1（PAI-1）ELISA 试剂盒：Uscnlife，中国；

血浆 D-二聚体（D-dimer）ELISA 试剂盒：Uscnlife，中国；

血浆肌红蛋白（Mb）ELISA 试剂盒：R&D，中国分装；

肌钙蛋白（cTnT）含量测定 ELISA 试剂盒：R&D，中国分装；

戊巴比妥钠：Merck，德国；

纤维蛋白原（FG）检测试剂盒：SIEMENS，德国；

总胆固醇（TC）检测试剂盒：四川迈克，中国；

甘油三酯（TG）检测试剂盒：四川迈克，中国；

高密度脂蛋白胆固醇（HDL-C）检测试剂盒：四川迈克，中国；

低密度脂蛋白（LDL-C）检测试剂盒：四川迈克，中国；

肌酸激酶同工酶（CK-MB）试剂盒：Beckman Coulter, Inc. 美国；

UA 测定试剂盒，SEMENZS，德国；

白介素-6（IL-6）ELISA 试剂盒，武汉 Elabscience（伊莱瑞特），中国；

谷胱甘肽（GSH）ELISA 试剂盒，武汉 Elabscience（伊莱瑞特），中国；

总超氧化物歧化酶（T-SOD）羟胺法试剂盒，武汉 Elabscience（伊莱瑞特），中国；

细胞间黏附分子-1（sICAM-1）ELISA 试剂盒，武汉 Elabscience（伊莱瑞特），中国；

血栓素 2（TXA2）ELISA 试剂盒，武汉 Elabscience（伊莱瑞特），中国；

肿瘤坏死因子 α（TNF-α）ELISA 试剂盒，武汉 Elabscience（伊莱瑞特），中国；

血小板内皮黏附分子-1（sPECAM-1）ELISA 试剂盒，武汉 Elabscience（伊莱瑞特），中国。

4.2 实验过程

1.动物购买

高血压大鼠 48 只购买于维通利华中国公司，合格证号：SCXK（京）2012-0001，共分 8 组，每组 6 只，其中实验组 4 组、对照组 4 组总共 48 只，大鼠均为高血压雄性、10 周龄，体重 305.1～329.1g。

40 只健康 wistar 大鼠购买于维通利华中国公司，合格证号：SCXK（京）2006-0009。所有大鼠均为健康雄性、10 周龄、体重 305.1～329.1g，收缩血压 116.5～119.3mmHg。

2.动物饲养

大鼠饲养：所有大鼠均饲养于塑料钢网的饲养笼中。饲养室温度利用恒温器恒定在

（保定 11 月平均最高气温）16℃，相对湿度控制在 45％，日夜节律 12h/12h（每日光照时间 08：00—20：00 时），给予充足的普通标准饲料和水。饲料为北京科奥协力有限公司提供的标准饲料。垫料为胶囊状玉米芯，每日对其进行整理。每日对大鼠进行捉拿训练以减少实验过程中捉拿带来的影响。

3.动脉粥样硬化大鼠的制备

动脉粥样硬化模型的制作：40 只健康雄性大鼠，适应性喂养 1 周后，随机分为 2 组，每组 20 只，分别为：正常对照组和动脉粥样硬化组。正常对照组大鼠给予基础饲料和普通自来水。动脉粥样硬化组给予动脉粥样硬化饲料，大鼠于适应性喂养 1 周后给予每只 30 万 IU/kg 体重维生素 D_3 右下肢肌肉注射。动脉粥样硬化饲料是高脂饲料，包括 10％猪油、10％胆固醇、2％胆盐，其余为基础饲料；均由北京科澳协力有限公司提供，共喂养 12 周，每周记录一次体重。12 周后所有大鼠均存活。

给予动脉粥样硬化饲料喂养 12 周后，测量总胆固醇（TC）、低密度脂蛋白（LDL）和动脉粥样硬化指数（AI），动脉粥样硬化组大鼠各指标较正常对照组均明显增高，具有统计学意义。动脉粥样硬化组大鼠心肌、血管的病理形态学也发生明显改变。光镜下可见：正常对照组心肌中的冠脉分支管腔规则，内膜完整光滑，内弹力板连续，中膜平滑肌细胞呈梭形、排列规整。在动脉粥样硬化组冠脉分支中，可见典型的斑块形成，向管腔内隆起的斑块表面内皮细胞缺失，内弹力板断裂，大量的脂肪细胞堆积于内膜，使内膜变厚，而中膜受压变薄；绝大多数冠脉分支管腔变得狭窄不规则，内膜遭破坏，内皮细胞缺失，内弹力板断裂，中膜平滑肌细胞排列紊乱，平滑肌增生明显。证实给予动脉粥样硬化饲料喂养 12 周后可以成功制作出动脉粥样硬化大鼠模型。垫料为胶囊状玉米芯，每日对其进行整理。每日对大鼠进行捉拿训练以减少实验过程中捉拿带来的影响。

4.生理指标测定

为减少捉拿刺激对大鼠血压测量的影响，适应期每日对大鼠进行捉拿训练。进行实验前，对大鼠初始血压及心率利用 BP-2006A 无创动物血压计进行测量，连续测量三次并计算平均值。每组实验结束后立即进行血压和心率的测量，连续测量三次以减少测量误差。该测量仪器已经被许多低温刺激实验证明是可考核准确的。同时测量体重与肛温。

5.大气细颗粒物 $PM_{2.5}$ 采集

智能中流量总悬浮微粒无碳刷采样器与 $PM_{2.5}$ 切割器配合使用。于 2015 年 11 月 27—12 月 3 日霾天气过程期间对三个监测点进行采样，采样器距地面 1.5m，周围 100m 内无主要污染源及建筑及遮挡物。以石英纤维滤膜连续采集 $PM_{2.5}$，采样流量为 100L/min，采样每隔 24 小时更换一次滤膜，每个采样点采样 7 天，同时现场记录好时间、地点、编号、采样时间起止、采样体积等。滤膜采样前恒温干燥 24 小时称重，采样后在同样条件下平衡 24 小时再称重，－20℃避光保存，备用。

6.动物实验

（1）霾实际天气过程影响实验

根据河北省气象台制作的天气和空气质量预报，2015 年 11 月 29—12 月 3 日又一次出现霾和冷空气天气过程，实验于 2015 年 11 月 29 日上午 10 时 04 分将实验组（共 4 组高血压大鼠）全部从饲养室内移出放置到室外进行暴露刺激，此时室外气温为 1.6℃，11 月 30 日 9 时 15 分，霾最严重时，$PM_{2.5}$ 为 $728\mu g/m^3$，取回实验组 1（共 5 只），首先检测心率、血压和肛温等生理指标，而后进行腹腔主动脉采血，并对心脏组织进行匀浆，所采样本进行 3000rpm×10min 离心之后，采集血清，血浆和心脏组织上清液保存于 −20℃ 低温冰箱待检；实验第三日即 12 月 1 日 18 时 02 分取回实验组 2 组，先检测大鼠心率、血压和肛温等生理指标，而后进行腹腔主动脉采血，并对心脏组织进行匀浆，所采样本进行 3000rpm×10min 离心之后，采集血清，血浆和心脏组织上清液保存于 −20℃ 低温冰箱待检；实验第四日（雾霾消散）即 12 月 2 日凌晨冷空气开始影响保定市，最低气温出现在 5 时 59 分，气温为 −6.1℃。7 时整取回实验组 3 组，测量其心率、血压和肛温等生理指标，而后进行腹腔主动脉采血，并对心脏组织进行匀浆，所采样本进行 3000rpm×10min 离心之后，采集血清，血浆和心脏组织上清液保存于 −20℃ 低温冰箱待检。实验第五日即 12 月 3 日（无雾、霾）14 时 32 分，此时室外气温为 5.3℃，取回实验组 4 组，测量其心率、血压和肛温等生理指标，而后进行腹腔主动脉采血，并对心脏组织进行匀浆，所采样本进行 3000rpm×10min 离心之后，采集血清，血浆和心脏组织上清液保存于 −20℃ 低温冰箱待检。

（2）$PM_{2.5}$ 暴露实验

首先将 2015 年 11 月 27 日—12 月 3 日采集的 $PM_{2.5}$ 颗粒，制作悬浮溶液。而后进行动物实验。采用 20 只健康大鼠作为对照组，20 只动脉粥样硬化大鼠为实验组，用戊巴比妥 40mg/kg 给大鼠腹腔内注射麻醉后，给予气管滴入 $PM_{2.5}$ 悬浮溶液，$PM_{2.5}$ 悬浮液按 10mg/kg 体重溶解在 0.3ml 生理盐水中给予气管内滴入。于气管滴入 $PM_{2.5}$ 溶液前及滴入后 24 小时分别采集静脉血，采血后立即置于冰块中，一部分不加任何试剂，提取血清，储存在 −20℃ 冰箱待检测；一部分加枸橼酸钠抗凝，2 小时内进行 3000rpm×10min 离心，提取上清液，储存于 −80℃ 冰箱等待分析。

（3）冷空气暴露实验

应用环境气象模拟箱模拟 2015 年 11 月 29 日—12 月 3 日的冷空天气过程，完全排除了霾的影响。按此次实验的天气过程逐时设定气象环境模拟箱温度、气压、湿度变化值，提前 30min 打开环境气象模拟箱，让箱体内环境达到稳定后，将 4 组对照组高血压大鼠放入气象环境模拟箱内，分别在环境气象模拟箱模拟到 11 月 30 日 9 时 15 分、12 月 1 日 18 时 02 分、12 月 2 日凌晨 7 时整及 12 月 3 日 14 时 32 分，依次分别取出 1～4 对照组，逐一测量其心率、血压和肛温等生理指标，而后进行腹腔主动脉采血，并对心脏组织进行匀浆，所采样本进行 3000rpm×10min 离心之后，采集血清，血浆和心脏组织上清液保存于 −20℃ 低温冰箱待检。

7. 生化指标测定

本次实验中的 hs-CRP，IL-6，GSH，c-TNT，Mb，ET-1，NE，EPI，sICAM-1，AngⅡ，TXA2，PAI-1，D-dimer，sPECAM-1，TNF-α 等指标利用的是酶联免疫检测法

进行分析测定。酶联免疫检测法（Enzyme-Linked Immunosorbent Assay，ELISA）是在组织化学和免疫酶技术上发展起来的一种新型诊断方法。其基本原理是将抗体或抗原吸附于纯化的包被微孔细胞板，形成一种固相，然后将待测样本加入到固相微孔中，再使用酶做记号的抗原或抗体与盖板微孔中的抗原或抗体结合成为带酶复合物，然后加入催化酶显色，颜色深浅与被测物的指标含量呈正相关。用酶标仪在对应的波长下测定吸光值，通过标准曲线计算指标浓度。

（1）hs-CRP，IL-6，c-TNT，Mb，ET-1，PAI-1，D-dimer，sICAM-1，Ang Ⅱ，sPECAM-1 和 TNF-α 等指标的具体操作步骤如下：

a. 加样：分别设空白孔、标准孔、待测样品孔。空白孔加标准品和样品稀释液 $100\mu L$，余孔分别加标准品或待测样品 $100\mu L$，注意不要有气泡，加样时将样品加于酶标板底部，尽量不触及孔壁，轻轻晃动混匀。给酶标板覆膜，37℃孵育 90 分钟。

b. 弃去液体，甩干，不用洗涤。每个孔中加入生物素化抗体工作液 $100\mu L$（在使用前 15 分钟内配制），酶标板加上覆膜，37℃温育 1 小时。

c. 弃去孔内液体，甩干，洗板 3 次，每次浸泡 1～2 分钟，大约 $350\mu L$/每孔，甩干并在吸水纸上轻拍将孔内液体拍干。

d. 每孔加酶结合物工作液（临用前 15 分钟内配制）$100\mu L$，加上覆膜，37℃温育 30 分钟。

e. 弃去孔内液体，甩干，洗板 5 次，方法同步骤 c。

f. 每孔加底物溶液（TMB）$90\mu L$，酶标板加上覆膜 37℃避光孵育 15 分钟左右。

g. 每孔加终止液 $50\mu L$，终止反应，此时蓝色立转黄色。终止液的加入顺序应尽量与底物溶液的加入顺序相同。

h. 立即用酶标仪在 450nm 波长测量各孔的光密度（OD 值）。

i. 利用软件 curve expert1.4 版本，以标准品的浓度为横坐标，OD 值为纵坐标，绘出标准曲线。然后将由标准曲线查出相应的浓度，乘以稀释倍数；亦可将样品的 OD 值代入标准曲线的拟合方程式，计算出样品浓度，再乘以稀释倍数，即为样品的实际浓度。

（2）EPI，TXA2，GSH，NE 等四个指标的检测步骤与以上指标略有不同，具体步骤如下。

a. 加样：分别设空白孔、标准孔、待测样品孔。空白孔加标准品和样品稀释液 $50\mu L$，余孔分别加标准品或待测样品 $50\mu L$，立即每孔加入配好的生物素化抗体工作液 $50\mu L$（在使用前 15 分钟内配制），注意不要有气泡，加样时将样品加于酶标板底部，尽量不触及孔壁，轻轻晃动混匀。给酶标板覆膜，37℃孵育 45 分钟。

b. 弃去孔内液体，甩干，洗板 3 次，每次浸泡 1～2 分钟，大约 $350\mu L$/每孔，甩干并在吸水纸上轻拍将孔内液体拍干。

c. 每孔加酶结合物工作液（临用前 15 分钟内配制）$100\mu L$，加上覆膜，37℃温育 30 分钟。

d. 弃去孔内液体，甩干，洗板 5 次，方法同步骤 c。

e. 每孔加底物溶液（TMB）$90\mu L$，酶标板加上覆膜 37℃ 避光孵育 15 分钟左右。

f. 每孔加终止液 $50\mu L$，终止反应，此时蓝色立转黄色。终止液的加入顺序应尽量与底物液的加入顺序相同。

g. 立即用酶标仪在 450nm 波长测量各孔的光密度（OD 值）。

h. 利用软件 curve expert1.4 版本，以标准品的浓度为横坐标，OD 值为纵坐标，绘出标准曲线。然后将由标准曲线查出相应的浓度，乘以稀释倍数；亦可将样品的 OD 值代入标准曲线的拟合方程式，计算出样品浓度，再乘以稀释倍数，即为样品的实际浓度。

（3）NO 的检测利用的是硝酸还原酶法。具体操作步骤如下：

a. 在加样之前取血浆原液 $100\mu L$ 加试剂一 $200\mu L$，混匀，加试剂二 $100\mu L$，漩涡充分混匀后静置 10 分钟，3500～4000rpm/min，离心 15 分钟，取上清液 $160\mu L$ 操作。

b. 设置两个空白孔和两个标准孔，在空白孔中加入双蒸水 $160\mu L$，在标准孔中加入 $160\mu L$ 浓度为 $20\mu mol/L$ 的亚硝酸钠标准液。

c. 在测定孔中每孔加入样品上清液 $160\mu L$。

d. 在空白孔、标准孔和测定孔中分别加入 $80\mu L$ 的显色液。

e. 最后混匀，静置 15 分钟，用酶标仪在 550nm 的波长下测定各孔吸光度。

f. 根据公式：NO 含量 $(\mu mol/L) = \dfrac{\text{测定 OD 值} - \text{空白 OD 值}}{\text{标准 OD 值} - \text{空白 OD 值}} \times$ 标准品浓度 $(20\mu mol/L) \times$ 稀释倍数（4 倍）计算样品实际浓度。

（4）T-SOD 采用羟胺法进行测定，其通过黄嘌呤及黄嘌呤氧化酶反应系统产生的超氧阴离子自由基，后者氧化羟胺形成亚硝酸盐，在显色剂的作用下呈现紫红色，用可见光分光光度计测其吸光度。当被测样本中含 SOD 时，则对超氧阴离子自由基有专一性的抑制作用，使形成的亚硝酸盐减少，比色时测定管的吸光度值低于对照管的吸光度值，通过公式计算可求出被测样品中的 SOD 活力。具体操作步骤如下：

a. 首先将试剂一加双蒸水稀释至 100ml 待用，然后按照试剂四：4 号稀释液＝1：14 的比例配制试剂四应用液待用。

b. 试剂五和试剂六为粉剂，用 70～80℃ 热双蒸水 75ml 将其溶解备用，试剂六同样加双蒸水 75ml 溶解备用。

c. 按试剂五：试剂六：冰乙酸＝3：3：2 的体积比配制显色剂。

d. 设置 5 个对照孔，其余为测定孔。首先在各孔加入试剂一 $100\mu L$；然后测定孔中加入样品 $30\mu L$，对照孔加入蒸馏水 $30\mu L$；而后在所有孔中依次加入试剂二 $10\mu L$，试剂三 $10\mu L$，试剂四应用液 $10\mu L$。

e. 用漩涡混匀器充分混匀，置 37℃ 恒温水浴 40 分钟。

f. 在各孔加入显色剂 $200\mu L$，混匀，室温放置 10 分钟，于 550nm 波长下测定各孔吸光值。

g. 根据公式：

$$\text{SOD 活力}\ (U/mgprot) = \dfrac{\text{对照 OD 值} - \text{测定 OD 值}}{\text{对照 OD 值}} \div 50\% \times \dfrac{\text{反应液总体积 (ml)}}{\text{取样量 (ml)}}$$

÷待测样本蛋白浓度（mpgrot/ml）

计算心脏组织匀浆中的 SOD 活力。根据公式：

$$SOD 活力（U/ml）= \frac{对照 OD 值-测定 OD 值}{对照 OD 值} ÷50\% ×反应体系稀释倍数×样本测$$

试前稀释倍数计算血清中的 SOD 活力。

（5）血脂四项主要包括 TG，TC，HDL 和 LDL 这四项指标。

其中 TG 的测定原理为：

$$甘油三酯+H_2O \xrightarrow{脂肪酶} 甘油+脂肪酸$$

$$甘油+ATP \xrightarrow{甘油激酶} 甘油\text{-}3\text{-}磷酸+ADP$$

$$甘油\text{-}3\text{-}磷酸+O_2 \xrightarrow{3\text{-}磷酸甘油氧化酶} 磷酸羟基丙酮+H_2O_2$$

$$H_2O_2+4—AAP+对氯酚 \xrightarrow{过氧化物酶} 红色醌化物$$

生成的醌类化合物颜色的深浅与甘油三酯的含量成正比，分别测定标准管和样本管的吸光度值，可计算样本中的甘油三酯的含量。其检测具体步骤如下：

a. 在酶标板中设置空白孔 3 个，校准孔 3 个，其余为样本孔。首先在空白孔中加入蒸馏水 2.5μL，在校准孔中加入浓度为 2.26mmol/L 的校准品 2.5μL，在样本孔中加入样本 2.5μL。而后在所有孔中加入工作液 250μL。

b. 37℃下孵育 10 分钟，最后用酶标仪在 510nm 波长处测定各孔吸光度值。

c. 根据公式：甘油三酯含量$_{(mmol/L)} = \frac{样本 OD 值-空白 OD 值}{校准 OD 值-空白 OD 值} ×校准品浓度_{(mmol/L)}$计算 TG 含量。

TC 的测定原理为：

$$胆固醇酯 \xrightarrow{CE} 胆固醇+脂肪酸$$

$$胆固醇+O_2 \longrightarrow Δ^4 胆甾烯酮+H_2O_2$$

$$H_2O_2+4—AAP+3，5\text{-}DHBS \xrightarrow{POD} 红色醌化物+H_2O$$

生成的醌类化合物颜色的深浅与甘油三酯的含量成正比，分别测定标准管和样本管的吸光度值，可计算样本中的甘油三酯的含量。其检测具体步骤如下：

a. 在酶标板中设置空白孔 3 个，校准孔 3 个，其余为样本孔。首先在空白孔中加入蒸馏水 2.5μL，在校准孔中加入浓度为 2.26mmol/L 的校准品 2.5μL，在样本孔中加入样本 2.5μL。而后在所有孔中加入工作液 250μL。

b. 37℃下孵育 10 分钟，最后用酶标仪在 510nm 波长处测定各孔吸光度值。

c. 根据公式：总胆固醇含量$_{(mmol/L)} = \frac{样本 OD 值-空白 OD 值}{校准 OD 值-空白 OD 值} ×校准品浓度_{(mmol/L)}$计算 TC 含量。

检测 HDL-c 和 LDL-c 采用的是 CAT 法，该方法主要有两个反应过程，首先是通过表面活性剂与 HDL-c 和 LDL-c 反应，清除脂蛋白中的胆固醇，然后加入另一种表面活性剂是 HDL-c 和 LDL-c 暴露出来，并在催化酶的作用下生成染色类化合物，通过测定其吸光值计算出浓度。具体操作步骤如下：

a. 在酶标板中设置空白孔 3 个，校准孔 3 个，其余为样本孔。首先在空白孔中加入蒸馏水 $2.5\mu L$，在校准孔中加入浓度为 $1.8mmol/L$ 的校准品 $2.5\mu L$，在样本孔中加入样本 $2.5\mu L$。而后在所有孔中加入 R1 液体 $180\mu L$。

b. 在 $37^{\circ}C$ 下孵育 5 分钟，用酶标仪在 $546nm$ 处测定各孔吸光度值 A1。

c. 在各孔中加入 R2 液体 $60\mu L$。

d. $37^{\circ}C$ 下孵育 5 分钟。用酶标仪在 $546nm$ 处测定各孔吸光度值 A2.

e. 根据公式：

$$HDL\ 或\ LDL\ 含量(mmol/L)=\frac{(样本\ A2-样本\ A1)-(空白\ A2-空白\ A1)}{(标准\ A2-标准\ A1)-(空白\ A2-空白\ A1)}\times 校准品$$

浓度（mmol/L）计算 HDL 或 LDL 的实际浓度。

4.3 统计分析方法

利用 SPSS13.0 建立数据库并进行相应的分析。表中结果表示为均值（标准差），在图中为"+标准差"。利用单因素的 one-wayANOVA. 分析不同组别间的均数差异。利用 Newman-Keuls 分析两组间的差异。$P<0.05$ 为存在统计学差异。

第5章

霾和冷空气天气交互作用对高血压大鼠的影响

心血管疾病是引起全球人群死亡最多的疾病已是不争的事实[1,2]，心血管疾病主要包括有冠心病、心肌梗死、高血压等。作为一类多种因素综合作用的疾病，其发生和发病往往与环境因素密切相关。流行病学研究认为急性或者长期暴露于大气颗粒物都能引起心血管疾病发病和死亡的急剧增加[3—5]。这种增加的机制多见于颗粒物暴露引起了心血管系统氧化应激损伤和炎症等有关，通过抑制心肌组织抗氧化能力和增加氧化自由基的产生，并引起炎症因子水平的升高，从而导致心血管疾病发的增加[6,7]。低温作为心血管系统的又一危险因素，它与心血管疾病的增加呈负相关，气温越低心血管疾病危险性越大[8]。低温刺激可以诱发机体血压升高及其他心血管疾病危险因子水平的升高，如血纤维蛋白原、血脂、血管紧张素Ⅱ等[9,10]。有流行病学研究认为，低温及大气颗粒物在对心血管系统的影响中存在交互作用，低温能增强$PM_{2.5}$对心血管系统的毒性作用，造成心血管疾病发病和死亡的升高[11]。由此可见，低温刺激下$PM_{2.5}$的心血管系统毒性可能增强。有研究认为气温和PM在影响呼吸系统疾病中表现为联合作用，低温能加剧PM对心血管系统的损害，并造成严重的健康问题[12—14]。然而，目前相关研究还仅存于流行病学研究阶段，不足以解释这种联合作用的机制。因此，采用毒理学实验揭示冷空气和PM影响心血管系统疾病中的综合作用机制非常必要。

5.1　实验地点、仪器和材料

5.1.1　实验地点及霾的天气过程

实验地点选在河北省保定市，根据河北省气象台预报，在2015年11月28日—12月3日进行了霾与冷空气对心血管影响的动物实验。

如图5.1是本次霾与冷空气对心血管影响交互作用实验的环境气象要素变化分布图。气温从2015年11月28日0时至30日10时的变化基本上是在±4℃之间按日周期变化，风速基本上小于1m/s，$PM_{2.5}$浓度持续增加，30日17时浓度到达极大值为740$\mu g/m^3$，边界层厚度达到最低，小于500m，气压呈缓慢下降；从11月30日11时至12月1日20时气温持续了34小时少变，风速开始上升，间歇性的出现2m/s的风速，$PM_{2.5}$浓度迅速下降，气压达到极小值，相对湿度基本上维持在80%以上，边界层厚度缓慢回升；从12月1日21时温度呈直线下降，12月2日6时出现最低气温−6.1℃，风速开始上升，尤其

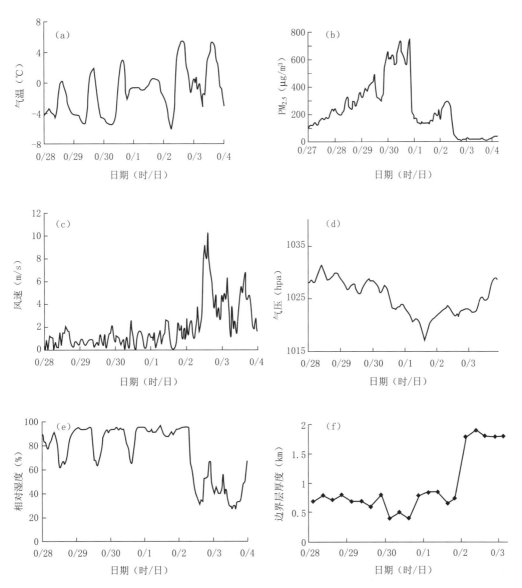

图 5.1　2015 年 11 月 28 日-12 月 3 日霾天气过程温度（a），MP$_{2.5}$（b），风速（c），
气压（d），相对湿度（e）和边界层厚度（f）等环境气象要素监测实况分布图

是 2 日 6 时冷锋通过保定后，风速迅速上升，最大风速出现在 2 日 14 时，极大风速为 10.2m/s，PM$_{2.5}$ 浓度下降 40μg/m^3 一下，气压明显回升，相对湿度下降，边界层厚度迅速上升到 1.8km 以上。

5.1.2　仪器和材料

实验用到的仪器主要有，环境气象模拟箱、动物血压计、酶标仪、显微镜、离心机、切片机、生物组织包埋机、超低温冰箱、电子天平和全自动生化分析仪。

实验用到的检测试剂盒主要有，IL-6，GSH，c-TNT，Mb，ET-1，NE，EPI，sI-CAM-1，AngⅡ，TXA2，sPECAM-1，TNF-α酶联免疫分析测定试剂盒、NO硝酸还原酶法试剂盒、总超氧化物歧化酶（T-SOD）羟胺法试剂盒和血脂四项（TC，TG，HDL-c和LDL-c）检测试剂盒。

5.2 实验前期准备

5.2.1 实验动物及分组

高血压大鼠72只购买于维通利华中国公司，合格证号：SCXK（京）2012-0001，大鼠共分12组，每组6只，其中分为自然组4组、模拟组4组和对照组4组。高血压大鼠均为雄性、10周龄，体重210.9～246.5g，收缩血压162～180mmHg。

5.2.2 实验动物的适应性饲养

所有大鼠均在塑料钢网笼中饲养。饲养室温度利用恒温器恒定在（保定11月平均最高气温）16℃，相对湿度控制在45％，日夜节律12h/12h（每日光照时间08:00—20:00），给予充足的普通标准饲料和水。饲料为北京科奥协力有限公司提供的标准饲料。垫料为胶囊状玉米芯，每日对其进行整理。每日对大鼠进行捉拿训练以减少实验过程中捉拿带来的影响。

5.3 动物实验过程

5.3.1 生理指标检测

实验前对大鼠初始血压及心率利用BP-2006A无创动物血压计进行测量，连续测量三次并计算平均值。每组实验结束后立即进行血压和心率的测量，连续测量三次以减少测量误差。该测量仪器已经被许多低温刺激实验证明是可考核准确的。同时测量体重与肛温。

5.3.2 自然组在实际霾发生过程中的暴露实验

根据河北省气象台制作的天气和空气质量预报，2015年11月29日—12月3日有一次霾和冷空气天气过程，实验于2015年11月29日上午10时04分将自然组（共4组）全部从饲养室内移出放置到室外进行自然暴露刺激，此时室外气温为1.6℃，对照组仍在饲养室内饲养，所有环境条件不变。11月30日9时15分，气温为3.2℃，PM$_{2.5}$达到了728$\mu g/m^3$，取回自然组1组；实验第三日即12月1日18时02分PM$_{2.5}$浓度明显下降，其值已小于200$\mu g/m^3$，气压接近最小值，风速不断上升，气温为1.1℃，取回自然组2组；

实验第四日（霾消散）即12月2日凌晨冷空气开始影响保定市，最低气温出现在5时59分，气温为－6.1℃，PM$_{2.5}$为40μg/m³，7时整取回自然组3组；实验第五日即12月3日（无霾）14时32分，此时室外气温为5.3℃，PM$_{2.5}$小于20μg/m³，取回自然组4组。每组取回时，同时取1组对照组，首先对自然组和对照组检测心率、血压和肛温等生理指标，而后进行腹腔主动脉采血，并对心脏组织进行匀浆，所采样本进行3000rpm×10min离心之后，采集血清，血浆和心脏组织上清液保存于－20℃低温冰箱待检。

5.3.3　模拟冷空气的暴露实验

应用环境气象模拟箱模拟2015年11月29日—12月3日的冷空天气过程，完全排除了霾的影响。按图5.1给出的霾天气过程监测的气象要素逐时设定气象环境模拟箱温度、气压、湿度变化值，提前30分钟打开环境气象模拟箱，让箱体内环境达到稳定后，将4组模拟组高血压大鼠放入环境气象模拟箱内，分别在环境气象模拟箱模拟到11月30日9时15分、12月1日18时02分、12月2日凌晨7时及12月3日14时32分，依次分别取出1～4模拟组，逐一测量其心率、血压和肛温等生理指标，而后进行腹腔主动脉采血，并对心脏组织进行匀浆，所采样本进行3000rpm×10min离心之后，采集血清，血浆和心脏组织上清液保存于－20℃低温冰箱待检。

5.3.4　生化指标测定

生化指标测定是在河北大学医学实验中心进行的。测定前首先将血浆、血清及心脏组织上清液冻品在37℃条件下进行解冻。利用ELISA试剂盒和酶标仪对hs-CRP，IL-6、GSH，c-TNT，Mb，ET-1，NE，EPI，sICAM-1，AngⅡ，TXA2，PAI-1，D-dimer，sPECAM-1，TNF-α等指标进行处理和测定（具体详细步骤见第四章）；NO的检测利用的是硝酸还原酶法（具体详细步骤见第四章）；T-SOD采用羟胺法进行测定，其通过黄嘌呤及黄嘌呤氧化酶反应系统产生的超氧阴离子自由基，后者氧化羟胺形成亚硝酸盐，在显色剂的作用下呈现紫红色，用可见光分光光度计测其吸光度。当被测样本中含SOD时，则对超氧阴离子自由基有专一性的抑制作用，使形成的亚硝酸盐减少，比色时测定管的吸光度值低于对照管的吸光度值，通过公式计算可求出被测样品中的SOD活力（具体详细步骤见第四章）；血脂TG，TC和HDL，LDL四项测定分别采用GPO-PAP法，CHOD-PAP法和CAT法（具体详细步骤见第四章）。

5.4　实验结果分析

5.4.1　肛温、体重、心率及血压变化分析

高血压大鼠在整个实验过程中（表5.1），无论是自然暴露还是冷空气模拟暴露体重呈较小的上升趋势，各组之间不存在统计学差异（$P>0.05$）。实验过程中肛温变化，其中

对照组没有变化，模拟组和自然组变化幅度较小，它与冷空气温度变化成正比，伴随气温下降而下降，上升而上升，但各组之间不存在统计学差异（$P > 0.05$）。心率变化除对照组没有变化外，伴随冷空气和霾与冷空气共同的影响，在冷空气最低气温出现、霾与冷空气影响最大时，高血压大鼠心率显著上升，当气温回升、空气质量转变为优（表5.1）时，心率有所变缓，但自然组大鼠心率仍均大于对照组，而且自然组也大于模拟组，自然组与模拟组、对照组比较均存在统计学显著差异（$P < 0.05$），另外自然组高血压大鼠在12月2日7时（3组）检测的心率与另外三个时刻（1组、2组、4组）之间也存在显著的统计学差异（$P < 0.05$），模拟组与对照组比较不存在统计学差异。收缩压在自然暴露和模拟暴露中的变化，对照组没有变化，自然组和模拟组基本上呈上升趋势，第3组自然组和模拟组与对照组比较、自然组与模拟组比较均存在显著的统计学差异（$P < 0.05$），第2、第4组自然组与对照组也存在显著的统计学差异（$P < 0.05$），其他时刻或组之间均没有统计学差异（$P > 0.05$）。由如上实验结果可知，霾与冷空气对高血压大鼠心率和血压均有显著影响，而且霾与冷空气的交互作用对高血压大鼠心率、血压的影响明显大于单独冷空气的影响，而且在冷空气出现最低气温时的影响、差异更显著。

表5.1　霾与冷空气对高血压大鼠生理指标影响变化表（$n = 6$, $\bar{X} \pm s$）

生理指标类别	实验期 组别	11月30日 9时15分	12月1日 18时02分	12月2日 7时	12月3日 14时32分
体重(g)	对照组	241.07±5.349	257.08±7.231	259.8±1.572	256.9±8.071
	模拟组	241.77±7.56	258.09±6.937	262.9±11.37	259.07±4.02
	自然组	244.04±6.23	261.12±4.737	261.92±1.26	262.2±5.65
肛温(℃)	对照组	37.32±0.518	37.29±0.431	37.31±0.198	37.38±0.3
	模拟组	37.04±0.648	36.9±0.3	36.1±0.2	36.875±0.18
	自然组	37.06±0.432	36.625±0.275	35.9±0.125	36.925±0.125
心率 （beat/min）	对照组	423±32	433±21	430±18	428±23
	模拟组	429±33	437±19	439±22	431±22
	自然组	465±20 * #	469±29 * #	482±21 * #	466±28 * #
收缩压 （mmHg）	对照组	172±3	175±5	174±2	174±3
	模拟组	176±7	180±5	189±3 *	179±6
	自然组	181±4	186±5 *	192±2 * #	186±3 *

注：* 与对照组比较（$P < 0.05$），# 与模拟组比较（$P < 0.05$）

5.4.2　血管收缩物质的变化分析

如图5.2所示，肾上腺素在实验过程中（除对照组外）基本上是呈上升趋势，其中在12月2日7时（3组）达到最大，而后随着气温回升、$PM_{2.5}$ 浓度下降，稍有下降，但仍高于第1、第2组检测的结果。从统计学差异来分析，各个时刻（各组）的自然组均与对照组存在显著差异（$P < 0.05$），第2、第3、第4组自然组与模拟组存在显著差异（$P < 0.05$），

第 3、第 4 组自然组与模拟组也存在显著差异（$P<0.05$），其余各组没有差异（$P>0.05$）。由上分析可知，肾上腺素受霾与冷空气共同影响，伴随天气过程的发展显著上升，并且明显大于仅仅单独冷空气影响的结果。

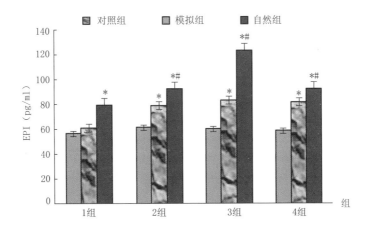

图 5.2　肾上腺（EPI）的变化分析图（＊与对照组比较（$P<0.05$），

♯与模拟组比较（$P<0.05$））

如图 5.3 所示，去甲肾上腺素在实验过程中（除对照组外）呈上升趋势，其中在 12 月 2 日 7 时（3 组）达到最大，而后随着气温回升、$PM_{2.5}$ 浓度下降，稍有下降，但仍高于 1、第 2 组检测的结果。从统计学差异来分析，各个时刻（各组）的自然组均与对照组存在显著差异（$P<0.05$），第 2、第 3、第 4 组模拟组与对照组存在显著差异（$P<0.05$），仅有第 3、组自然组与模拟组存在显著差异（$P<0.05$），而且第 3 组自然组与第 1、第 2、第 4 组自然组的去甲肾上腺素检测值也存在显著差异。其余各组没有差异（$P>0.05$）。由此可知，冷空气与霾对去甲肾上腺素的影响明显大于冷空气单独的影响，而且在冷空气出现最低气温、霾达到最强后，冷空气与霾交互作用对去甲肾上腺素的影响达到最大。

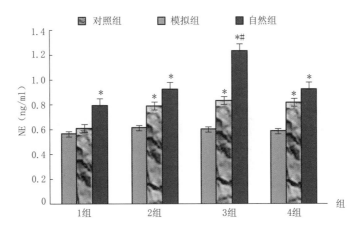

图 5.3　去甲肾上腺（NE）的变化分析图（＊与对照组比较（$P<0.05$），

♯与模拟组比较（$P<0.05$））

在实验过程中，血管内皮素-1的变化如图5.4所示，对照组没有变化，自然组和模拟组均呈现显著上升，在12月2日7时（3组）达到最大，其值分别为152.96pg/ml，127.32pg/ml，分别比对照组升高了79pg/ml，53.36pg/ml，而且自然组上升的幅度明显大于模拟组。自然组和模拟组与对照组比较均存在统计学显著差异（$P<0.05$），第2、第3、第4组自然组与模拟组比较也存在统计学显著差异（$P<0.05$），而且第2、第3、第4组自然组、模拟组与第1组的自然组、模拟组对应比较也存在统计学差异（$P<0.05$），其他各组之间不存在统计学差异（$P>0.05$）。

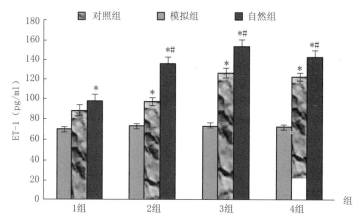

图5.4　血管内皮素-1（ET-1）的变化分析图（＊与对照组比较（$P<0.05$），
♯与模拟组比较（$P<0.05$））

如图5.5是血管紧张素Ⅱ（ANGⅡ）在实验过程中的变化，从图中可知，对照组没有变化，自然组和模拟组均呈现显著上升，在12月2日7时（3组）达到最大，其值分别为840.16pg/ml，798.61pg/ml，分别比对照组升高了158.12pg/ml，116.57pg/ml，而且自然组上升的幅度明显大于模拟组。模拟组（除1组）和自然组与对照组比较均存在统计学显著差异（$P<0.05$），第2、第3、第4组自然组与模拟组比较也存在统计学显著差异（$P<0.05$），仅有第3组自然组、模拟组与第1组的自然组、模拟组对应比较存在统计学差异（$P<0.05$），其余各组之间不存在统计学差异（$P>0.05$）。

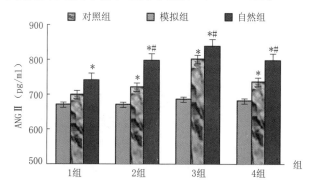

图5.5　血管紧张素Ⅱ（ANGⅡ）的变化分析图（＊与对照组比较（$P<0.05$），
♯与模拟组比较（$P<0.05$））

5.4.3　诱发系统性炎症指标的变化分析

表 5.2 是实验过程中高血压大鼠血浆中细胞间黏附分子-1（sICAM-1）和血小板内皮黏附分子（sPECAM-1）变化分析。sICAM-1 对照组在整个天气过程中几乎没有变化。模拟组在前 3 组呈现负增长，第 3 组比第 1 组下降了 13.42pg/ml，第 4 组稍有回升。自然组为显著的上升趋势，在第 3 组达到极大值，比第 1 组上升了 52.05pg/ml，第 4 组稍有下降，但仍比第 1 组高 39.19pg/ml。从统计学差异分析，自然组与对照组、模拟组比较均有显著的差异（$P<0.05$），第 3 自然组与第 1、第 2 自然组也存在着显著差异（$P<0.05$）。sPECAM-1 的变化情况，对照组变化不大，模拟组和自然组伴随天气过程变化均呈明显的增长趋势，其中最大值出现在第 3 组，分别比第 1 组值升高了 0.2922ng/ml，0.686ng/ml，第 4 组稍有下降，但仍比第 1 组分别高 0.229ng/ml，0.546ng/ml。模拟组（除第 1 组）和自然组与对照组比较均存在统计学差异（$P<0.05$），模拟组和自然组的第 3、第 4 组与对应的第 1 组比较，模拟组第 3 组和自然组第 3、第 4 组与对应的第 2 组比较也存在着显著的统计学差异。

表 5.2　高血压大鼠血浆中 sICAM-1，sPECAM-1 变化分析表（$n=6$，$\overline{x}\pm s$）

生化指标类别	组别	11 月 30 日 9 时 15 分(1 组)	12 月 1 日 18 时 02 分(2 组)	12 月 2 日 7 时(3 组)	12 月 3 日 14 时 32 分(4 组)
sICAM-1 (pg/ml)	对照组	174.60±12.91	172.41±17.51	175.02±21.09	174.54±15.69
	模拟组	181.56±25.08	177.01±27.01	168.14±32.02	178.72±19.74
	自然组	212.67±17.77*#	231.43±22.17*#	264.72±36.66*#	251.86±20.55*#
sPECAM-1 (ng/ml)	对照组	0.681±0.118	0.712±0.214	0.685±0.032	0.706±0.210
	模拟组	0.739±0.317	0.963±0.221*	1.0312±0.215*	0.968±0.182*
	自然组	0.906±0.216*#	1.011±0.4219*#	1.592±0.3218*#	1.452±0.3481*#

注：* 与对照组比较（$P<0.05$），# 与模拟组比较（$P<0.05$）

如表 5.3 是实验过程中高血压大鼠血清中白介素-6（IL-6）和高敏 C 反应蛋白（hs-CRP）变化分析，其中两者在对照组血清中均未检测出含量，所以表中未给出数值。在天气发展过程中模拟组和自然组的 IL-6 变化均呈显著的增长趋势，在第 3 组达到极大值，分别比第 1 组升了 2.478pg/ml，2.571pg/ml，第 4 组稍有下降，但仍分别比第 1 组高 1.459pg/ml，1.837pg/ml，从统计学差异分析看，自然组与模拟组均存在显著差异。hs-CRP 的变化与 IL-6 有相同特征，伴随天气过程呈显著的增长趋势，模拟组在第 3 组达到极大值，自然组在第 2 组达到最大值，这点与其他生化指标不同，其中模拟组比第 1 组升高了 26.036ng/dl，自然组升高了 45.461ng/dl，随后两者稍有下降，但仍比第 1 组高，自然组与模拟组比较，各组均存在统计学显著差异 $P<0.05$）。

表 5.3　高血压大鼠血清中 IL-6、hs-CRP 变化分析表（$n=6$, $\overline{\mathrm{x}}\pm s$）

生化指标类别	实验期　　　组别	11 月 30 日 9 时 15 分（1 组）	12 月 1 日 18 时 02 分（2 组）	12 月 2 日 7 时（3 组）	12 月 3 日 14 时 32 分（4 组）
IL-6 (pg/ml)	模拟组	1.014±0.521	2.872±1.026	3.492±0.753	2.473±0.539
	自然组	3.248±0.716[#]	3.918±0.398[#]	5.819±1.099[#]	5.085±0.769[#]
hs-CRP (ng/dl)	模拟组	31.882±11.08	37.902±20.13	57.918±19.93	42.611±15.98
	自然组	42.958±18.92[#]	88.419±21.22[#]	72.917±23.9[#]	71.791±19.96[#]

注：# 与模拟组比较（$P<0.05$）

5.4.4　反应血栓形成的指标变化分析

在冷空气模拟和霾天气过程自然暴露实验过程中，血浆 D-二聚体（D-dimer）均呈现显著增长变化（图 5.6），对照组未检测出 D-dimer，其中模拟组、自然组 D-dimer 最大值均出现在 12 月 2 日 7 时第 3 组检测的结果，其值分别为 3.916ng/dl，6.1507ng/dl，而且自然组比模拟组高 2.2347ng/dl，自然组比模拟组增长幅度更显著。自然组与模拟组比较均具有统计学差异（$P<0.05$），两者第 3 组与相应的第 1 组比较也存在统计学差异（$P<0.05$），其他各组之间无差异（$P>0.05$）。

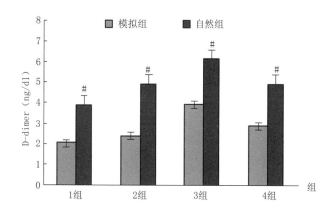

图 5.6　血浆 D-二聚体（D-dimer）的变化分析图（# 与模拟组比较（$P<0.05$））

图 5.7 是血浆纤溶酶原激活物抑制剂-1（PAI-1）的变化，从图中可以看出，对照组没有变化，模拟组、自然组均呈现增长趋势，最大值出现在第 3 组，其中分别为 69.0831ng/ml，109.2291ng/dl，分别比对照组大 38.7921ng/dl，78.9381ng/dl，自然组比模拟组高 40.146ng/dl，对照组与自然组、模拟组比较、自然组与模拟组比较均存在统计学差异（$P<0.05$）。第 3 组自然组和模拟组与第 1、第 2 组对应比较也存在统计学显著差异（$P<0.05$），可见无论是冷空气暴露还是霾与冷空气共同影响，血浆纤溶酶原激活物抑制剂-1 随着暴露的强度增大，应激反应是显著的。第 4 组随着气温回升、霾消散，PAI-1 值稍有下降，但是自然组、模拟组与第 3 组对应比较没有统计学差异（$P>0.05$），可见第 4 组在影响结束后变化并不显著，显然影响具有滞后性。

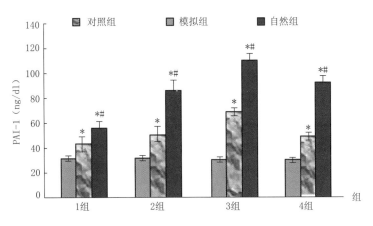

图 5.7　血浆纤溶酶原激活物抑制剂-1 的变化分析图

（∗ 与对照组比较（$P<0.05$），♯ 与模拟组比较（$P<0.05$））

5.4.5　霾与冷空气对心血管影响的危险因素分析

总胆固醇（Tc）、甘油三酯（TG）、高密度脂蛋白胆固醇（HDL-C）、低密度脂蛋白胆固醇（LDL-C）、肌钙蛋白（cTnT）和肌红蛋白（Mb）是反应心血管疾病的危险因素，如表 5.4 是它们在实验中的变化情况。从表中可以看出，各项指标对照组变化较小，组与组之间没有统计学差异（$P>0.05$），在实验过程中，模拟组和自然组（除 HDL-C 以外）各项指标均呈增长趋势，均在第 3 组达到最大值，其中 TC 模拟组和自然组比对照组分别高 0.4127mmol/L，0.7013mmol/L，TG 分别高 0.1365mmol/L，0.4899mmol/L，LDL-C 分别高 0.4769mmol/L，0.701mmol/L，cTnT 分别高 42.457pg/ml，117.301pg/ml，

表 5.4　霾与冷空气对心血管影响的危险因素变化分析（$n=6$，$\overline{x}\pm s$）

生化指标类别	组别	实验期 11 月 30 日 9 时 15 分（1组）	12 月 1 日 18 时 02 分（2组）	12 月 2 日 7 时（3组）	12 月 3 日 14 时 32 分（4组）
Tc (mmol/L)	对照组	1.457±0.318	1.4047±0.327	1.4902±0.388	1.4487±0.289
	模拟组	1.46306±0.390	1.5664±0.292 *	1.9029±0.517 *	1.7885±0.429 *
	自然组	1.5819±0.418 * ♯	1.7577±0.384 * ♯	2.1915±0.541 * ♯	1.9908±0.516 * ♯
TG (mmol/L)	对照组	0.5112±0.264	0.5123±0.193	0.5092±0.219	0.5128±0.108
	模拟组	0.5173±0.173	0.5234±0.180	0.6457±0.211 *	0.5711±0.241
	自然组	0.5542±0.266	0.6854±0.185 * ♯	0.9991±0.359 * ♯	0.8761±0.281 * ♯
HDL-C (mmol/L)	对照组	1.2719±0.187	1.2692±0.449	1.2823±0.313	1.2796±0.512
	模拟组	1.2835±0.097	1.2744±0.317	1.1382±0.418	1.2051±0.198
	自然组	1.2861±0.381	1.1387±0.617 * ♯	1.0900±0.312 *	1.1098±0.251 *
LDL-C (mmol/L)	对照组	0.3371±0.013	0.3402±0.093	0.3853±0.042	0.3916±0.081
	模拟组	0.4672±0.132 *	0.5144±0.253 *	0.8622±0.149 *	0.6575±0.152 *
	自然组	0.6431±0.184 * ♯	0.8803±0.096 * ♯	1.0863±0.385 * ♯	0.9154±0.231 * ♯

续表

生化指标类别	实验期 组别	11月30日 9时15分(1组)	12月1日18时02分(2组)	12月2日 7时(3组)	12月3日14时32分(4组)
cTnT (pg/ml)	对照组	56.412±12.62	49.844±15.24	52.949±13.90	55.910±12.78
	模拟组	62.359±14.32	77.856±4.288*	95.406±14.09*	68.988±21.68*
	自然组	86.524±14.98*	102.49±23.28*#	170.25±48.79*#	111.40±34.16*#
Mb (ng/ml)	对照组	2.8074±0.181	3.0802±0.318	3.1821±0.417	3.1032±0.512
	模拟组	3.1899±0.581*	3.6089±1.104	4.9338±0.713*	3.7408±0.318
	自然组	3.9358±0.721*#	5.3465±0.619*#	7.3239±1.337*#	5.9266±1.251*#

注：* 与对照组比较（$P<0.05$），# 与模拟组比较（$P<0.05$）

Mb 分别高 1.7517ng/ml，4.1418ng/ml，可见霾与冷空气交互作用对大鼠的影响明显大于仅仅受冷空气单独的影响。统计学差异分析，TC 模拟组（除第1组以外）和自然组与对照组比较、自然组与模拟组比较均存在显著差异（$P<0.05$），各组之间也存在显著差异；TG 第2、第3、第4组自然组与对照组、模拟组比较存在显著差异，第3组模拟组与对照组比较存在显著差异，第3组与对应的第1、第2组比较也存在显著差异；LDL-C 模拟组和自然组与对照组比较、自然组与对照组比较均存在显著差异，第3组模拟组、自然组与第1、第2、第4组对应比较也存在显著性差异；cTnT 模拟组（除第1组以外）和自然组与对照组比较、自然组与模拟组比较均存在显著性差异，第3组模拟组、自然组与第1、第2、第4组对应比较也存在显著性差异，第2组模拟组、自然组与第1组对应比较存在显著性差异，第4组自然组与第1组自然组比较也存在显著性差异；Mb 模拟组和自然组与对照组比较、自然组与模拟组比较均存在显著差异，第3组模拟组、自然组与第1、第2、第4组对应比较存在显著性差异，第2、第4组自然组与第1组自然组比较也存在显著性差异。HDL-C 与其他指标变化相反，随着霾与冷空气暴露的增强模拟组、自然组均呈减小趋势，与对照组比较分别减小了 0.1441mmol/L，0.1923mmol/L，霾消散、气温回升后 HDL-C 含量稍有上升，但各组之间比较没有统计学差异。

5.4.6 总超氧化物歧化酶变化分析

如图 5.8 是血浆总超氧化物歧化酶（T-SOD）在实验过程中的变化。从图中可知，对照组 T-SOD 没有变化，模拟组伴随模拟冷空气温度的下降稍有上升，但是当气温低于 0℃，最低气温时达到 −6.1℃时，T-SOD 不升反而出现显著下降，其值为 68.0233U/ml，比对照组下降了 13.845U/ml，两者存在显著性差异，当气温回升到 5.3℃，第4组模拟组检测的 T-SOD 值明显上升，其值为 80.983U/ml，比第3组上升了 12.96U/ml。模拟组与对照组比较除第3组以外不存在统计学差异（$P>0.05$）。自然组伴随霾与冷空气天气过程的变化呈下降趋势，第2、第3、第4组自然组与对照组和模拟组比较存在显著性差异，其中第3组达到极小值，值为 36.9159U/ml，比对照组、模拟组分别小 44.9522U/

ml，1.107U/ml，第 4 组稍有回升。第 3 组模拟组、自然组与相对应第 1、第 2 组比较变化显著（$P < 0.05$），第 4 组变化差异较小（$P > 0.05$）。

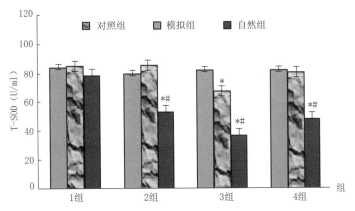

图 5.8　总超氧化物歧化酶（T-SOD）的变化分析图

（＊与对照组比较（$P < 0.05$），♯与模拟组比较（$P < 0.05$））

5.4.7　谷胱甘肽变化分析

如图 5.9 所示，谷胱甘肽在实验过程中呈逐渐减小趋势，其中第 2、第 3、第 4 组自然组、模拟组与对照组比较、模拟组与自然组比较均存在显著性差异（$P < 0.05$），在第 3 组达到极小值，与第 1、2 组对应比较变化明显（$P < 0.05$），其值为 $6.087\mu g/ml$，比对照组、模拟组分别小 $3.478\mu g/ml$，$1.898\mu g/ml$，与第 1、第 2 组比较分别下降 $2.99\mu g/ml$，$1.518\mu g/ml$，第 4 组显著回升，变化明显。第 1 组对照组、模拟组与自然组相互之间比较变化不显著（$P > 0.05$）。

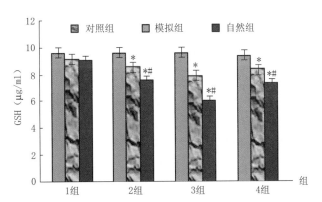

图 5.9　谷胱甘肽（GSH）的变化分析图

（＊与对照组比较（$P < 0.05$），♯与模拟组比较（$P < 0.05$））

5.4.8　一氧化氮变化分析

图 5.10 是一氧化氮（NO）的变化分析结果，图中表明，对照组没有变化，模拟组随

气温下降逐渐减小、模拟组与对照组比较均存在统计学差异（$P<0.05$），在第 3 组达到最小，值为 $2.164\mu mol/L$，比对照组小 $1.074\mu mol/L$，伴随气温的回升第 4 组稍有上升。自然组在霾与冷空气共同影响下，呈缓慢上升，自然组各组之间没有统计学差异（$P>0.05$），极大值出现在第 3 组，值为 $4.027\mu mol/L$，分别比对照组、模拟组大 $0.789\mu mol/L$，$1.439\mu mol/L$，自然组与对照组（除第 1 组以外）和模拟组比较均存在显著差异（$P<0.05$），第 4 组稍有下降，但变化不明显。

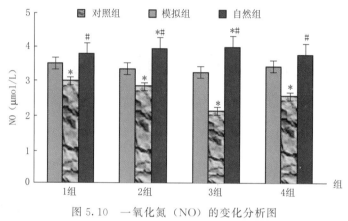

图 5.10　一氧化氮（NO）的变化分析图

（ * 与对照组比较（$P<0.05$），♯ 与模拟组比较（$P<0.05$））

5.5　讨论与小结

大量的研究表明[15-17] 冷空气暴露通过交感神经系统（SNS）激活，ANGⅡ浓度水平升高，促进 NE 的释放增加激活 RAS，这些系统的综合作用，导致心血管疾病发生或加重。流行病学研究[18] 发现 $PM_{2.5}$ 与心血管疾病超额发病率和死亡率密切相关。但是冷空气与霾共同对心血管疾病的影响及机理方面的研究较少。本实验就是研究此影响及机理。

1.霾与冷空气对高血压大鼠心率和血压的影响

实验结果表明，霾与冷空气对高血压大鼠的共同作用，可导致心率（HR）明显增加，而且心率极大值出现在 $PM_{2.5}$ 高浓度持续影响结束和最低气温出现时刻。Luo 等[18] 研究冷空气对高血压大鼠心率影响，气温下降心率稍有增加，并不显著，但可激活交感神经系统。文献[19,20] 统计分析得知脉搏率增加与大气颗粒物浓度成正相关，可见霾与冷空气共同作用可使迷走神经张力减低，交感神经张力增加，可能导致心律增加。另外，有的研究指出[21,22] $PM_{2.5}$ 和由它引发的炎性介质随血液循环到达心脏发生的毒性作用直接引起心律失常，也可使心律增加。

实验结果表明，霾与冷空气对高血压大鼠的共同作用，使收缩压显著升高，最大值也出现在 $PM_{2.5}$ 高浓度持续影响结束和最低气温出现时刻，而且比单独冷空气影响导致血压升高的水平更显著。研究证明[15-18] 冷空气可以导致血压升高，$PM_{2.5}$ 可导致血管收缩[23]

和自主神经紊乱[24]，从而导致血压升高。可见霾与冷空气对高血压大鼠的共同作用，更有利于血压升高。

2.霾与冷空气对高血压大鼠血管收缩物质的影响

霾与冷空气共同对高血压大鼠的 EPI，NE，ET-1 和 ANG Ⅱ 等血管收缩物质实验结果表明，伴随霾与冷空气影响强度的加强，它们均呈现明显的正增长，并且均比冷空气单独影响所导致的变化更显著，最大变化出现在 PM$_{2.5}$ 高浓度持续影响结束和最低气温出现的时刻，其中去甲肾上腺素（NE）、血管内皮素-1（ET-1）变化最敏感。文献[25] 研究指出冷空气可使动物及人类交感神经兴奋，致使肾上腺素增加，心跳加速，血管扩张反应减弱等，导致外周阻力增加，同时也导致血管紧张素Ⅱ、血管内皮素-1升高，可使全身微动脉收缩，引起血压升高。高浓度的 PM$_{2.5}$ 可导致血管内皮素-1 水平增加[26,27]，动脉血管收缩[23]，引起血压升高。本实验表明霾与冷空气共同作用对血管收缩物质影响更显著，血压升高更明显，并且有滞后性，尤其是在最低气温出现的时刻，这种交互作用更突出。

3.霾与冷空气对高血压大鼠炎性指标的影响

实验表明，受霾与冷空气共同影响 sICAM-1，sPECAM-1，hs-CRP 和 IL-6 水平均呈现正增长，而且霾与冷空气共同对它们的影响比单独冷空气的影响要显著得多，尤其是在持续霾影响结束时更突出。IL-6 是炎症反应的主要调节因子，CRP 是典型的炎症指标，sICAM-1，sPECAM-1 是炎性细胞因子。PM$_{2.5}$ 吸入后沉积在肺泡，导致肺部炎症，巨噬细胞释放细胞因子 IL-6[28]，IL-6 具有增强各种炎症因子及使炎性细胞聚集的作用，是反映机体早期炎症反应的敏感指标[29,30]。血清 IL-6 水平的升高，诱导内皮细胞、巨噬细胞分泌大量的 sICAM-1，sPECAM-1 等炎性细胞因子，并促使肝细胞和上皮细胞合成 CRP，使这些因子在血液中的水平也提高。血浆中的 sICAM-1，sPECAM-1 增加可以激活体内炎症系统，通过调节细胞黏附因子和炎性介质，促进动脉粥样硬化斑块的炎性反应，可使动脉粥样硬化形成和发展。近年来，对 CRP 与冠心病的关系已做了大量研究和临床观察，发现 CRP 在动脉粥样硬化的发生和发展中起重要作用，与动脉粥样硬化发展程度有关[31]，也就是说 CRP 的浓度越高，炎症范围越大，冠状动脉粥样硬化的程度就越重。可见霾与冷空气共同对高血压大鼠影响，可导致大鼠冠状动脉血管炎症及粥样硬化形成。

4.霾与冷空气对高血压大鼠血栓形成指标的影响

在冷空气模拟和霾天气过程自然暴露实验过程中，D-dimer 和 PAI-1 水平增高，极大值出现在 PM$_{2.5}$ 高浓度持续影响结束和最低气温出现时刻。另外，霾与冷空气对高血压大鼠影响实验结果表明，谷胱甘肽（GSH）和总超氧化物歧化酶（T-SOD）水平降低，一氧化氮（NO）水平增高。PM$_{2.5}$ 吸入后沉积在肺泡，导致肺部局部炎症反应和氧化应激[28]，由于 T-SOD 水平的下降，不能清除脂质过氧化产生的过氧自由基，另外 GSH 的下降，也导致清除活性氧功能降低，导致血管细胞损伤，加速脂蛋白氧化，使血脂增加，血液黏稠度加大。白细胞介素-6 直接或间接促进诱导一氧化氮合成酶（iNOS）产生增加[32]，继之生成大量的游离一氧化氮自由基，导致组织和细胞损伤[33]。急性炎症反应和氧化应激，导致凝固系统激活，使血液处于高凝状态，PAI-1 水平增高，纤维蛋白形成，

D-dimer 水平增高，有利于冠状动脉血栓形成。因此霾与冷空气共同影响可以导致血凝固系统激活，易形成血栓。

5.霾与冷空气对高血压大鼠心血管危险因素的影响

实验表明，高血压大鼠受霾与冷空气共同影响，心血管疾病的危险因素，除高密度脂蛋白胆固醇（HDL-C）以外，总胆固醇（Tc）、甘油三酯（TG）、低密度脂蛋白胆固醇（LDL-C）、肌钙蛋白（cTnT）和肌红蛋白（Mb）均呈正增长，HDL-C 与其他指标变化相反，随着霾与冷空气暴露的增强呈减小趋势，其中肌钙蛋白（cTnT）和肌红蛋白（Mb）变化最敏感。可见血液中 TG 含量过高可导致血液黏稠，HDL-C 显著下降和 LDL-C 升高，使血液处于高凝状态，可使动脉血管硬化进一步加重。肌红蛋白和肌钙蛋白 I 的持续升高可标志心肌细胞受损[34,35]，随着肌原纤维的水解缓慢地释放入血，使纤维蛋白易于沉积，微血栓不断形成，极易集聚形成血栓，导致 AMI 的发作。可见霾与冷空气共同，可使高血压大鼠动脉血管硬化，心肌细胞受损，并极易导致血栓形成，引起心肌梗死疾病发生。

6.霾与冷空气相互作用对高血压大鼠心血管疾病的影响机理

冷空气和霾对肺部刺激，可导致炎性和氧化应激反应，继而引起系统性炎症反应，巨噬细胞释放细胞因子 IL-6，IL-6 具有增强各种炎症因子及使炎性细胞聚集的作用，导致血清 IL-6 水平的升高，诱导内皮细胞、巨噬细胞分泌大量的 sICAM-1，sPECAM-1 等炎性细胞因子，并促使肝细胞和上皮细胞合成 CRP，使这些因子在血液中的水平也提高。血浆中的 sICAM-1，sPECAM-1 增加可以激活体内炎症系统，通过调节细胞黏附因子和炎性介质，促进动脉粥样硬化斑块的炎性反应，可使动脉粥样硬化形成和发展。CRP 与动脉粥样硬化发展程度密切相关，随着 CRP 的浓度越高，炎症范围越大，冠状动脉粥样硬化的程度就越重，进一步导致动脉粥样硬化发生、发展。由于 T-SOD 水平的下降，不能清除脂质过氧化产生的过氧自由基，另外 GSH 的下降，也导致清除活性氧功能降低，导致血管细胞损伤，加速脂蛋白氧化，使血脂增加，血液黏稠度加大。白细胞介素-6 直接或间接促进诱导一氧化氮合成酶（iNOS）产生增加，继之生成大量的游离一氧化氮自由基，导致组织和细胞损伤。急性炎症反应和氧化应激，导致凝固系统激活，使血液处于高凝状态，PAI-1 水平增高，纤维蛋白形成，D-dimer 水平增高，有利于冠状动脉血栓形成。另外，受霾与冷空气共同影响，高血压大鼠的 EPI 水平均增高，导致交感神经兴奋，致使肾上腺素增加，心跳加速，血管扩张反应减弱等，导致外周阻力增加，同时也导致血管紧张素 II、血管内皮素-1 升高，可使全身微动脉收缩，进一步使血压升高，使高血压疾病加重。

参考文献

[1] WHO，ed，Global atlas on cardiovascular disease prevention and control，2011.

[2] WHO，ed，王汝宽等译，2000 年世界卫生报告.2000，人民卫生出版社：北京.

[3] Dockery D W，P H Stone，Cardiovascular Risks from Fine Particulate Air Pollution [J]. *New Eng-*

land Journal of Medicine，2007，**356**（5）：511-513.

［4］ Franklin M，A Zeka，J Schwartz，Association between PM$_{2.5}$ and all-cause and specific-cause mortality in 27 US communities ［J］. *J Expos Sci Environ Epidemiol*，2006，**17**（3）：279-287.

［5］ Armstrong B，Models for the relationship between ambient temperature and daily mortality ［J］. *Epidemiology*，2006，**17**（6）：624-31.

［6］ Curriero F C，Heiner KS，Samet JM，*et al.*，Temperature and mortality in 11 cities of the eastern United States ［J］. *Am J Epidemiol*，2002，**155**（1）：80-87.

［7］ Kassomenos P，Gryparis A，Samdi E，*et al*，Atmospheric circulation types and daily mortality in Athens，Greece ［J］. *Environ Health Perspect*，2001，**109**（6）：591-6.

［8］ Bin Luo，Shuyu Zhang，S Ma，*et al*，Effects of different cold-air exposure intensities on the risk of cardiovascular disease in healthy and hypertensive rats ［J］. *Int J Biometeorol*，2014，**58**：185-194.

［9］ Guo Y，Punnasiri K，Tony S，Effects of temperature on mortality in Chiang Mai city，Thailand：a time series study ［J］. *Environmental Health*，2012，**11**（1）：36.

［10］ Dockery DW，Health effects of particulate air pollution. ［J］. *Ann Epidemiol*，2009，**19**（4）：257-263.

［11］ 马守存，张书余，王宝鉴，等，气象条件对心脑血管疾病的影响研究进展 ［J］. 干旱气象，2011，29（3）：350-354.

［12］ Carder M，Mcnamee R，Beverland I，*et al*，Interacting effects of particulate pollution and cold temperature on cardiorespiratory mortality in Scotland. ［J］. *Occup Environ Med*，2008，**65**（3）：197-204.

［13］ Ren C，Tong S，Temperature modifies the health effects of particulate matter in Brisbane，Australia. ［J］. *Int J Biometeorol*，2006，**51**（2）：87-96.

［14］ Meng X，Zhang Y，Zhao Z，*et al*，Temperature modifies the acute effect of particulate air pollution on mortality in eight Chinese cities ［J］. *Sci Total Environ*，2012，**435-436**：215-221.

［15］ 张夏琨，周骥，张书余，等，模拟寒潮对高血压疾病的影响实验研究 ［J］. 气象，2014，40（6）：784-788.

［16］ Xiakun Zhang，Shuyu Zhang，Chunling Wang，*et al*，Effects of Moderate Strength Cold Air Exposure on Blood Pressure and Biochemical Indicators among Cardiovascular and Cerebrovascular Patients Res ［J］. *Int J Environ Public Health*，2014，**11**（3）：2472-2487.

［17］ Bin Luo，Shuyu Zhang，Shoucun Ma，*et al*，Effects of different cold-air exposure intensitieson the risk of cardiovascular disease in healthy and hypertensive rats ［J］. *Int J Biometeorol*58，2014，（1）：185-194.

［18］ Bin Luo，Shuyu Zhang，Shoucun Ma，*et al*，Artificial Cold Air Increases the Cardiovascular Risks inSpontaneously Hypertensive Rats ［J］. *Int. J. Environ. Res. Public Health*，2012，**9**（9），3197-3208.

［19］ Pope CA，Dockery DW，Kanner RE，*et al*，Oxygen saturation，pulse rate，and particulate air pollution：a daily time-series panel study ［J］. *Am J Respir Crit Care Med*，1999，**159**：365-372.

［20］Wichmann HE，Mueller W，Allhoff P，*et al*，Health effects duringasmog episodein West Germany in 1985 ［J］. *Environ Health Perspect*，1989，**79**：89-99.

［21］ Gold DR，Litonjua A，Schwartz J，et al，Ambient pollution and heart rate variability ［J］. *Circulation*，2000，**101**：1267-1273.

［22］ Liao D，Creason J，Shy C，et al，Daily variation of particulate air pollution and poor Cardiac autonomic control in the elderly ［J］. *Environ Health Perspect*，1999，**107** (7)：52 1-525.

［23］ Vincent R，Kumarathasan P，Mukherjee B，et al，Exposure to urban particles （PM$_{2.5}$） causes elevations of the plasma vasopeptides endothelin ET-1 in humans ［J］. *Am J Respir Cfit Care Med*，2001，**163**：313-314.

［24］ Nakamura K，Sasali S，Moriguchi J，et al，Central effects of endothelin and its antagonists on sympathetic and cardiovascular regulation in SHR-SP ［J］. *Cardiovasc Pharmacol*，1999，**33**：876-882.

［25］ 张书余，马守存，周骥，等，模拟寒潮对高血压疾病影响机理的实验研究 ［J］. 气象，2013，**39** (6)：789-793.

［26］ Vincent R，Kumarathasan P，Goegan P，et al，Inhalation toxicology of urban ambient particulate matter：acute cardiovascular effects in rats ［J］. *Res Rep Health Eft Inst*，2001，**104**：5-54.

［27］ Taniyama Y，Griendling KK，Reactive oxygen speciesin the vasculature：molecular and cellar mechanisms ［J］. *Hypertension*，2003，**42**：1075-1081.

［28］ Li XY，Brown D，Smith S，et al，Short-terminflammatory responses following intratracheal instillation of fine and ultrafine carbon black in rats ［J］. *Inhalation Toxicoloyy*，1999，**11** (8)：709-731.

［29］ Van SJ，IL-6：an overview ［J］. *Annu Rev Immunol*，1990，**8**：253-278.

［30］ Woods A，Brull DJ，Humphries SE，et al，Genetic of inflammation and risk of coronary artery disease：the central role of interleukin-6 ［J］. *Eur Health J*，2000，**21**：1574-1583.

［31］ 郭远林，张伟，陈纪林，易损斑块的分子病理学研究进展 ［J］. 中国分子心脏病学杂志，2004，**4** (6)：358-360.

［32］ Tatemichi M，Ogura T，Nagata H，et al，Enhanced expression of inducible nitric oxide synthase in chronic gastritis with intestinal metaplasia ［J］. *J Clin GastroenteroL*，1998，**27**：240-245.

［33］ Ulrich MM，Alink GM，Kumarathasan P，et al，Health effects and time course of particulate matter on the cardiopulmonary systemin rats with lung inflammation ［J］. *J Toxicol Environ Health A*，2002，**65**：1 571-1595.

［34］ Apple FS，Wu A，Myocardial infarction redefined role cardiactropotin testing ［J］. *Clin Chem*，2001，**47**：377-379.

［35］ Antman FM，Decision making with cardiac troponin tests ［J］. *N Engl J Med*，2002，**346**：2079-2082.

第6章

冷空气与PM$_{2.5}$对动脉粥样硬化大鼠的影响

流行病学研究认为急性或者长期暴露于 PM 中都能引起心血管疾病发病率和死亡率的急剧增加[1~3]。这种增加的机制多与 PM 暴露引起了心血管系统氧化应激损伤和炎症等有关[4,5]。冷空气作为心血管系统的又一危险因素，它与心血管疾病的增加呈负相关，气温越低心血管疾病危险性越大[6]。冷空气刺激可以诱发机体血压升高及其他心血管疾病危险因子水平的升高，如血纤维蛋白原、血脂、血管紧张素 II 等[7,8]。有流行病学研究认为，冷空气及 PM 在对心血管系统的影响中存在交互作用，冷空气能增强 PM$_{2.5}$ 对心血管系统的毒性作用，造成心血管疾病发病率和死亡率的升高[9]。由此可见，低温刺激下 PM$_{2.5}$ 的心血管系统毒性可能增强。本章将利用冷空气、冷空气与霾、PM$_{2.5}$ 对动脉粥样硬化大鼠进行暴露实验，通过对比分析，研究冷空气与霾交互作用对动脉粥样硬化大鼠心脏的毒性作用。

6.1 实验仪器和材料

TEM1880 环境气象模拟箱（天津普林特环境试验设备有限公司提供），可以提供温湿压联合试验环境，温度可控于 $-30 \sim 120 \text{℃}$，波动范围 $\pm 0.5 \text{℃}$，湿度可控范围为 $30\% \sim 98\%$，波动度为 $\pm 3\% \text{RH}$（$\geqslant 75\% \text{RH}$），$\pm 0.5\% \text{RH}$（$< 75\% \text{RH}$），根据试验需求和基本功能，试验箱可提供高低温湿热联合试验环境，同时保证实验过程中有新鲜空气补入，以满足实验动物的正常呼吸需求。

TH212 专用测温仪，范围在 $-30 \sim 50 \text{℃}$ 之间，精度和分辨率为 $\pm 0.2 \text{℃}$、0.1℃。医用离心机、电子天平、超低温冰箱、酶标仪、动物血压计、显微镜、切片机、生物组织包埋机、全自动生化分析仪。

实验用到的检测试剂盒主要有，IL-6，GSH，c-TnT，Mb，ET-1，NE，EPI，sI-CAM-1，Ang II 和 TNF-α 酶联免疫分析测定试剂盒、总超氧化物歧化酶（T-SOD）羟胺法试剂盒和血脂四项（TC，TG，HDL-c 和 LDL-c）检测试剂盒，水合氯醛。

6.2 实验前期准备

6.2.1 实验动物及分组

雄性健康大鼠 30 只购买于维通利华中国公司，合格证号：SCXK（京）2012-0001，大鼠随机分 5 组，每组 6 只，其中分为正常组、霾与冷空气天气影响组（自然组）、模拟冷空气影响组（模拟组）、$PM_{2.5}$ 影响组（$PM_{2.5}$ 组）和对照组 5 组。大鼠为 10 周龄，体重 210.9～246.5g。

6.2.2 实验动物的适应性饲养

所有大鼠均在塑料钢网笼中饲养。饲养室温度利用恒温器恒定在（保定 11 月平均最高气温）16℃，相对湿度控制在 45%，日夜节律 12h/12h（每日光照时间 08:00—20:00），给予充足的普通标准饲料和水。饲料为北京科奥协力有限公司提供的标准饲料。垫料为胶囊状玉米芯，每日对其进行整理。每日对大鼠进行捉拿训练以减少实验过程中捉拿带来的影响。

6.2.3 动脉粥样硬化大鼠的制备

动脉粥样硬化模型的制作：30 只健康雄性大鼠，适应性喂养 1 周后，从 5 组中随机取出 1 组作为健康组，另外 4 组为动脉粥样硬化组。健康组大鼠给予基础饲料和普通自来水。动脉粥样硬化各组给予动脉粥样硬化饲料，大鼠于适应性喂养 1 周后给予每只 30 万 IU/kg 体重维生素 D_3 右下肢肌肉注射。动脉粥样硬化饲料是高脂饲料，包括 10% 猪油、10% 胆固醇、2% 胆盐，其余为基础饲料；均由北京科澳协力有限公司提供，共喂养 12 周，每周记录一次体重。12 周后所有大鼠均存活。

给予动脉粥样硬化饲料喂养 12 周后，测量总胆固醇（TC）、低密度脂蛋白（LDL）和动脉粥样硬化指数（AI），动脉粥样硬化各组大鼠指标较正常组均明显增高，具有统计学意义。动脉粥样硬化各组大鼠心肌、血管的病理形态学也发生明显改变。光镜下可见：健康组心肌中的冠脉分支管腔规则，内膜完整光滑，内弹力板连续，中膜平滑肌细胞呈梭形、排列规整。在动脉粥样硬化各组冠脉分支中，可见典型的斑块形成，向管腔内隆起的斑块表面内皮细胞缺失，内弹力板断裂，大量的脂肪细胞堆积于内膜，使内膜变厚，而中膜受压变薄；绝大多数冠脉分支管腔变得狭窄不规则，内膜遭破坏，内皮细胞缺失，内弹力板断裂，中膜平滑肌细胞排列紊乱，平滑肌增生明显。证实给予动脉粥样硬化饲料喂养 12 周后可以成功制作出动脉粥样硬化大鼠模型。

6.2.4 大气细颗粒物 $PM_{2.5}$ 采集

智能中流量总悬浮微粒无碳刷采样器与 $PM_{2.5}$ 切割器配合使用。于 2015 年 11 月 27 日-12 月 3 日霾天气过程期间在保定河北省信息工程学校进行采样，采样器距地面 1.5m，周围 100m 内无主要污染源、建筑及遮挡物。以石英纤维滤膜连续采集 $PM_{2.5}$，采样流量为 100L/min，采样每隔 24 小时更换一次滤膜，采样 7 天，同时现场记录好时间、地点、编号、采样时间起止、采样体积等。滤膜采样前恒温干燥 24 小时称重，采样后在同样条件下平衡 24 小时再称重，－20℃ 避光保存，备用。

6.3　实验过程

6.3.1　实际霾天气过程中的暴露实验

根据河北省气象台制作的天气和空气质量预报，2015 年 11 月 29 日—12 月 3 日有一次霾和冷空气天气过程，实验于 2015 年 11 月 29 日上午 10 时 04 分将自然组从饲养室内移出放置到室外进行自然暴露刺激，此时室外气温为 1.6℃，对照组仍在饲养室内饲养，所有环境条件不变。气温和 PM$_{2.5}$ 变化见图 5.1，12 月 2 日凌晨冷空气开始影响保定市，最低气温出现在 5 时 59 分，气温为 −6.1℃，PM$_{2.5}$ 下降到 40$\mu g/m^3$，7 时整取回自然组，首先对自然组和对照组检测心率、血压和肛温等生理指标，而后进行腹腔主动脉采血，并对心脏组织进行匀浆，所采样本进行 3000rpm×10min 离心之后，采集血清，血浆和心脏组织上清液保存于 −20℃ 低温冰箱待检。

6.3.2　PM$_{2.5}$暴露实验

首先将 2015 年 11 月 27 日—12 月 3 日采集的 PM$_{2.5}$ 颗粒，制作悬浮溶液。而后对 PM$_{2.5}$ 组进行实验。用戊巴比妥 40mg/kg 给大鼠腹腔内注射麻醉后，给予气管滴入 PM$_{2.5}$ 悬浮溶液，PM$_{2.5}$ 悬浮液按 10mg/kg 体重溶解在 0.3ml 生理盐水中给予气管内滴入。于气管滴入 PM$_{2.5}$ 溶液前及滴入后 24 小时分别采集静脉血，采血后立即置于冰块中，一部分不加任何试剂，提取血清，储存在 −20℃ 冰箱待检测；一部分加枸橼酸钠抗凝，2 小时内进行 3000rpm×10min 离心之后，提取上清液，储存于 −80℃ 冰箱等待分析。

6.3.3　模拟冷空气的暴露实验

应用环境气象模拟箱模拟 2015 年 11 月 29 日—12 月 3 日的冷空天气过程，完全排除了霾的影响。按图 5.1 给出的霾天气过程监测的气象要素逐时设定环境气象模拟箱温度、气压、湿度变化值，提前 30min 打开环境气象模拟箱，让箱体内环境达到稳定后，将模拟组动脉粥样大鼠放入环境气象模拟箱内，分别在环境气象模拟箱模拟到 12 月 2 日 7 时取出模拟组，逐一测量其心率、血压和肛温等生理指标，而后进行腹腔主动脉采血，并对心脏组织进行匀浆，所采样本进行 3000rpm×10min 离心之后，采集血清，血浆和心脏组织上清液保存于 −20℃ 低温冰箱待检。

6.3.4　生化指标测定

生化指标测定是在河北大学医学实验中心进行的。测定前首先将血浆、血清及心脏组织上清液冻品在 37℃ 条件下进行解冻。利用 ELISA 试剂盒和酶标仪对 hs-CRP、IL-6、GSH、cTnT、Mb、ET-1、NE、EPI、sICAM-1、Ang Ⅱ、PAI-1、D-dimer、TNF-α 等指标进行处理和测定（具体详细步骤见第四章）；NO 的检测利用的是硝酸还原酶法（具体详细步骤见第四章）；T-SOD 采用羟胺法进行测定，其通过黄嘌呤及黄嘌呤氧化酶反应系统产生的超氧阴离子自由基，后者氧化羟胺形成亚硝酸盐，在显色剂的作用下呈现紫红色，用可见光分光光度计测其吸光度。当被测样本中含 SOD 时，则对超氧阴离子自由基有专一性的抑制作用，使形成的亚硝酸盐减少，比色时测定管的吸光度值低于对照管的吸光度值，通过公式计算可求出被测样品中的 SOD 活力（具体详细步骤见第四章）；血脂 TG，TC 和 HDL，LDL 四项测定分别采用 GPO-PAP 法，CHOD-PAP 法和 CAT 法（具体详细步骤见第四章）。

6.4 统计分析

采用 SPSS19.0 统计软件进行统计分析。资料数据用 $\overline{x} \pm s$ 表示，适应性饲养前后所有资料进行配对 t 检验，组间各指标结果用单因素方差分析，两两比较采用独立样本 t 检验，$P < 0.05$ 认为有统计学差异。

6.5 实验结果分析

本实验的目的就是对比分析模拟冷空气、实际发生的霾与冷空气、$PM_{2.5}$ 及正常室温条件下对动脉粥样化大鼠影响差异、交互作用和对不同生化指标的敏感性及其导致心血管疾病发生发展的机理。

6.5.1 心率及血压变化分析

如图 6.1 是不同实验动脉粥样化大鼠心率、收缩压对比分析图。从图中可以看出，模拟冷空气影响组（模拟组）、实际霾与冷空气天气过程影响组（自然组）和 $PM_{2.5}$ 影响组与实验室内正常饲养组（对照组）比较，心率、收缩压均比对照组大，存在统计学显著差异（$P < 0.05$），首先实际霾与冷空气天气过程对动脉粥样化大鼠影响的最明显，心率、收缩压分别是 486beat • min^{-1}，192mmHg，分别比对照组大 63beat • min^{-1}，18mmHg；其次是 $PM_{2.5}$ 影响组，心率、收缩压分别是 469beat • min^{-1}，189mmHg，分别比对照组大 46beat • min^{-1}，15mmHg；第三模拟冷空气影响组，心率、收缩压分别是 457beat • min^{-1}，184mmHg，分别比对照组大 34beat • min^{-1}，10mmHg，而且自然组与模拟组和 $PM_{2.5}$ 组比较，均存在统计学显著差异（$P < 0.05$）。可见霾与冷空气共同对动脉粥样硬化大鼠心率、收缩压的影响明显大于单独冷空气或 $PM_{2.5}$ 的影响，而且交互作用显著。

6.5.2 总超氧化物歧化酶（T-SOD）变化分析

SOD 是一类抗氧化生物酶，在细胞内外均可清除脂质过氧化产生的过氧自由基，维持氧化与抗氧化平衡，保护生物体不受自由基损。如图 6.2 所示，模拟冷空气影响组（模

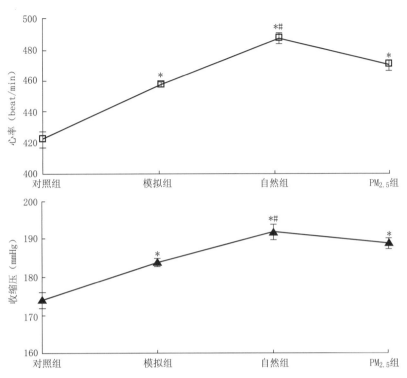

图 6.1　不同实验动脉粥样化大鼠心率、收缩压对比分析图

（＊与对照组比较（$P<0.05$），♯与模拟组比较（$P<0.05$））

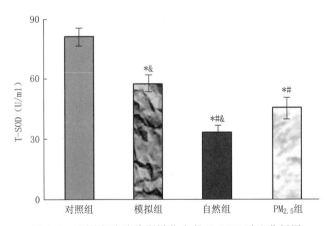

图 6.2　不同实验动脉粥样化大鼠 T-SOD 对比分析图

（＊与对照组比较（$P<0.05$），♯与模拟组比较（$P<0.05$），＆与PM2.5组比较（$P<0.05$））

拟组）、实际霾与冷空气天气过程影响组（自然组）和 PM₂.₅ 影响组的总超氧化物歧化酶（T-SOD）与对照组相比，均显著减少（$P<0.05$），其减少值分别为 22.845，47.937，35.46U/ml，其中，实际霾与冷空气天气过程影响组（自然组）与模拟冷空气组（模拟组）、PM₂.₅ 影响组（PM2.5组）比较，也明显减少（$P<0.05$），而且模拟组与 PM₂.₅ 组也存在显著差异。可见霾与冷空气共同对 T-SOD 的影响均比冷空气或 PM₂.₅ 单独影响要

明显，有明显的交互作用。因此霾与冷空气共同作用对清除过氧自由基能力显著减弱，更有利于脂质氧化。

6.5.3 谷胱甘肽变化分析

谷胱甘肽是一种体内广泛存在的硫醇三肽化合物。血液中的谷胱甘肽主要由肝细胞分泌，在肺、肾等组织中被利用分解，水解后的氨基酸成分经血液循环被肝或其他器官摄取重新合成谷胱甘肽[10]，GSH 可清除活性氧。如图 6.3 所示，模拟冷空气影响组（模拟组）、实际霾与冷空气天气过程影响组（自然组）和 $PM_{2.5}$ 影响组的谷胱甘肽（GSH）与对照组相比，均显著减少（$P<0.05$），其减少值分别为 $1.992\mu g/ml$，$4.757\mu g/ml$，$3.271\mu g/ml$，其中，自然组与模拟组和 $PM_{2.5}$ 组相比，霾与冷空气天气过程共同作用对谷胱甘肽（GSH）的影响最显著（$P<0.05$），而且模拟组与 $PM_{2.5}$ 组也存在显著差异。可见霾与冷空气共同对 GSH 的影响均比冷空气或 $PM_{2.5}$ 单独影响要显著，有明显的交互作用。因此霾与冷空气共同作用可使 GSH 显著减少，清除活性氧能力明显减小，使氧化还原电位逐渐升高，向氧化方向偏移，引起脂质过氧化，内皮细胞、巨噬细胞、平滑肌细胞的氧化损伤进而促进冠心病的发生发展[11]。

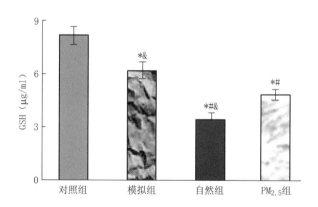

图 6.3　不同实验动脉粥样化大鼠 GSH 对比分析图

（＊与对照组比较（$P<0.05$），♯与模拟组比较（$P<0.05$），＆与 PM2.5 组比较（$P<0.05$））

6.5.4 一氧化氮变化分析

如图 6.4 是不同实验动脉粥样化大鼠 NO 对比分析。与对照组相比，模拟冷空气对动脉粥样化大鼠影响，NO 显著减少（$P<0.05$），实际霾与冷空气天气过程影响组（自然组）和 $PM_{2.5}$ 影响组的 NO 显著增加（$P<0.05$），其中霾与冷空气共同对 NO 的影响最显著，可见冷空气加剧了霾对动脉硬化粥样化大鼠影响。生理浓度的一氧化氮是维持血管舒张的有效生理化合物，但高浓度的一氧化氮则会致血管内皮损伤，进一步加重动脉粥样硬化[12]。因此，霾与冷空气共同作用，使 NO 大量增加，可使动脉血管粥样硬化进一步加重。

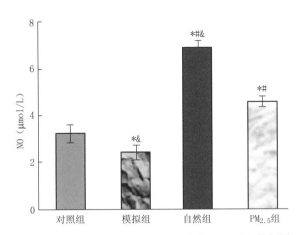

图 6.4 不同实验动脉硬化粥样化大鼠 NO 对比分析图

（＊与对照组比较（$P<0.05$），♯与模拟组比较（$P<0.05$），&与PM2.5组比较（$P<0.05$））

6.5.5 诱发系统性炎症指标的变化分析

IL-6 是一种多功能、多基因、多效应的细胞因子，属于典型的炎症因子，在体内具有广泛的生物学效应，由体内不同细胞产生，包括淋巴细胞、单核细胞和上皮细胞等，IL-6 具有增强各种炎症因子及使炎性细胞聚集的作用，是反映机体早期炎症反应的敏感指标[13,14]。

IL-6 可促进冠状动脉粥样硬化发展，在冠心病的血管损伤和急性心肌缺血中起重要作用，可以诱导肝脏合成 CRP 和血浆纤维蛋白原，促进血栓形成[15]。如图 6.5 是不同实验动脉粥样化大鼠 IL-6 对比分析。与对照组相比，模拟冷空气影响组（模拟组）、实际霾与冷空气天气过程影响组（自然组）和 PM$_{2.5}$ 影响组的白介素-6（IL-6）均为显著增加（$P<0.05$），增加值分别为 3.477pg/ml，7.234pg/ml，5.805pg/ml，其中实际霾与冷空气天气过程影响组（自然组）增加的最显著，而且与模拟冷空气组和 PM$_{2.5}$ 组存在显著差

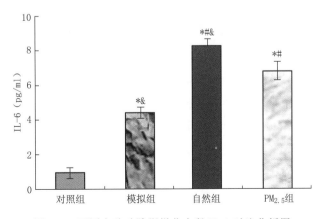

图 6.5 不同实验动脉粥样化大鼠 IL-6 对比分析图

（＊与对照组比较（$P<0.05$），♯与模拟组比较（$P<0.05$），&与PM2.5组比较（$P<0.05$））

异。可见霾与冷空气有明显的交互作用，冷空气增强了霾对动脉粥样化大鼠 IL-6 的影响，加大了血管内皮细胞炎性反应，进一步加快了动脉粥样硬化和血栓形成。

CRP 是一个非常重要的急性期蛋白，属非特异性反应蛋白，是机体非特异性炎性反应的敏感标志物之一[16]。炎症反应时，单核巨噬细胞分泌 IL-6，刺激肝细胞合成 CRP。发现 CRP 在动脉粥样硬化的发生和发展中起重要作用，并与动脉粥样硬化的严重程度有关[17]，CRP 的浓度越高，炎症范围就越大，冠脉损伤就越重，心源性猝死综合征（CHD）病变程度越重，严重心律失常及心脏事件的发生率也越高，CRP 是冠心病的独立危险因素，是心肌梗死、不稳定型心绞痛愈后不良的预报指标[18]。另外，CRP 还促进单核巨噬细胞释放细胞黏附因子，如 TNF-α 等，加剧血管炎症[19]。CRP 水平不仅能准确预测冠状动脉粥样硬化的危险，而且能帮助识别哪些患者有心源性猝死的危险[20]。如图 6.6 所示，与对照组相比，模拟冷空气影响组（模拟组）、实际霾与冷空气天气过程影响组（自然组）和 PM$_{2.5}$ 影响组的血清高敏 C 反应蛋白（hs-CRP）均为显著增加（$P < 0.05$），增加值分别为 23.036ng/dl，49.435ng/dl，33.159ng/dl，其中实际霾与冷空气天气过程影响组（自然组）增加的最显著，而且与模拟冷空气组和 PM$_{2.5}$ 组存在显著差异。可见霾与冷空气有明显的交互作用，冷空气增强了霾对动脉粥样化大鼠 hs-CRP 的影响，加大了血管内皮细胞炎性反应范围，加重了冠状动脉损伤，提高了心源性猝死的危险。

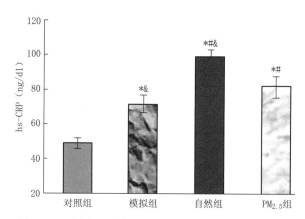

图 6.6　不同实验动脉粥样化大鼠 hs-CRP 对比分析图
（＊与对照组比较（$P < 0.05$），♯与模拟组比较（$P < 0.05$），＆与 PM2.5 组比较（$P < 0.05$））

肿瘤坏死因子-α（TNF-α）是机体主要的炎症介质，它是全身效应的细胞因子，参与机体的炎症反应，引起心肌细胞损伤或重构，与心肌缺血程度及冠心病等心血管疾病的发生密切相关[21]。另外，TNF-α 等细胞因子还可诱使黏附分子（sICAM-1）表达增加[22]。如图 6.7 所示，与对照组相比，模拟冷空气影响组（模拟组）、实际霾与冷空气天气过程影响组（自然组）和 PM$_{2.5}$ 影响组的肿瘤坏死因子（TNF-α）均为显著增加（$P < 0.05$），增加值分别为 3.188pg/ml，9.038pg/ml，3.62pg/ml，其中实际霾与冷空气天气过程影响组（自然组）增加的最显著，而且与模拟冷空气组和 PM$_{2.5}$ 组存在显著差异。可见霾与冷空气有明显的交互作用，冷空气加剧了霾对心脏的毒性作用，导致心肌细胞损伤及冠心

病等心血管疾病更加严重。

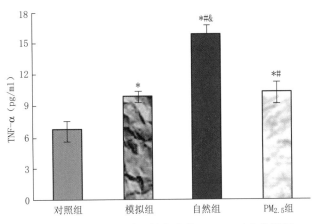

图 6.7 不同实验动脉粥样化大鼠 TNF-α 对比分析图

(＊与对照组比较（$P<0.05$），♯与模拟组比较（$P<0.05$），&与 PM2.5 组比较（$P<0.05$））

ICAM 是一类具有调节细胞与细胞或细胞与细胞外基质相互识别、黏附及信号传递作用功能的糖蛋白分子，广泛分布于体内，调节细胞的生长分化及细胞间相互作用，参与机体炎症与免疫应答、凝血及血栓形成等多种生理病理过程[22—24]。研究表明[23] 血中 sICAM-1 是表征内皮细胞活化的标志，可反映冠脉炎症反应的程度。sICAM-1 是机体内主要的炎性因子，林昌勇等[25,26] 研究指出，炎症的发生正是始于白细胞与血管内皮间的黏附作用，在 sICAM-1 的介导下，白细胞、血小板可实现黏附聚集，炎症细胞会黏附于血管内皮，并渗透到内皮细胞下分泌细胞活性物质，导致血管平滑肌细胞增生、形成泡沫细胞，造成动脉粥样硬化形成及发展，严重的可以形成血栓，所以 sICAM-1 与动脉粥样硬化及冠心病的发生发展密切相关[25]。Luc G 等[27] 对 300 多名冠心病患者跟踪 5 年观察发现，血浆 sICAM-1 水平升高与心绞痛、心梗等疾病的发生及死亡事件相关。sICAM-1 每升高 100ng/ml，冠脉事件风险将增加 30%[28]。如图 6.8 所示，与对照组相比，模拟冷空

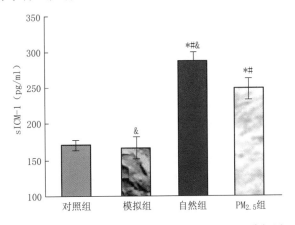

图 6.8 不同实验动脉粥样化大鼠 sICM-1 对比分析图

(＊与对照组比较（$P<0.05$），♯与模拟组比较（$P<0.05$），&与 PM2.5 组比较（$P<0.05$））

气影响组（模拟组）稍有减少，但不存在显著性差异，实际霾与冷空气天气过程影响组（自然组）和 $PM_{2.5}$ 影响组的细胞间黏附因子（sICAM-1）均为显著增加（$P<0.05$），增加值分别为 113.307pg/ml，79.451pg/ml，其中实际霾与冷空气天气过程影响组（自然组）增加的最显著，而且与模拟冷空气组和 $PM_{2.5}$ 组存在显著差异。冷空气加剧了霾对心脏的毒性作用，使动脉粥样硬化发展加速，增加了冠脉事件风险程度。

6.5.6 心血管危险因素分析

冠脉疾病的危险因素检测主要包括总胆固醇、甘油三酯、高密度脂蛋白胆固醇（HDL-C）、低密度脂蛋白胆固醇（LDL-C）四项。心肌损伤和心肌梗死检测包括目肌红蛋白（Mb）和心肌肌钙蛋白（cTn）I 或 T 等进行诊断与鉴别诊断，这些标志物在正常情况下存在于心肌细胞中，当心肌梗死发作后释放入血。如表 6.1 表明，动脉粥样硬化大鼠受霾与冷空气共同影响，心血管疾病的危险因素，除高密度脂蛋白胆固醇（HDL-C）以外，总胆固醇（Tc）、甘油三酯（TG）、低密度脂蛋白胆固醇（LDL-C）、肌钙蛋白（cTnT）和肌红蛋白（Mb）均呈正增长，HDL-C 与其他指标变化相反，随着霾与冷空气暴露的增强呈减小趋势。与对照组相比，除 HDL-C 以外，模拟冷空气影响组（模拟组）、实际霾与冷空气天气过程影响组（自然组）和 $PM_{2.5}$ 影响组的 Tc，TG，LDL-C，cTnT 和 Mb 均为显著增加（$P<0.05$），其中实际霾与冷空气天气过程影响组（自然组）增加的最显著，与模拟冷空气组和 $PM_{2.5}$ 组存在显著差异，并且模拟冷空气组与 $PM_{2.5}$ 组比较，也存在显著差异。可见霾与冷空气有明显的交互作用，冷空气加剧了霾对心血管疾病影响的危险程度，促进了心肌梗死疾病的发作。

表 6.1 不同实验对心血管影响的危险因素对比分析表（$n=6$，$\overline{x}\pm s$）

危险指标	对照组	模拟组	自然组	$PM_{2.5}$ 组
Tc(mmol/L)	1.7582±0.329	3.1197±0.327*&	5.4105±0.217*#&	4.1487±0.287*#
TG(mmol/L)	0.6263±0.241	0.8705±0.193&	1.3802±0.426*#&	0.9895±0.359*#
HDL-C(mmol/L)	1.3819±0.381	1.1482±0.401&	0.9623±0.323*#&	1.0796±0.427*#
LDL-C(mmol/L)	0.8371±0.419	0.9402±0.093&	1.8813±0.042*#&	1.0916±0.081*#
cTnT(pg/ml)	56.412±15.41	95.844±14.04*&	170.219±43.21*#&	111.109±23.52*#
Mbng/ml	4.3204±0.269	5.9802±1.218*&	10.287±2.782*#&	8.662±3.674*#

注：* 与对照组比较（$P<0.05$），# 与模拟组比较（$P<0.05$），& 与PM2.5组比较（$P<0.05$）

6.5.7 血管收缩物质的变化分析

心血管疾病的血管收缩物质主要包括肾上腺素（EPI）、去甲肾上腺素（NE）、血管内皮素-1（ET-1）、血管紧张素Ⅱ（ANGⅡ）。如表 6.2 表明，动脉粥样硬化大鼠受霾与冷空气共同影响，肾上腺素（EPI）、去甲肾上腺素（NE）、血管内皮素-1（ET-1）、血管紧张素Ⅱ（ANGⅡ）均呈正增长，与对照组相比，模拟冷空气影响组（模拟组）、实际霾与冷空气天气过程影响组（自然组）和 $PM_{2.5}$ 影响组的 EPI（除模拟组外），NE，ET-1 和

ANGⅡ均为显著增加（$P<0.05$），其中实际霾与冷空气天气过程影响组（自然组）增加的最显著，与模拟冷空气组和PM₂.₅组存在显著差异，并且模拟冷空气组与PM₂.₅组比较，也存在显著差异。可见霾与冷空气有明显的交互作用，进一步加重了全身血管的收缩，对高血压影响加重，心肌缺血性疾病更加严重。

图 6.2　不同实验对血管收缩物质影响的对比分析表（$n=6$，$\overline{x}\pm s$）

危险指标	对照组	模拟组	自然组	PM₂.₅组
EPI(pg/ml)	54.799±3.96	59.825±4.31&	115.32±30.6 * # &	91.83±21.3 * #
NE(ng/ml)	0.6871±0.21	0.8131±0.34 * &	1.3294±0.62 * # &	0.972±0.75 * #
AngⅡ(pg/ml)	682.03±31.9	794.67±34.1 * &	914.19±45.9 * # &	810.4±29.3 * #
ET-1(pg/ml)	122.17±14.7	136.41±12.8 * &	162.96±16.3 * # &	150.3±21.7 * #

注：* 与对照组比较（$P<0.05$），# 与模拟组比较（$P<0.05$），& 与PM2.5组比较（$P<0.05$）

6.5.8　反映血栓形成的指标变化分析

D-二聚体（D-dimer）是反映凝固系统的指标，在正常动脉内几乎没有 D-dimer 的存在。它是交联纤维蛋白及其特异性降解产物，血液中它的出现表明体内有纤维蛋白形成和溶解，其水平增高反映体内存在血液凝固和纤溶系统的双重激活，可作为体内高凝状态和继发纤溶亢进的重要依据[29]。研究表明 D-dimer 与心血管疾病存在密切关系，是敏感的血栓形成指示物，可作为体内血栓形成或溶解的分子标志之一，并且它的降解产物是血小板激活的特异性物质。D-dimer 可使血管内皮细胞和血管平滑肌细胞的炎性蛋白-1 和 IL-6 的表达增强，促发炎症反应而导致急性冠脉综合征（ACS）的发生[30]。如图 6.9 所示，模拟冷空气影响组（模拟组）、实际霾与冷空气天气过程影响组（自然组）和 PM₂.₅ 影响组的 D-二聚体（D-dimer）均为显著增加（$P<0.05$），增加值分别为 2.235ng/dl，9.63ng/dl，5.61ng/dl，其中实际霾与冷空气天气过程影响组（自然组）增加的最显著，而且与模拟冷空气组和PM₂.₅组存在显著差异。可见霾与冷空气有明显的交互作用，冷空气加剧了霾对心血管疾病影响的危险程度，加速冠状动脉血栓形成，促使心肌梗死疾病急性发作。

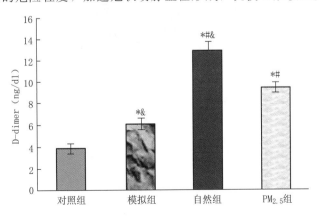

图 6.9　不同实验动脉粥样化大鼠 D-dimer 对比分析图

（* 与对照组比较（$P<0.05$），# 与模拟组比较（$P<0.05$），& 与PM2.5组比较（$P<0.05$））

纤溶酶原激活物抑制剂-I（PAI-1）是一种糖蛋白，主要由血管内皮细胞产生，在肝脏灭活，它是纤溶酶原活化的基本调节物质，对纤溶酶原活性的平衡起主要作用。Pal-1在健康人即有一定水平的表达，作为体液调节的正常组成部分，维持凝血纤溶系统的平衡。PaI-1是组织型纤溶酶原激活物（t-PA）的抑制物，能够迅速有效地抑制t-PA的活性，正常情况下血浆t-PA与PaI-1处于平衡状态，如果这种平衡破坏，PaI-1抑制纤溶活性，可导致血管局部纤溶蛋白分解的活性降低，使纤维蛋白易于沉积，微血栓不断形成，集聚形成血栓，导致AMI的发作，所以PAI-1水平升高与AMI的形成有密切的关系[31]。PAI-1在动脉粥样硬化的发生发展过程中也起重要作用，PAI-1水平如果持续升高，使机体处于低纤溶状态，导致纤维蛋白网架形成，使成纤维细胞在其上聚集、增殖，释放间质胶原，加速纤维化进程，促进动脉粥样硬化的发生。血浆PAI-1水平是冠心病和心肌梗死的独立预测因子，可作为ACS病变严重程度的预测指标。如图6.10所示，模拟冷空气影响组（模拟组）、实际霾与冷空气天气过程影响组（自然组）和PM$_{2.5}$影响组的纤溶酶原激活物抑制剂-I（PAI-1）均为显著增加（$P<0.05$），增加值分别为43.159ng/dl，87.035ng/dl，48.96ng/dl，其中实际霾与冷空气天气过程影响组（自然组）增加的最显著，而且与模拟冷空气组和PM$_{2.5}$组存在显著差异。可见霾与冷空气有明显的交互作用，冷空气加剧了霾对心血管疾病影响的危险程度，加速冠状动脉血栓形成，促使心肌梗死疾病急性发作。

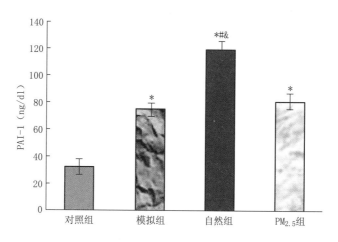

图 6.10 不同实验动脉粥样化大鼠 PAI-1 对比分析图

（＊与对照组比较（$P<0.05$），♯与模拟组比较（$P<0.05$），&与PM2.5组比较（$P<0.05$）

6.6 小结

1. 动脉粥样硬化大鼠受霾与冷空气的共同影响，各生化指标均比冷空气或PM$_{2.5}$单独影响变化显著，气温低于摄氏零度时基本上霾与冷空气具有交互作用，冷空气加剧了霾对冠状动脉及心脏的毒性，使心血管疾病明显加重，甚至导致心肌梗死急性发作猝死。

2.霾与冷空气的共同作用对心血管疾病影响的机理。受霾与冷空气共同影响，肺脏受到低于摄氏零度冷空气与霾的刺激，导致炎症和氧化应激发生，使血液中总超氧化物歧化酶（T-SOD）、谷胱甘肽（GSH）显著减少，打破了氧化与抗氧化的平衡，使过氧自由基增多，加速脂蛋白氧化，血脂 TC，TG 及 LDL-C 明显上升，HDL-C 减小，血黏稠度加大；冷空气与霾导致白介素-6 显著增加，IL-6 是典型的炎症因子，它本身具有增强各种炎症因子及使炎性细胞聚集的作用，促进冠状动脉粥样硬化发展，同时它可以促进血清高敏C 反应蛋白（hs-CRP）和肿瘤坏死因子-α（TNF-α）等细胞炎性介质分泌增多，CRP 可使动脉血管发炎，使冠状血管损伤，TNF-α 是全身性炎性因子，引起血管炎症，使血管壁通透性增强，使血脂渗透到血管壁上，加速了血管硬化，TNF-α 还可诱使黏附分子（sICAM-1）增加，sICAM-1 是表征内皮细胞活化的标志，可反映冠脉炎症反应的程度，在sICAM-1 的介导下，白细胞、血小板可实现黏附聚集，炎症细胞会黏附于血管内皮，并渗透到内皮细胞下分泌细胞活性物质，导致血管平滑肌细胞增生、形成泡沫细胞，造成动脉粥样硬化形成及发展，导致冠心病发生，严重的可以形成血栓，炎性因子 IL-6，TNF-α及 CRP 均可以导致心肌损伤及心肌梗死，进而肌钙蛋白（cTnT）和肌红蛋白（Mb）也显著增多，一旦 cTnT 增多，就表明心肌梗死已经发生了；冷空气与霾导致血管收缩物质EPI，NE，ANGⅡ及 ET-1 增多，导致全身血管收缩，使血压升高，引起心肌缺血性心脏病发生；白细胞介素-6 直接或间接促进诱导一氧化氮合成酶（iNOS）产生增加，继之生成大量的游离一氧化氮自由基，导致组织和细胞损伤。急性炎症反应和氧化应激，导致凝固系统激活，使血液处于高凝状态，PAI-1 水平增高，纤维蛋白形成，D-dimer 水平增高，有利于冠状动脉血栓形成，导致心肌梗死。

参考文献

［1］ Burgan O，Smargiassi A，Perron S，et al，Cardiovascular effects of sub-daily levels of ambient fine particles：a systematic review［J］.*Environ Health*，2010，**9**：26.

［2］ Lee B J，Kim B，Lee K，Air pollution exposure and cardiovascular disease［J］.*Toxicol Res*，2014，**30**（2）：71-75.

［3］ Zhang P，Dong G，Sun B，et al，Long-term exposure to ambient air pollution and mortality due to cardiovascular disease and cerebrovascular disease in Shenyang，China［J］.*PLoS One*，2011，**6**（6）：e20827.

［4］ 赵金镯，曹强，钱孝琳，等，大气 PM＿（2.5）对大鼠心血管系统的急性毒性作用［J］.卫生研究，2007（04）：417-420.

［5］ 邓芙蓉，郭新彪，陈威，等，大气PM_{2.5}对自发性高血压大鼠心律的影响及其机制研究［J］.环境与健康杂志，2009（03）：189-191.

［6］ Ma W，Chen R，Kan H，Temperature-related mortality in 17 large Chinese cities：How heat and cold affect mortality in China［J］.*Environ Res*，2014，**134**C：**127-133.**

［7］ Luo B，Zhang S，Ma S，et al，Effects of different cold-air exposure intensities on the risk of cardio-vascular disease in healthy and hypertensive rats［J］.*Int J Biometeorol*，2014，**58**（2）：185-194.

［8］罗斌，张书余，周骥，等，探讨模拟冷空气降温过程对健康大鼠和高血压大鼠凝血功能的影响［J］．中国应用生理学杂志，2012（05）：390-393.

［9］Cheng Y，Kan H，Effect of the interaction between outdoor air pollution and extreme temperature on daily mortality in Shanghai，China［J］．*J Epidemiol*，2012，**22**（1）：28-36.

［10］Sun Yue，Ma Ii，Wang Huaiyou，*et al*，Spectroscopy and Spectral Analysis，2002，**22**（4）：637-638.

［11］Cereser C，Guichard J，Drai J，*et al*．Joumal of Chromatography B，2001，**752**（2）：123-124.

［12］Ulrich MM，Alink GM，Kumarathasan P，*et al*，Health effects and time course of particulate matter on the cardiopulmonary systemin rats with lung inflammation［J］．*Toxicol Environ Health A*，2002，**65**：1571-1595.

［13］Van SJ，IL-6：an overview［J］．*Annu Rev Immunol*，1990，**8**：253-278.

［14］Woods A，Brull DJ，Humphries SE，*et al*，Genetic of inflammation and risk of coronary artery disease：the central role of interleukin-6［J］．*Eur Health*，2000，**21**：1574-1583.

［15］梁春，吴宗贵，急性冠状动脉综合征血清学标志物研究进展［J］．中华老年心脑血管病杂志，2001，**3**（5）：350-353.

［16］Torzewski J，Torzewski M，Bowyer DE，*et al*，C-reactive protein frequently Colocalizes with the terminal complement complex in the intima of early atherosclerotic lesions of humancoronary arteries［J］．*Arterioscler Thromb Vasc Bi01*，1998，**18**（9）：1386-1392.

［17］郭远林，张伟，陈纪林，易损斑块的分子病理学研究进展［J］．中国分子心脏病学杂志，2004，**4**（6）：358-360.

［18］宋文宣，王大鹏，C反应蛋白与冠心病［J］．中国医刊，2004，**39**（8）：8-1l.

［19］王拥军，氯吡格雷稳定易损斑块［J］．国外医学：脑血管疾病分册，2005，**13**（10）：734-736.

［20］杨胜利，何秉贤，何学生，等，C反应蛋白是急性冠脉综合征的一种危险因子［J］．中华心血管病杂志，2002，**30**（10）：618-619.

［21］Zhao SP，TD Xu，Elevated tumor necrosis factor alpha of blood，mononuclear cells in patients with congestive heart failure［J］．*Int JCardiol*，1999，**71**（3）：257-261.

［22］申文祥，可溶性细胞间黏附分子-1和可溶性血管细胞黏附分子-1与冠心病的相关性［D］．2007，郑州大学.

［23］徐延光，可溶性E-选择素和可溶性细胞间黏附分子与2型糖尿病及2型糖尿病合并下肢血管斑块形成病变的相关性研究［D］．2005，天津：天津医科大学.

［24］薛艳军，TNF-α对EMs在位内膜体外培养细胞ICAM-1，sICAM-1及ICAM-1脱落率的影响［D］．广东：暨南大学，2008.

［25］林昌勇，冠心病病人血清IMA，sICAM与hs-CRP变化及其意义［D］．山东：青岛大学，2011.

［26］张宏，方佩华，赵伟，等，血清sICAM-1水平与高甘油三酯血症相关性探讨［C］．全国首届代谢综合征的基础与临床专题学术会议论文汇编，2004.

［27］Luc G，Arveiler D，Evans A，Circulating soluble adhesion molecules ICAM-1 and VCAM-1 and incident coronary heart disease：the PRIME Study［J］．*Atherosclerosis*，2003，**170**（1）：169-176.

［28］刘晓利，ICAM-1，IL-6的血浆水平及基因多态性与脑梗塞［D］．北京：北京协和医科大学，2005.

［29］Abdlmouttableb I，Danchin N，Iiardo C，*et al*，C-reactive proteinand coronary artery disease：additional evidence of the implication of aninflammatory processin acute coronary syndrome [J]. *Am Heart J*，1999，**137**（20）：346-351.

[30] Salmaa V，Stinson V，Kark JD，*et al*，Association of fibfionlytic parameters with early atherosclerosis [J]. *Circulation*. 1995，**9 1**（4）：284-290.

[31] Haverkate E，Levels of homeostatic factors，arteriosclarosis and vascular disease [J]. *Vase Pharmacol*，2002，**39**（3）：109-112.

第7章

冷空气对高血压大鼠的影响

天气条件作为环境中变化最显著的因子，其变化常常会引起多种疾病的发生或加重[1]。心脑血管疾病（CVD）就是一类受气象条件变化影响较大的疾病，主要包括脑梗死、脑出血、高血压、冠心病（包括心肌梗死、心绞痛、供血不足等）。张书余等[2] 研究指出，心脑血管疾病的复发、加重与气象条件有明显的关系，76％的患者疾病复发、加重与天气变化有关，其余的主要与劳累、情绪等因素相关。冬季是心脑血管疾病的高发季节，尤其在冷空气前后，温差变化比较大，心血管疾病的复发和加重的发病率有明显的加剧。李萍阳[3] 研究指出全球每三个死亡的人中就有一人死于心脑血管疾病。目前我国患有心血管疾病的人数至少为2.3亿，平均每10个成年人中就有2人是心血管疾病患者，每年的心血管死亡人数高达300万人，该病已经成为中国居民健康的"头号杀手"。其中高血压又是心血管疾病患者最早出现的病症，因此做好高血压病机理研究，对预防其他心血管疾病的发生发展更为重要。

文献［4］通过模拟寒潮天气，进行了高血压致病机理实验研究，指出寒潮刺激使HR，AngⅡ和WBV显著升高，这些指标的升高导致SBP升高，对高血压疾病产生影响。在此研究的基础上，采用Wistar大鼠，按中国气象局2004（48）号文件中的寒潮国家标准，筛选寒潮天气过程，其标准以日最低气温降温幅度及其持续时间表示，具体标准为48小时内日最低气温降幅大于等于10℃，并且日最低气温小于等于4℃。通过多元线性回归统计分析，建立了甘肃张掖市寒潮模型（表7.1和图7.1），整个寒潮过程持续时间为52小时，最低温出现在第44小时，温度为-3.4℃，日最低温降温幅度为11.2±0.51℃。利用历史观测资料对模型进行检验，结果表明模型能够很好地模拟寒潮温度、湿度与气压变化。张书余等[5] 通过心脑血管疾病与各种气象要素统计分析指出，与风速的相关性很小，因此在此实验中没有考虑风的影响。用人工气候箱模拟该型寒潮，研究寒潮发生过程中，对不同时间点的大鼠血压、血脂、全血黏度、去甲肾上腺素及血管紧张素Ⅱ等相关激素指标的影响。分析冷刺激过程中随着时间的推移大鼠体内的相关激素是如何变化的，以及在何时能达到最大值，为高血压疾病预防和制作医疗气象预报提供理论依据。

7.1　材料和设备

人工气候箱：它具有温度、气压、湿度等气象要素同时交变的工作性能。温度范围：−30～120℃；温度波动度：±0.5℃；温度均匀度：±0.2℃；升降温速率0.01～1.3℃/min；

湿度范围：30％～98％；升降湿速率：0.1～1％/min；湿度波动度±3％RH（≧75％RH时），±5％RH（＜75％RH时）；气压变化范围：±1200Pa；箱体内容积：500L，800mm×700mm×900mm。根据试验需求和基本功能，试验箱提供高低气温、湿度、气压联合试验环境，还能保证高低温湿压交变实验有新鲜的空气（氧气）补入，满足实验动物呼吸需求。

智能无创血压计：它可以运用红外线传感技术精确地检测脉搏振动波，准确测量大鼠的心率、收缩压、平均压，并自动通过计算得到扩张压。测量的重复再现率高。自动判断测量鼠血压的变化，进入可测量状态时自动开始测量。并能根据设定的次数自动进行多次测量。

实验动物的选择：购置SPF级10周龄健康雄性Wistar大鼠27只，体重200g，由兰州大学医学院公共卫生学院动物实验中心提供，予以标准鼠食喂养。

实验主要的手术用具：手术刀、手术剪、骨钳、止血钳、采血针和真空采血管等；

动物饲料：大鼠维持颗粒饲料；产品符合GB13078和GB14924.2；该饲料为全价饲料，可直接饲养动物。原料组成：玉米、豆粕、鱼粉、面粉、麸皮、磷酸氢钙、石粉、多种维生素、多种微量元素和氨基酸等。

7.2 实验前期准备

7.2.1 实验动物的适应性饲养

实验之前采用标准鼠食，对所有大鼠进行为期两周的适应性饲养，以满足实验用健康大鼠的要求。由于模拟的是寒潮天气，温度较低，大鼠在放入试验箱后会由于温差过大而直接冻死或冻伤，因此，将适应性饲养的环境温度设置为10℃，即接近于冷空气模拟的起始温度。由于适应性饲养的温度比较低，为了避免低温干燥，引起大鼠尾部坏死现象发生，将饲养室的湿度控制在40％～70％之间。并且通过安装隔音窗和吸音海绵，使饲养室的噪音降至55dB以下。照明的周期为12h光照，12h黑暗；光照度为170Lux；动物饲养过程中保证充足的水源和饲料。此外，每日清扫并消毒，保证动物饲养室内清洁，垫料做到每日更换，以减少非实验因素对动物造成的影响。气候箱中也保证同样的噪音要求和光照环境条件。

7.2.2 动物的编号和分组

第一步：用标签将健康大鼠编上1～27号。第二步：随机将27只大鼠分为9个小组，每组3只。第三步：用抓阄的方法将9组大鼠随机分别分配到各自的空白对照组、最低温前3小时组、最低温前1小时组、最低温组、最低温后1小时组、最低温后3小时组、全过程结束组、全过程结束后5小时组和全过程结束后7小时组，依次对应编号为1-9组。

7.2.3 寒潮模型的建立及实验过程

7.2.3.1 寒潮模型的建立

采用甘肃省张掖市 1995 年 1 月 1 日—2010 年 12 月 31 日，16 年地面观测资料，数据包括日平均气温、日最低气温、日最高气温、日气压等。按中国气象局 2004（48）号文件中冷空气国家标准和寒潮国家标准，筛选寒潮天气过程，其标准以日最低气温降温幅度及其持续时间表示，具体标准为 48 小时内日最低气温降幅大于等于 10℃，并且日最低气温小于等于 4℃。

采用统计降尺度方法，得到张掖市 16 年逐时温度和气压值，经筛选有 7 次天气过程达到了国家寒潮标准，通过多元线性回归统计分析，建立的寒潮模型（表 7.1），整个寒潮过程持续时间为 52 小时，最低温出现在第 44 小时，日最低温降温幅度为 $11.2 \pm 0.51℃$，利用历史观测资料对模型进行检验，结果表明模型能够很好地模拟寒潮温度与气压变化，如图 7.1 所示。

表 7.1   寒潮模型

冷空气类型	寒潮模型及多元线性相关系数
寒潮	$T = 0.006t^2 - 0.485t + 10.51$ $R^2 = 0.419$ $P = -1.941t^2 + 108.5t - 640.5$ $R^2 = 0.951$

注：T 代表气温（℃）；P 代表气压（hPa）；t 代表时间（h）

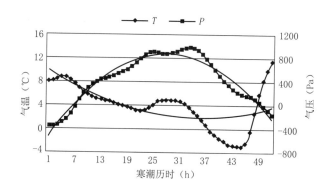

图 7.1   寒潮过程温、压变化图

7.2.3.2   动物实验过程

将气象要素值输入人工气候箱，提前 30 min 打开气候箱，让箱体内环境达到稳定后，将最低温前 3 小时组、最低温前 1 小时组、最低温组、最低温后 1 小时组、最低温后 3 小时组、全过程结束组、全过程结束后 5 小时组和全过程结束后 7 小时组这 8 个组同时放入气候箱内，并按次序将鼠笼编上 1~8 号，实验的全过程保持 12 h 光照和 12 h 黑暗以及充足的水和饲料。在寒潮冷空气过程达到最低温前 3 小时取出 1 号鼠笼，并立即对大鼠测血压和采血。以相同的步骤在最低温前 1 小时取出 2 号鼠笼、最低温时取出 3 号鼠笼、最低温后 1 小时取出 4 号鼠笼、最低温后 3 小时取出 5 号鼠笼、全过程结束取出 6 号鼠笼、全过程结束后 5 小时取出 7 号鼠笼和全过程结束后 7 小时取出 8 号鼠笼。并检测各组的血压和采血，血液样本用来检测 ANGⅡ，NE，血脂和全血黏度。

7.3　实验结果分析

Bin Luo 等[6] 研究指出冷空气可导致健康大鼠产生应激反应，致使健康大鼠机体发生各种生化指标改变，正是由于这些生化变化才引起血压的升高，因此可以用生化指标的变化来研究高血压发生、发展的过程。

7.3.1　血脂的变化

正常人体内血脂的产生、消耗或转化等维持动态平衡，所以血脂含量基本恒定不变。血脂测定可反映体内脂类代谢状况，也是临床常规分析的重要指标。目前临床常规测定的项目主要有血清总胆固醇（TC）、甘油三酯（TG）、低密度脂蛋白胆固醇（LDL-C）和高密度脂蛋白胆固醇（HDL-C）。血脂是冠状动脉粥样硬化性心脏病（冠心病）的高危因素。动脉粥样硬化是一个慢性过程，轻度血脂异常通常没有任何不适症状，这也是高脂血症的一个重要特点。Gadegbeku 等[7,8] 通过对高血压及健康志愿者静脉输入脂肪乳发现，血脂的急性增高导致动脉压力感受器的迅速重置并降低了压力反射的敏感性而使血压升高。目前中国要求临床血脂检测中应至少测定 TC，TG，HDL-C 和 LDL-C 这 4 项，仅检测血清 TC、TG 不足以反映脂质代谢紊乱的全貌，因为即使 TC 或 TG 属正常水平，HDL-C，LDL-C 也有可能出现异常。因此，根据临床检测的要求，在动物实验中对血脂的检测也同样要进行这 4 项的检测。

由图 7.2 分析可知，血清总胆固醇（TC）在最低温度出现前 3 小时达到最大值

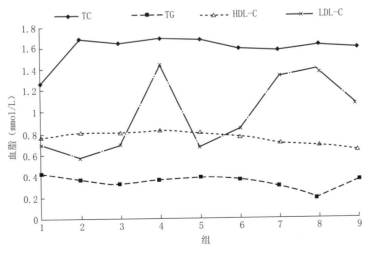

图 7.2　血脂四项（TC，TG，HDL-C，LDL-C）伴随寒潮天气发生过程的变化图

（1.72mmol/L），比对照组的值高出了 0.4mmol/L，之后伴随寒潮天气的发展其值变化很小，在全过程结束时达到在最低值；甘油三酯随寒潮天气过程呈波动下降，在全过程结束后 5 小时达到最低值，7 小时回复正常；高密度脂蛋白胆固醇（HDL-C）变化不大，寒潮发生时稍有上升，之后缓慢稍有下降；低密度脂蛋白胆固醇（LDL-C）伴随寒潮天气的发展，先是下降而后迅速上升，波动比较大，在全过程结束后 5 小时达到最大值，而后逐渐回复正常。由此可见寒潮天气对血清总胆固醇（TC）和低密度脂蛋白胆固醇（LDL-C）有明显影响，而且在寒潮天气发生的初期就产生了明显影响。

7.3.2　全血黏度的变化

全血黏度是血液最基本的流变特征，是血液流变学研究的核心，是反映血液"浓、黏、聚、凝"的一项重要指标。王世民等[9] 指出检查全血黏度，对预防动脉硬化、高血压、冠心病、心绞痛、心肌梗死、脑血管等疾病有非常好的指示意义。

如图 7.3 是全血黏度伴随寒潮天气影响的变化图，图中的三条曲线自上而下分别是全血黏度低切 10（1/s）、中切 60（1/s）和高切 150（1/s）的实验结果，三种指标所表现出来的变化趋势是一致的，全血黏度在最低温出现时达到最大，而后稍下降，并基本保持不变直到全过程结束后 5 小时，才开始进一步下降。可见寒潮天气在最低气温出现时影响最大，而后直到寒潮结束后 7 小时，对全血黏度影响的作用仍未结束。

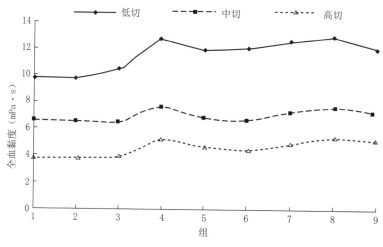

图 7.3　全血黏度伴随寒潮天气发生过程的变化图

7.3.3　去甲肾上腺素的变化

文献［5］研究指出去甲肾上腺素（NE）是机体产生应激反应的直接体现，可引起血管收缩，尽而导致高血压疾病发生、复发或加重。

图 7.4 所示，去甲肾上腺素受寒潮天气的影响，随着气温的下降而升高，当气温达到最低时，NE 上升到最大值（29.1pg/ml），大约维持到最低气温出现后 1 小时，伴随气温

的回升而下降。直到寒潮天气结束后，仍维持在较高的水平上。可见寒潮天气对 NE 的影响有明显的滞后性。

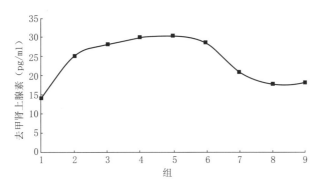

图 7.4　去甲肾上腺素伴随寒潮天气发生过程的变化图

7.3.4　血管紧张素Ⅱ的变化

Jones ES 等[10,11] 研究指出血管紧张素Ⅱ（AngⅡ）是肾素-血管紧张系统（RAS）的重要活性肽，主要通过 AngⅡ受体 AT 1 和 AT2 发挥作用，参与机体血压调节。AngⅡ还可以通过 AT2 受体影响血管舒展，水纳的排泄等，从而影响机体血压的水平。

如图 7.5 所示，血管紧张素Ⅱ随着冷空气的到达迅速增加，在最低气温出现前 3 小时，血管紧张素Ⅱ值达到了 59.3pg/ml，比对照组高出了 28.1pg/ml，而后呈缓慢增长，在冷空气过程结束时达到最大值，并且直到冷空影响结束后 7 小时仍维持在较高的数值上不变。可见冷空气对血管紧张素Ⅱ影响有明显的滞后性。

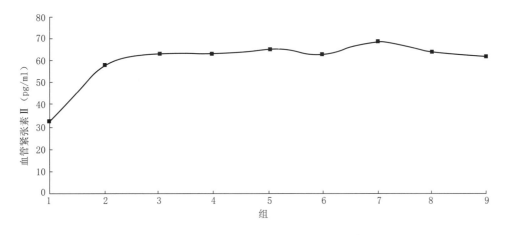

图 7.5　血管紧张素Ⅱ伴随寒潮天气发生过程的变化图

7.3.5　血压的变化

血压是影响心脑血管系统的直接体现。如图 7.6 所示，血压受寒潮天气影，随着温度的降低而升高，在最低温时达到最大值，之后都随着温度的回升而逐渐降低。但是从图中发现，寒潮天气过程结束后，血压并没有恢复到对照组的水平，而是维持在较高的水平上持续不变。

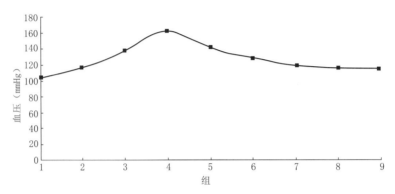

图 7.6　血压伴随寒潮天气发生过程的变化图

7.4　结论

张书余[4] 等通过模拟寒潮天气，进行了高血压致病机理实验研究指出，当寒潮天气影响时，可使动物及人类交感神经兴奋，致使肾上腺素增加，心跳加速，血液黏滞度升高，血管扩张反应减弱等，导致外周阻力增加并最终引起血压升高；当寒潮天气影响时，同时也导致血管紧张素 II 升高，可使全身微动脉收缩，引起血压升高。在此研究的基础上，对寒潮发生过程中不同时间点的大鼠血压、血脂、全血黏度、去甲肾上腺素及血管紧张素 II 等相关激素指标进行了实验研究，结果表明：寒潮天气对血清总胆固醇（TC）和低密度脂蛋白胆固醇（LDL-C）有明显影响，而且在寒潮天气发生的初期影响效果最显著；寒潮天气对全血黏度的影响是，全血黏度低切、中切和高切值在最低气温出现时达到最大，而且影响的作用直到寒潮结束后仍持续；去甲肾上腺素受寒潮天气的影响是，随着气温的下降而升高，当气温达到最低时，NE 上升到最大值，而后伴随气温的回升而下降，直到寒潮天气结束后，仍维持在较高的水平上；血管紧张素 II 受寒潮天气影响是，在最低气温出现前 3 小时，血管紧张素 II 值迅速上升，而后呈缓慢增长，在冷空气过程结束时达到最大值，并且直到冷空影响结束后仍维持在较高的数值上不变；血压受寒潮天气影响是，随着温度的降低而升高，在最低温时达到最大值，之后随着温度的回升而逐渐降低。而且在寒潮天气过程结束后，血压仍维持在较高的水平上持续不变。

综上所述，寒潮天气对动物高血压影响的预报着眼点是：在寒潮天气发生过程中，冷锋通过后，受冷高压控制，气温迅速下降，当气温达到最低时，全血黏度、去甲肾上腺素和血管紧张素 II 上升到最大值，可导致动物血压升高，并持续维持到寒潮天气影响结束以后还不能立刻回复正常。

参考文献

［1］张书余，张夏琨，谢静芳，等，白山市感冒与气象条件的关系分析和预报［J］.气象，2012，**38**
（6）：740-744.

［2］张书余，王宝鉴，谢静芳，等，吉林省心脑血管疾病与气象条件关系分析和预报研究［J］.气象，
2010，**36**（9）：115-119.

［3］李萍阳，从第18届国际生物气象会议看生物气象研究的进展与动向［J］.气象，2010，**36**（2）：
136-141.

［4］张书余，马守存，周骥，等，模拟寒潮对高血压疾病影响机理的实验研究［J］.气象，2013，**39**
（6）：830-835.

［5］张书余，医疗气象预报［M］.北京：气象出版社，2010.

［6］Bin Luo，Shuyu Zhang，S Ma *et al*，Effects of Cold Air on Cardiovascular Disease Risk Factorsin Rat
［J］. *Int J Environ Res Public Health*，2012，**9**（6）：2312-2325.

［7］Gadegbeku C A，Shrayyef M Z，Taylor T P，*et al*，Mechanism of lipid enhancement of alphal-adre-
noceptor pressor sensitivity in hypertension［J］. *J Hypertens*，2006，**24**（7）：1383-1389.

［8］Marfella R，De Angelisl，Nappof F，*et al*，Elevated plasma fatty acid concentrations prolong cardiac
repolarization in healthy subjects［J］. *Am J ClinNutr*，2001，**73**（1）：27-30.

［9］王世民，饶明利，张淑琴，等，多发性脑梗塞62例血液流变学的观察［J］.中风与神经疾病杂志，
1991，**8**（4）：226-228.

［10］Jones ES，Vinh A，McCarthy CA，*et al*，AT2 receptors：functional relevance incardiovascular dis-
ease［J］. *Pharmacol Ther*，2008，**120**（3）：292-316.

［11］Esses D，Gallagher EJ，Iannaccone R，*et al*，Six-hous versus 12-our protocolsfor AMI：CK-MB in
conjunction with myoglobin［J］. *The American Journal of Emergency Medicine*，2001，**19**
（3）：182.

第8章

中等强度冷空气对人群心血管疾病的影响

随着近些年世界范围内对冷空气引发心血管疾病的关注和研究，冷空气已被公认为是造成心血管疾病发病率和死亡率增加的重要危险气象因素[1—11]。世界卫生组织（WHO）的一份研究报告表明，较冷的中国北方高血压疾病及相关心脑血管疾病发病率明显高于较暖的南方[12]。急性冷刺激能够引起人体血压的收缩压升高 20mmHg 以上[13,14]，而短暂的低温刺激也能引起人类和动物血压的迅速增加[15—19]。许多流行病学研究结果提示在寒冷季节里低温可能会最终造成高血压疾病[20]，并导致中风及心梗等高血压相关心脑血管疾病的发生[21—23]。模拟冷空气对大鼠冷刺激表明，可以导致大鼠血脂四项甘油三酯、血清总胆固醇、高密度脂蛋白胆固醇和低密度脂蛋白胆固醇及血黏度升高[24,25]。Lou 等[26] 模拟不同强度等级的冷空气对高血压和健康大鼠的影响，表明随着冷空气强度的增加，不论是健康还是患高血压的大鼠，对血压的影响随着冷空气的强度增加而更加明显。在此研究的基础上，文献［27，28］通过动物实验对它的影响机制进行了初步研究，那么在冷空气发生、发展的过程中是否对人群的影响也是具有类似的机制呢？本章以 2013 年 4 月发生在甘肃省张掖市的一次中等强度冷空气为实验实例进行了研究，甘肃省张掖市地处中国北方，气候类型复杂，天气多变，温差较大。它是中国西北方冷空气东移南下的必经咽喉要道，每年影响我国约 95％的强冷空气会从甘肃省经过。恶劣的天气条件会对当地居民生活和身体健康造成很大的影响，尤其是对心血管疾病患者带来更大的威胁。在此次中等强度冷空气对人群心脑血管影响实验过程中，分别检测了冷空气过境前、过境期间和过境后心血管疾病病人和健康人血压和去甲肾上腺素、肾上腺素、血管紧张素Ⅱ等指标水平，分析其在冷空气过境前、过境期间和过境后的变化，探讨冷空气活动对人群高血压疾病的影响机理。

8.1 材料与方法

8.1.1 研究地点

选择没有化工业污染、空气质量符合环境空气质量一、二级标准、空气洁净度优良、天气多变、温差较大的西部和西北部冷空气南下必经之处的甘肃省张掖市作为研究地点。

8.1.2 研究对象

采用随机整群抽样的方法，选取张掖市人民医院为监测点，查阅距监测点半径 1000m

范围内、年龄在40~70岁之间的居民健康档案，经健康筛查及血液学检查无器质性疾病的具有血压高症状的心血管病人，于现场实验前，选择无烟酒嗜好，近3天未服用心血管疾病药物的患者70例，按相同入选条件选择健康人70例作为对照。在2013年4月26—29日期间，工作人员对纳入实验的人群进行问卷调查，问卷内容包括近4天身体状况、饮食、服用药物、活动范围等情况，尽量排除混杂因素，保持病例组和对照组相同的暴露史。同时按实验方案要求进行各种检验。实验过程中放弃依从性差（未按时采血、测量血压）及不符合条件（服用了各种药物、精神受到刺激及患了流行性感冒等疾病）者，最终数据来自全程严格执行实验条件的心血管疾病病人30例（男15例，女15例）作为病例组，入选的患者主要包括患有脑血栓病人6例、脑溢血病人2例、冠心病病人12例、高血压病人10例的志愿者，平均年龄为59岁。按相同入选条件选择健康人30例（男15例，女15例）作为对照组，平均年龄为55岁。病例组和对照组的性别和年龄构成差异无统计学意义（$P>0.05$）。

8.1.3　实验资料采集

测定指标：血压（BP）、肾上腺素（E）、去甲肾上腺素（NE）和血管紧张素Ⅱ（ANGⅡ）等指标。

样品采集：于冷空气过境前24小时（4月26日上午）、过境时（气温降至最低（4月28日5：00—7：00之间））和过境后24小时（4月29日上午）分别采集空腹肘静脉血各5ml，样品均收集至无抗凝剂真空采血管内，于3000r/min离心后，血清于−80℃冻存。

测定方法：各类生化指标采用酶联免疫吸附（ELISA）双抗体夹心法检测，即用纯化的样本抗体包被微孔板，制成固相抗体，再加入待测样本及酶标试剂，形成抗体—抗原—酶标抗体复合物，经过洗涤加入显色剂，然后在450nm波长下测定吸光度，计算待测样本浓度。ELISA试剂盒由美国R&D公司生产，西安科昊生物工程有限公司分装。酶标仪由奥地利TECAN公司生产，检测由兰州大学医学实验中心完成。

环境气象资料：本次人群实验研究在甘肃省张掖市2013年4月26—28日的一次冷空气活动时进行，冷空气过程的资料，包括气温、气压、相对湿度等逐时监测数据，资料由兰州中心气象台提供。逐日空气质量资料由张掖市环保局提供。冷空气类型按中央气象台2006年制定的中国冷空气等级国家标准GB/T20484-2006确定[29]。

8.1.4　质量控制

人群现场试验点选择在空气质量优，并且没有其他因素影响的地点。实验前首先对参加实验的医生、护士、课题组研究生及相关人员进行培训，使每个参加实验的工作人员熟悉患者及健康人的纳入标准、掌握生物样品采集要求及规范及其他注意事项，并与检测医院联系确保检测的及时准确。检测的试剂均达到生化指标检测级别和标准。及时建立数据库，对数据进行严格的复查和审核。

8.1.5 统计学方法

利用 SPSS19.0 软件建立数据库并对所有指标数据进行统计分析和处理，计量数据均以均数±标准差（$\bar{x} \pm s$）表示，计算方差齐性后利用单因素方差分析对三组间各指标结果进行差异检验分析，两组间比较采用独立样本 t 检验，差异具有统计学意义（$P < 0.05$）。

8.2 结果分析

8.2.1 环境气象要素变化分析

由表 8.1、图 8.1 可见，张掖市 2013 年 4 月 26 日最低气温为 16.2℃，28 日为 8.8℃，48 小时最低气温下降 7.4℃，根据中国冷空气等级国家标准（GB/T20484-2006）规定，本次冷空气符合中等强度冷空气标准，属于一次中等强度冷空气过程。另外，最低相对湿度为 6%，出现在冷空气过境前 26 日 6 时，最大相对湿度为 43%，出现在冷空气过境时 28 日 6 时。最低气压为 998.3hPa，出现在冷空气过境前 27 日 3 时，最高气压为 1009.9hPa，出现在冷空气过境后 28 日 8 时。4 月 26—29 日张掖空气质量 SO_2，NO_2 日平均值分别小于 $6\mu g/m^3$，$10\mu g/m^3$，可吸入颗粒物为 $40 \sim 60\mu g/m^3$。空气质量优良，对人体健康的影响可以忽略不计。

表 8.1 2013 年 4 月张掖市冷空气过程的基本气象数据（℃）

变量	26 日	27 日	28 日	29 日
$Tmax_{24}$	26.1	19.4	16.4	26.5
$Tmin_{24}$	16.2	14.9	8.8	10.4
$\triangle Tmin_{48}$			7.4	4.5

注：$Tmax_{24}$ 为日最高气温，$Tmin_{24}$ 为日最低气温，$\triangle Tmin_{48}$ 为 48 小时内最低温之差

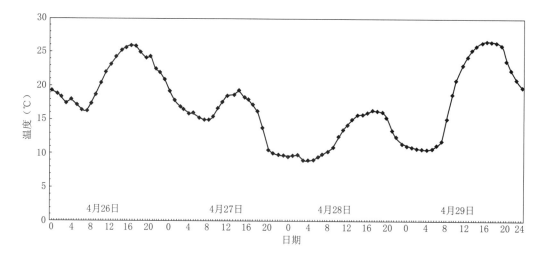

图 8.1 张掖市 2013 年 4 月 26—29 日温度变化图

8.2.2 去甲肾上腺素检测结果分析

如图 8.2 是冷空气活动中病例组和对照组 NE 平均水平变化图，病例组和对照组在冷空气过境前、中、后三个时段的 NE 水平呈增加趋势，其中病例组为持续增加，在冷空气暴露时为 306.86ng/L，与暴露前比增加了 148.13ng/L，并且在冷空气影响结束后仍在较高水平上维持，为 363.39ng/L，与暴露前比增加了 204.66ng/L，过境后与过境前、过境中相比，均有明显差异（$P<0.05$）。对照组在冷空气过境后 NE 平均水平略有下降，但与过境前相比有明显差异（$P<0.05$）。

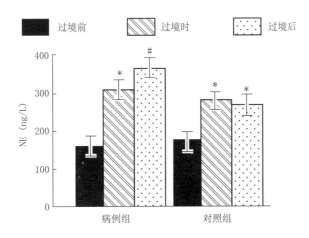

图 8.2 冷空气活动过程中病例组和对照组 NE 平均水平变化趋势图

注：* 与过境前比较，$P<0.05$；# 与过境时比较，$P<0.05$

8.2.3 肾上腺素检测结果分析

如图 8.3 所示，冷空气活动前、中、后病例组和对照组 E 均呈现正增长的趋势，但增长的幅度很小，无明显差异（$P>0.05$）。以病例组为例，在冷空气暴露时为 78.65ng/L，与暴露前比增加了 1.34ng/L，而且在冷空气影响结束后仍在较高水平上维持，为 81.3ng/L，与暴露前比增加了 3.99ng/L。冷空气过境后，对照组 E 水平较过境时出现小幅度降低，但高于过境前水平。

8.2.4 血管紧张素 Ⅱ 检测结果分析

如图 8.4 是冷空气活动过程中病例组和对照组血管紧张素 Ⅱ 平均水平变化趋势。在冷空气过境前、中、后三个时段，无论是病例组还是对照组血管紧张素 Ⅱ 的平均水平均呈正增长，其中与过境前比较，病例组和对照组过境时分别升高了 39.1ng/L 和 46.7ng/L，存在着显著性差异（$P<0.001$）；过境后病例组、对照组的血管紧张素 Ⅱ 的平均水平均有所下降，但均大于过境前的水平，分别是 26.1ng/L 和 34.7ng/L，并存在显著性差异（$P<0.05$）。

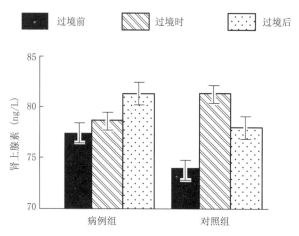

图 8.3 冷空气活动过程中病例组和对照组肾上腺素平均水平变化图

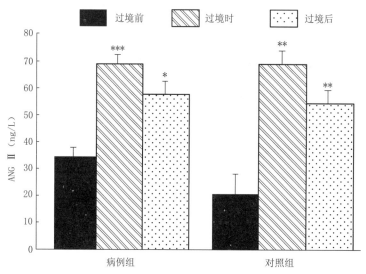

图 8.4 冷空气活动过程中病例组和对照组 ANG Ⅱ 的水平变化图

注：＊＊＊与过境前比较（P＜0.001）；＊＊与过境前比较（P＜0.01）；＊与过境前比较（P＜0.05）

8.2.5 血压的检测结果分析

如表8.2、图8.5是在冷空气活动过程中各个时期检测的病例组和对照组血压收缩压和舒张压的平均值变化图表。由图表可知，在冷空气过境前、中、后三个时段，病例组和对照组的血压舒张压和收缩压平均值变化趋势均呈正增长。以病例组为例，收缩压平均值在冷空气暴露时为136.3mmHg，与暴露前比增加了11.6mmHg，在冷空气过境时达到最大。在冷空气影响结束后收缩压平均值仍在较高水平上维持，为131.7mmHg，与暴露前比增加了7.1mmHg，过境后出现回落，但仍比过境前高。病例组在冷空气影响时，与过境前比具有显著性差异（P＜0.05），而对照组无显著性差异（P＞0.05）。在冷空气活动同一时期的血压，病例组和对照组对应比较，统计均存在显著性差异（$P<0.05$）。由此可见冷空气可引起无论是心血管病人还是健康人血压升高，对心血管病人的影响更显著。并且在冷空气影响结束后还不能立刻恢复。

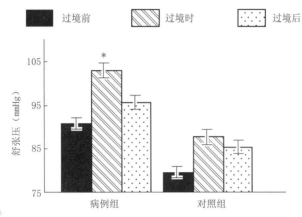

图 8.5　冷空气活动过程中血压舒张压水平变化趋势图

注：* 与过境前比较（$P<0.05$）

表 8.2　冷空气活动过程中血压收缩压测定结果分析（$\bar{x}\pm s$，mmHg）

时间	病例组			对照组（健康人）		
年龄	40～49	50～59	60～70	40～49	50～59	60～70
过境前	121±3	124±5	129±4	115±5	118±4	129±5
过境中	132±5 *	137±6 *	140±7 *	121±4	127±6	137±7
过境后	127±4	133±4	135±6	118±3	124±4	131±5

注：* 与过境前比较（$P<0.05$）

8.3　讨论与总结

8.3.1　讨论

为了研究本次中等强度冷空气过程对血压影响的机制，我们检测了病例组和健康对照组血中的去甲肾上腺素、肾上腺素和血管紧张素Ⅱ等血浆浓度水平。综上结果分析发现血管紧张素Ⅱ血浆浓度无论在病例组还是对照组都呈升高的趋势，而且在过境时其浓度最高，与血压的变化趋势相同。在病例组和健康对照组血浆中 NE 浓度的变化也出现了同样的趋势，只是病例组其浓度在过境时和过境后中呈持续升高，过境后血压虽有下降，但仍处于较高的高度，而健康对照组这种状态仅出现在过境时，过境后无论是 NE 浓度还是血压很快恢复。这说健康对照组血压恢复将比病例组快，这也预示该冷空气过程对病例组血压的影响时间将长于健康对照组。

NE 血浆浓度的升高说明机体 SNS 正被激活，而 ANGⅡ血浆浓度的升高表明机体内 RAS 也被激活，这两个系统的激活必然导致血压的升高。NE 和 ANGⅡ都是缩血管物质，具有很强收缩血管功能。NE 与肾上腺素能 α 受体结合，使得全身血管广泛收缩。ANGⅡ可作用于血管平滑肌，引起全身微动脉收缩。在这两个物质的作用下，全身血管收缩，从而导致血压的升高。许多研究已经充分证明了冷刺激中血压的变化机制是由于兴奋了 SNS 和 RAS 从而导致血压的升高[30,31]。尽管与这些研究中所运用的冷刺激不同，此次冷空气过程中气温逐渐下降，对于机体也是一冷刺激过程，并同样导致了血浆 NE 和 ANGⅡ浓度的升高。由此我们不难得出结论，冷空气导致机体血压的升高也是通过兴奋 SNS 和 RAS 来进行的。循环血中 NE 的来源除了肾上腺髓质外，也有一部分来源于肾上腺能神经末梢的释放，而 ANGⅡ也能促进这条途径[32] 增加 NE 的释放，则我们在该冷空气过程中发现的 NE 增加主要是因 ANGⅡ增加引起。如上所述得知，本次冷空气过程导致心脑血管病人和健康人血压的升高途径主要是激活 RAS 系统，使得 ANGⅡ浓度水平的升高，进而促进 NE 的释放增加，也因此兴奋 SNS。通过这些系统的综合作用，共同导致血压的升高。

8.3.2　结论

通过讨论，我们可得出以下结论：（1）冷空气活动对心脑血管疾病影响最大、最敏感指标是 NE 和 ANGⅡ。（2）冷空气过程导致心脑血管病人和健康人血压的升高途径主要是交感神经系统（SNS）的激活，ANGⅡ浓度水平的升高，进而促进 NE 的释放增加，激活 RAS。通过这些系统的综合作用，共同导致血压的升高；（3）冷空气过程影响心脑血管病人血压变化比健康人显著，而且冷空气对心脑血管病人影响的时间长于健康人。

参考文献

［1］ Sotaniemi E V，Huhti E，Takkunen J，Effect of temperature on hospital admissions for myocardial infarction in a subarctic area［J］．*Br Med J*，1970，**4**（1）：150-151．

［2］ Kunst A L，Mackenbach J，Outdoor air temperature and mortality in The Netherlands：a time-series analysis［J］．*Am J Epidemiol*，1993，**137**（3）：331-340．

［3］ Marchant B R，Stevenson R，Wilkinson P，*et al*，Circadian and seasonal factors in the pathogenesis of acute myocardial infarction：the influence of environmental temperature［J］．*Br Heart J*，1993，**69**（5）：385-387．

［4］ Hong Y R，Lee J，Ha E，*et al*，Ischemic stroke associated with decrease in temperature［J］．*Epidemiology*，2003，**14**（4）：473-478．

［5］ White I，The partial thromboplastin time：defining an era in coagulation［J］．*journal of Thrombosis & Haemostasis*，2003，**1**（11）：2267-2270．

［6］ Dobson J，Cold periods and coronary events：an analysis of populations worldwide［J］．*J Epidemiol Community Health*，2005，**59**（1）：551-556．

［7］ Kendrovski V，The impact of ambient temperature on mortality among the urban population in Sko-pje，Macedonia during the period 1996-2000 ［J］. *BMC Public Health*，2006，**6**（2）：44.

［8］ Analitis K，Biggeri A，M Baccini，*et al*，Effects of Cold Weather on Mortality：Results from 15 European Cities within the Phewe Project ［J］. *American Journal of Epidemiology*，2008，**168**（12）：1397-1408.

［9］ Jan Kysely L，Jan Kyncl，Excess cardiovascular mortality associated with cold spells in the Czech Re-public ［J］. *BMC Public Health*，2009，**9**（1）：19.

［10］ Wang XiaoYu，Temperature variation and emergency hospital admissions for stroke in Brisbane，Australia，1996-2005 ［J］. *International Journal of Biometeorology*，2009，**53**（6）：535-541.

［11］ 张书余，王宝鉴，谢静芳，等，吉林省心脑血管疾病与气象条件关系分析和预报研究 ［J］. 气象，2010，**36**（9）：115-119.

［12］ Thorvaldsen P A，Kuulasmma A，Schroll M，Stroke incidence，case fatality，and mortality in the WHO MONICA project：World Health Organization Monitoring Trends and determinants in cardio-vascular diseases ［J］. *Stroke*，1995，**26**（1）：361-367.

［13］ Korhonen I，Blood pressure and heart rate responses in men exposed to arm and leg cold pressor tests and whole-body cold exposure ［J］. *Int J Circumpolar Health*，2006，**65**（2）：178-184.

［14］ Komulainen S，Rintamäki H，Virokannas H，*et al*，Blood pressure responses to whole-body cold exposure：effect of metoprolol ［J］. *J Hum Hypertens*，2004，**18**（12）：905-906.

［15］ Fregly M J，O Schechtman，Direct blood pressure measurements in rats during abrupt exposure to，and removal from，cold air ［J］. *Proc Soc Exp Biol Med*，1994，**205**（2）：119-123.

［16］ Qian Z M，H W Koon，Area postrema is essential for the maintenance of normal blood pressure un-der cold stress in rats ［J］. *Exp Brain Res*，1998，**121**（2）：186-190.

［17］ Raven PB，Niki I，Dahms TE，*et al*，Compensatory cardiovascular responses during an environmen-tal cold stress，5 degrees C ［J］. *J Appl Physiol*，1970，**29**（4）：417-421.

［18］ Li Y，H Alshaer，G Fernie，Blood pressure and thermal responses to repeated whole body cold expo-sure：effect of winter clothing ［J］. *Eur J Appl Physiol*，2009，**107**（6）：673-685.

［19］ Scriven A J，Murphy M B，Dollery C T，Changes in blood pressure and plasma catecholamines caused by tyramine and cold exposure ［J］. *J Cardiovasc Pharmacol*，1984，**6**（5）：954-960.

［20］ BarnettAG.，Cold periods and coronary events：an analysis of populations worldwide ［J］. *J Epide-miol Community Health*，2005，**59**（7）：551-557.

［21］ Caicoya M R，Lasheras C，Cuello R，*et al*，Stroke incidence in Austria，1990-1991 ［J］. *Rev Neu-rol*，1996，**24**（1）：806-811.

［22］ Marchant B R，Stevenson R，Wilkinson P，*et al*，Circadian and seasonal factors in the pathogenesis of acute myocardial infarction：the influence of environmental temperature ［J］. *Br Heart J*，1993，**69**（1）：385-387.

［23］ Sheth T N，Muller J，Yusuf S，Increased winter mortality from acute myocardial infarction and stroke：the effect of age ［J］. *J Am Coll Cardiol*，1999，**33**（1）：1916-1919.

［24］ Bin Luo，Shuyu Zhang，Shoucun Ma，*et al*，Effects of Cold Air on Cardiovascul Car Disease Risk Factors in Rat ［J］. *Int J Environ Res Public Health*. 2012，**9**（1）：2312-2325.

［25］ Bin Luo，Shuyu Zhang，Shoucun Ma，*et al*，Artificial Cold Air Increases the Cardiovascular Risks in Spontaneously Hypertensive Rats ［J］. *Int J Environ Res Public Health*，2012，**9**（1）：3197-3208.

［26］ Bin Luo，Shuyu Zhang，Shoucun Ma，*et al*，Effects of different cold-air exposure intensities on the risk of cardiovascular disease in healthy and hypertensive rats ［J］. *Int J Biometeorol*，2014，**58**（1）：185-194.

［27］ 张书余，马守存，周骥，等，模拟寒潮对高血压疾病影响机理的实验研究 ［J］. 气象，2013，**39**（6）：830-835.

［28］ 张夏琨，周骥，张书余，等，模拟寒潮对高血压疾病的影响实验研究 ［J］. 气象，2014，**40**（6）：784-788.

［29］ 国家气象中心（中央气象台），GB/T 20484-2006，冷空气等级 ［S］. 北京：中国标准出版社，2006：89.

［30］ Olli A T，Lauri T，Pirkko H，*et al*，Are the blood pressure and endocrine responses of healthy subjects exposed to cold stress altered by an acutely increased sodium intake? ［J］. *European Journal of Applied Physiology*，2001，**84**（2）：48-53.

［31］ Sun Z R，Zhonge Z，James Alouidor，*et al*，Angiotensinogen Gene Knockout Delays and Attenuates Cold-Induced Hypertension ［J］. *Hypertension*，2003，**41**（1）：322-327.

［32］ Dzau V R，Tissure Angiotension system in cardiovascular medicinela paradigm shift ［J］. *Circulation*，1994，**89**（1）：493-498.

第 9 章

霾与冷空气交互作用对心血管疾病影响的研究结果

不同的心血管疾病对低温的刺激敏感性不同，冷空气更易引起心肌缺血、急性心梗、冠心病及高血压等疾病[1,5]，不同强度的冷空气可能导致心血管疾病发生发展的程度也不相同。

心肌梗死（MI）主要发生在较冷的季节，包括死亡和发病。Merchant 等发现伦敦心肌梗死入院率在冬季最高[6]。匈牙利急性 MI 发病率在春季最高，而且与气温成反比[7]。在韩国大邱市，研究人员同样得出急性 MI 在冬季的入院率高于其他季节[8]。随着气温的下降，MI 事件发生率增加。日本鹿儿岛急性 MI 的发病率也与气温成反比，当天气温越低，急性心梗（AMI）发病率越高[9]。在意大利佛罗伦萨气温每降低 10℃，MI 日入院率增加 19%[10]。自 24℃开始，气温每降 1℃，急性 MI 入院率在香港增加 3.7%，在台北高高雄则增加 4.0%[11]。除了与温度的相关性，研究也认为气压的变化也与 MI 的发生有关。如气压变化 10hPa 伴随 MI 增加 12%[12]。焚风、闪电、高气压、气压变化梯度及大风天气均与 MI 的增加有关[13]。尽管如此，多数研究均认为气象因子里主要是气温变化与 MI 的发生关系密切。此外，在极冷天气里，MI 也均高于其他天气。如挪威特隆姆瑟市的 MI 发病率随着气温的降低升高并在降雪天气有明显升高[14]。芬兰赫尔辛基市 AMI 死亡率在极冷天气中最高[15]。

冠心病作为受天气变化影响比较强烈的心血管疾病之一，也主要受到低温的影响比较明显[25]。希腊研究者发现急性冠状证在早冬是最高，类似的结果也出现在 Wolf 等的研究中[16,17]。随着气温降低，急性冠状症（ACS）状加重。台春市 ACS 急诊入院率与日均气温成反比，26.2℃以下，ACS 入院增加 30%～70%，而且在日温差大于 8.3℃时增加 15%[18]。雅典日均气温每降低 1℃，ACS 入院率增加 5%[19]。冷暴露后（铲雪），有 35% 人发生了 ACS[20]。张书余研究发现极端寒冷和热浪天气都使得冠心病发病率明显增加[5]。实验研究表明，冷刺激时，慢性心绞痛病人出现血流停止的概率是 6/12，变异性心绞痛病人的概率是 9/12，而健康人的概率是 1/12[21]。由此可见，低温对冠心病的影响显著。

冷刺激作为刺激的一种，其能够引起血压的升高[22-24]。流行病学研究表明高血压发病率在冬季最高[26-30]。如 Pragya 等发现收缩压舒张压同时满足高血压标准（收缩压≥140mmHg，舒张压≥90mmHg）时，冬季高血压的发病率是夏季的 1.9 倍。人群的血压在冬季最高[30]。Gapon 等发现高血压病人在冬季（气温小于 4℃）平均收缩压为 135.5mmHg，而在夏季（气温大于 22℃）为 134.5mmHg，舒张压分别为 85mmHg 和 87.5mmHg[27,31]。Woodhouse 等发现，冬季血压大于 160mmHg 人群数量是夏季的 4

倍[27]。在吸烟人群中也出现了相同的结果结论[32]。气温与血压成反比，气温越低血压越高。室内气温每下降 1℃，收缩压增加 1.3mmHg，而舒张压增加 0.6mmhg[27]。张书余[22-24] 通过人群和动物实验初步揭示了冷空气导致血压升高的机制。

大气颗粒物（PM）对人类健康的有害影响已经得到全世界的广泛关注，早在 1952 年伦敦大雾流行期间，与 PM 相关的死亡率明显增加，引发了 PM 流行病学研究[33]。近十年，随着科技、工业和交通事业的迅速发展，空气 PM 污染越来越严重，已经成为影响人类健康的主要危害因素之一。世界卫生组织 2002 年的评估表明，全球每年至少有 100 万人死于 PM 暴露[34] 2004 年 6 月，美国心脏学会（AHA）在 Ciculation 杂志上发表文章，首次证实空气 PM 污染与心血管疾病相关[35]。美国环保局（EPA）、美国国立环境卫生研究院（NIEHS）等机构把 PM 的心血管效应作为研究重点，并认为其将成为解释 PM 污染与心血管疾病发病率、死亡率相关性的关键[36]。因此，PM 污染与心血管疾病之间的关系已经成为国际环境流行病学研究的热点之一。

$PM_{2.5}$ 短期暴露可以引起动脉粥样硬化并发症，如斑块易损性、血栓形成和急性缺血事件的发生。流行病学研究显示，心血管疾病超额发病率和死亡率与 $PM_{2.5}$ 之间有很强的相关性[37]。Pope 等[38] 研究发现，$PM_{2.5}$ 水平升高 $10\mu g/m^3$，急性缺血性冠脉事件增加 4.5%，尤其是有潜在冠状动脉病变的患者危险性更高。美国不同六个城市 $PM_{2.5}$ 水平的比较发现，$PM_{2.5}$ 水平每增加 $10\mu g/m^3$，缺血性心脏病每日死亡率增加 2.1%[39]。死亡统计显示，$PM_{2.5}$ 浓度增加 $10\mu g/m^3$，总死亡率增加 1.8%，心血管疾病死亡率增加 1.4%[40,41]。Pope 等[42] 对全美 50 个州大约 500000 名成年人为期 16 年 $PM_{2.5}$ 的研究发现，平均 $PM_{2.5}$ 水平每年增加 $10\mu g/m^3$，所有原因引起的死亡率增加 4%，缺血性心脏病的危险性最大，其死亡相对危险度增加 1.18 倍，其他疾病如心律失常、心衰发病率也随着增加。$PM_{2.5}$ 与其有害的健康影响呈线性关系。Schimmel 等[43] 比较纽约 $PM_{2.5}$ 相关的每日超额死亡率发现，36.2% 的总超额死亡由冠状动脉疾病引起，8.1% 由高血压病引起。

流行病学研究显示，$PM_{2.5}$ 可引起心率（HR）增快[44]，血压升高[45]，血液黏稠度升高[46]，心律失常[47]，心肌梗死[48] 等。研究显示，老年人[40,49,50] 是 $PM_{2.5}$ 暴露的易感人群[49]。PM 使原先有慢性肺疾病、冠状动脉疾病和心衰的患者短期的心血管死亡风险增高，所以他们是 PM 暴露的易感人群[51]。吸烟也使 PM 长期暴露的心血管危险性增加，所以吸烟者也是 PM 暴露的易感人群[42]。大量的研究提示，心血管系统是 $PM_{2.5}$ 暴露的一个主要靶器官。但是 $PM_{2.5}$ 对心脑血管系统影响的机理研究较少。

大多数研究仅研究了 PM 或冷空气对心血管系统疾病的影响，而鲜有研究探讨二者的联合作用。PM 与冷空气在影响心血管系统疾病时是否存在联合作用，这在目前亟待研究的问题。目前只有少量的流行病学研究，分析了 PM 和冷空气对呼吸系统疾病的交互作用。Ren 等发现 PM_{10} 能明显显示冷空气对呼吸系统疾病入院率的影响，尤其是 PM_{10} 浓度越高时，这种作用越显著[52]。也有研究认为气温过低或者过高仅能增加 PM_{10} 引起的呼吸系统疾病死亡率，而对呼吸系统疾病死亡率却没有显著影响[53]。而 $PM_{2.5}$ 与冷空气对心血管疾病的综合影响研究，到目前为止未见文献报告。应该还是空白。

目前还未有实验研究探讨冷空气和霾对心血管系统疾病综合影响的作用机制。

文献［24］通过中等强度冷空气活动对人群血压及生化指标水平的影响实验研究，探讨了冷空气对心血管疾病的影响的机制。许多研究已经充分证明了冷刺激中血压的变化机制是由于兴奋了 SNS 和 RAS 从而导致血压的升高[54,55]，交感神经系统（SNS）的激活，使得 ANGⅡ浓度水平的升高，进而促进 NE 的释放增加，激活 RAS。通过这些系统的综合作用，共同导致血压的升高。冷空气活动可导致人群 Mb，cTnI 的代谢和分泌显著增加，而且 Mb，cTnI 在冷空气影响结束后仍在较高浓度水平上维持，这说明冷空气可以引起人群心细胞损害，而且这种损害在冷空气暴露过后的短时间内不能及时恢复[24]。

PM 对心血管影响的机制研究取得了一些初步的成果，PM 致心血管疾病的机制包括 PM 的直接作用和间接作用两方面。

PM 可直接作用于心血管系统和血液，可能有三个方面的作用机理，一是 PM 可引起自主神经功能改变[56]。PM 通过呼吸系统直接进入血液，并随血液循环系统到达心脏[57,58]，PM 可以直接导致自主神经平衡失调，迷走神经张力减低，副交感神经对心脏的正常控制减弱，交感神经张力增加，导致静态心率（HR）增加[59]，心率变异（HRV）降低[60]，血压（BP）升高[59]。可直接导致血压高、心肌梗死及慢性心衰等心血管疾病发生；二是进入血液的重金属离子破坏细胞钙稳态平衡[61]。PM 吸附有大量的铅、镉、汞、镍等重金属，它们与 Ca^{2+} 具有类似的原子半径，当它们进入血液后，可在纸膜、线粒体或内质网膜的 Ca^{2+} 转运部位上与 Ca^{2+} 发生竞争，进而导致细胞内膜钙稳态失衡。细胞内膜 Ca^{2+} 浓度的增加可使氧自由基增加，导致心脏组织损伤[62]，可导致心肌梗死及冠心病发生或加重；三是影响心肌离子通道[63]。心脏 Ca^{2+} 通道可能是 PM 产生心脏毒性的靶蛋白之一，PM 可能通过影响 Ca^{2+} 通道而起作用。通过 PM 的重金属离子直接阻断心肌离子通道或中断细胞的信号通路[64,65]，使 Ca^{2+} 电流发生改变，进而导致室性期前收缩、缺血性心肌损伤和心衰等心血管疾病。

PM 可以间接影响心血管系统。与 PM 的间接作用通过肺部氧化应激和炎症反应，引起系统炎症。PM 致心血管疾病的间接机制可能是 PM 进入呼吸道引起肺部氧化应激和炎症反应[66]。PM 通过影响线粒体的氧化作用，白细胞分泌活性氧（ROS）增加，内皮细胞功能障碍，儿茶酚胺自身氧化，使体内 ROS 生成增多。其机制可能是由于 PM 中的过渡金属或自由基成分引起的[66,67]，PM 吸附有一定量的过渡金属，进入机体后可在局部释放出浓度较高的过渡金属离子，它们产生自由基的能力很强。另一方面，PM 进入呼吸道后，激活肺泡上皮细胞和巨噬细胞进行吞噬作用时，氧消耗大量增加，使细胞外生成大量 ROS[62]。自由基所产生的氧化损伤被认为是 PM 产生生物活性的重要机制之一[68]。自由基产生后，主要作用于脂质、蛋白质、DNA，引起膜脂质过氧化、蛋白质氧化或水解、诱导或抑制蛋白酶活性、DNA 损伤[69]。自由基可使低密度脂蛋白（LDL）转变为氧化修饰的低密度脂蛋白（ox-LDL）[70]，而 ox-LDL 和氧化应激对血管内皮细胞的损伤可以加速动脉粥样硬化（AS）的进程，在 AS 斑块的形成和使斑块变得不稳定中起重要作用[71]；PM 对血管内皮细胞、血管平滑肌细胞（VSMC）具有较强的毒性作用，导致内皮细胞变性、坏死和脱落，刺激 VSMC 大量增殖并迁移至内膜下。对血中的单核细胞具有较强的趋化作用，导致大量泡沫细胞的形成。刺激内皮细胞分泌血管紧张素 II（Ang II）、内皮素-1（ET-1）和血栓素（TXA$_2$），抑制前列环素（PGI$_2$）的合成，灭活 NO，导致血管舒缩功能失调。通过抑制 PGI$_2$ 的合成和增加 TXA$_2$ 的释放，引起血小板黏附和聚集，导致血栓的形成。可导致冠心病、心肌梗死等心血管疾病发生。PM 暴露可以通过肺部炎症引起系统炎症，也可以直接进入循环引起系统炎症。炎症在缺血性心脏病的发生机制中起重要作用，长期暴露可以引起动脉粥样硬化的形成，短期暴露可以引起斑块的不稳定性和心血管事件的突然发作[72]。PM 引起肺泡炎症，肺泡巨噬细胞（MAC）激活，合成、分泌细胞因子如白介素-6（IL-6）等。IL-6 属于典型的炎症因子，在体内具有广泛的生物学效应，它可刺激机体合成几乎所有主要的急性反应蛋白，使白细胞从骨髓释放进入血液循环系统[73]。IL-6 可加速早期 AS 的形成，与 AS 血栓形成可能有因果关系[74]。Rus 等[75] 报道可在粥样硬化的脂质条纹及单纯纤维斑块中检出 IL-6 与 C 反应蛋白（CRP），且 IL-6 在动脉粥样硬化壁中的浓度是其血清浓度的 200 倍。动脉粥样硬化斑块可以合成 IL-6 并可以作用于血管壁而引起血管壁的损伤，促进血管内皮细胞和血管平滑肌的增生，参与动脉粥样硬化的形成和进展。IL-6 而在冠心病的血管损伤和急性心肌缺血中起重要作用，可以诱导肝脏合成 CRP 和血浆纤维蛋白原，促进血栓形成。IL 而是炎症反应的主要调节因子，在炎症指标与 ACS 危险性之间的联系中起关键作用。CRP 具有直接的促炎症效应，在动脉粥样硬化斑块内可刺激炎性介质的释放和表达，促进局部黏附分子、纤溶酶原激活物抑制剂-1（PAI-1）等的表达，降低内皮 NO 生物利用度，改变巨噬细胞对 LDL 摄取并使粥样硬化病变内聚集补体，促进血管炎症及血栓形成。

系统炎症和氧化应激可以激发血管内皮功能障碍。AlfaroMoreno 等[76] 研究报道，PM$_{2.5}$ 可诱导内皮细胞生成黏附分子，如 E-选择素、细胞间黏附分子-1（IVAM-l）、血管细胞黏附分子-1（VCAM-l）、血小板内皮细胞黏附分子-1（PEAM-l）等的表达，这个结果提示 PM 暴露可引起血管内皮功能改变。内皮功能障碍在动脉粥样硬化的产生和长期进展中起重要作用。

上述研究的结果可以推断，冷空气与 PM 分别都对心血管疾病有明显的影响，作用的机理也进行了初步实验研究，并取得了成果。无论是冷空气还是 PM 对心血管系统疾病的影响及作用机理，有较好的相似性。为研究冷空气与霾对心血管系统疾病的综合影响及机制奠定了基础。

近三十年来，中国冷空气强冷空气频次稍有减少，比如寒潮天气在 20 世纪 70 年代频次多，20 世纪 80 年代频次较少，20 世纪 90 年代以后又逐渐增加，而且偏东路冷空气是增加的，但是由于气候变暖，强冷空气的降温幅度却在不断加大[77]。影响京津冀的冷空气频次一般每年为 5～7 次[78-81]，其中中等强度以上冷空气 2～3 次，较弱冷空 3～4 次。京津冀是我国雾霾污染最重的区域之一，1971—2007 年河北霾的时空分布特征统计得知[82]，河北霾出现频数具有明显的地域性和月际分布特征。沿太行山东麓和燕山南麓的北京、保定、石家庄等城市霾平均出现频数最高，霾频数的月际分布特征是 12 月、1 月最多，8月、9月最少，其中北京20个地面站雾、霾天数从1980年的50天增加到了2008年的72天[83]，尤其是近三年发生了几次持续时间长的重度雾、霾污染天气[84]，2014年最新统计结果，$PM_{2.5}$大于$100\mu g/m^3$的天数北京83天、石家庄97天、邢台120天。污染仍停留在较高的水平上。据文献[85]研究指出从1980年开始我国心血管疾病发病率和死亡率呈持续上升趋势，尤其是2005年以后增长趋势呈指数上升，对人民健康构成了极大威胁。因此我们将选择霾和冷空气对心血管系统的影响及其机制研究作为主攻方向。就是要揭示冷空气和霾综合对心血管系统的影响机理，为卫生部门预防心血管疾病的发生，为气象部门做好医疗气象预报提供理论支撑。

1.通过研究揭示了霾与冷空气对心血管疾病影响的机制是：如图9.1所示，冷空气和霾对肺部刺激，可导致炎性和氧化应激反应，继而引起系统性炎症反应，巨噬细胞释放细胞因子IL-6，IL-6具有增强各种炎症因子及使炎性细胞聚集的作用，导致血清IL-6水平的升高，诱导内皮细胞、巨噬细胞分泌大量的sICAM-1，sPECAM-1等炎性细胞因子，并促使肝细胞和上皮细胞合成CRP，使这些因子在血液中的水平也提高。血浆中的sICAM-1，sPECAM-1增加可以激活体内炎症系统，通过调节细胞黏附因子和炎性介质，促进动脉粥样硬化斑块的炎性反应，可使动脉粥样硬化形成和发展。CRP与动脉粥样硬化发展程度密切相关，随着CRP的浓度越高，炎症范围越大，冠状动脉粥样硬化的程度就越重，进一步导致动脉粥样硬化发生、发展。由于T-SOD水平的下降，不能清除脂质过氧化产生的过氧自由基，另外GSH的下降，也导致清除活性氧功能降低，导致血管细胞损伤，加速脂蛋白氧化，使血脂增加，血液黏稠度加大。白细胞介素-6直接或间接促进诱导一氧化氮合成酶（iNOS）产生增加，继之生成大量的游离一氧化氮自由基，导致组织和细胞损伤。急性炎症反应和氧化应激，导致凝固系统激活，使血液处于高凝状态，PAI-1水

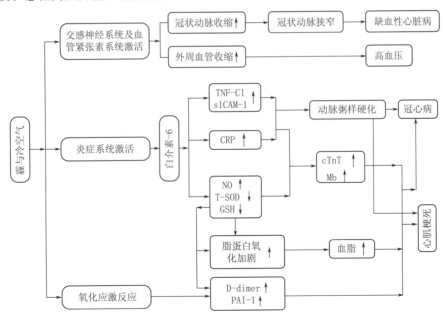

图9.1　霾与冷空气对心血管疾病影响的机制图

平增高，纤维蛋白形成，D-dimer 水平增高，有利于冠状动脉血栓形成。另外，受霾与冷空气共同影响，高血压大鼠的 EPI 水平均增高，导致交感神经兴奋，致使肾上腺素增加，心跳加速，血管扩张反应减弱等，导致外周阻力增加，同时也导致血管紧张素Ⅱ、血管内皮素-1升高，可使全身微动脉收缩，进一步使血压升高，使高血压疾病加重。

2. 患有心血管疾病的大鼠受霾与冷空气的共同影响，各生化指标均比冷空气或霾单独影响变化显著，气温低于 0℃ 时霾与冷空气具有交互作用，冷空气加剧了霾对冠状动脉及心脏的毒性，使其抑制心肌组织抗氧化能力和促进炎症的发生增加，引起心血管疾病的危险因素急剧升高，进而心血管疾病明显加重，甚至导致心肌梗死急性发作猝死。

3. 低温刺激对 $PM_{2.5}$ 毒性有修饰作用，加剧了大气 $PM_{2.5}$ 对心血系统疾病的影响，$PM_{2.5}$ 可导致心肌急性损伤。炎症因子分泌的增加可能是低温刺激和 $PM_{2.5}$ 对心血管系统影响时发生交互作用的机制之一。

4. 建立了心血管疾病诊断、预报经验公式

某城市大气污染导致心血管疾病患病人数的计算：

$$[Y]=2.97x_1\times10^{-4}+\frac{x_1(w_{PM}-150)}{10R}\times1.03\%+5.97x_1\times10^{-4}+\frac{x_1(w_{PM}-200)}{10R}\times1.4\%$$

其中：Y 为某城市大气污染导致的心血管疾病患病人数（单位：个），x_1 为某城市总人口数（单位：个），R 为某城市冬季取暖天数，w_{PM} 为当天监测的 $PM_{2.5}$ 平均浓度（单位：$\mu g/m^3$）。

在流行病学和毒理学实验基础上，经过大量实验证明：心血管系统疾病发病人数与城市人口数、大气污染浓度成正比，与气象意义上的冬季长短成反比，当计算结果是负值时，发病人数为零。

参考文献

[1] 马守存，张书余，王宝鉴，等，气象条件对心脑血管疾病的影响研究进展 [J]. 干旱气象，2011，**29**（3）：350-354.

[2] Carder M，Mcnamee R，Beverland I，*et al*，Interacting effects of particulate pollution and cold temperature on cardiorespiratory mortality in Scotland. [J]. *Occup Environ Med*，2008，**65**（3）：197-204.

[3] Ren C，Tong S，Temperature modifies the health effects of particulate matter in Brisbane，Australia. [J]. *Int J Biometeorol*，2006，**51**（2）：87-96.

[4] Meng X，Zhang Y，Zhao Z，*et al*，Temperature modifies the acute effect of particulate air pollution on mortality in eight Chinese cities [J]. *Sci Total Environ*，2012，**435-436**：215-221.

[5] 张书余，王宝鉴，谢静芳，等，吉林省心脑血管疾病与气象条件关系分析和预报研究 [J]. 气象，2010，**36**（9）：115-119.

[6] Marchant B，Ranjadayalan K，Sterenson R，*et al*，Circadian and seasonal factors in the pathogenesis of acute myocardial infarction：the influence of environmental temperature [J]. *Br Heart J*，1993，

69（5）：385-387.

［7］ Kriszbacher I，M Koppan，J Bodis，Inflammation，atherosclerosis，and coronary artery disease ［J］. *N Engl J Med*，2005，**353**（4）：429-430；author reply 429-30.

［8］ Lee J H，Chae SC，Yang DA，*et al*，Influence of weather on daily hospital admissions for acute myocardial infarction（from the Korea Acute Myocardial Infarction Registry）［J］. *Int J Cardiol*，2010，**144**（1）：16-21.

［9］ Amiya S，Nuruki N，Tanaka Y，*et al*，Relationship between weather and onset of acute myocardial infarction：can days of frequent onset be predicted? ［J］. *J Cardiol*，2009，**54**（2）：p. 231-237.

［10］ Morabito M，Modesti PA，Cecchi L，*et al*，Relationships between weather and myocardial infarction：a biometeorological approach ［J］. *Int J Cardiol*，2005，**105**（3）：p. 288-93.

［11］ Goggins W B，E Y Chan，C Y Yang，Weather，pollution，and acute myocardial infarction in Hong Kong and Taiwan ［J］. *Int J Cardiol*，2012.

［12］ Danet S，Richard F，Montaye M，*et al*，Unhealthy effects of atmospheric temperature and pressure on the occurrence of myocardial infarction and coronary deaths. A 10-year survey：the Lille-World Health Organization MONICA project（Monitoring trends and determinants in cardiovascular disease）［J］. *Circulation*，1999，**100**（1）：1-7.

［13］ Goerre S，Egli C，Gerber S，*et al*，Impact of weather and climate on the incidence of acute coronary syndromes ［J］. *Int J Cardiol*，2007，**118**（1）：36-40.

［14］ Hopstock L A，Wilsgourd T，Njolstad I，*et al*，Seasonal variation in incidence of acute myocardial infarction in a sub-Arctic population：the Tromso Study 1974-2004 ［J］. *Eur J Cardiovasc Prev Rehabil*，2011，**18**（2）：320-325.

［15］ Sarna S，M Romo，P Siltanen，Myocardial infarction and weather ［J］. *Ann Clin Res*，1977，**9**（4）：222-232.

［16］ Li Y，Du T，Lewin MR，*et al*，The seasonality of acute coronary syndrome and its relations with climatic parameters ［J］. *Am J Emerg Med*，2011，**29**（7）：768-774.

［17］ Nastos P T，Giaouzaki KN，Kampanis NA，*et al*，Acute coronary syndromes related to bio-climate in a Mediterranean area. The case of Ierapetra，Crete Island，Greece ［J］. *Int J Environ Health Res*，2013，**23**（1）：76-90.

［18］ Liang W M，Liu WP，Chou SY，*et al*，Ambient temperature and emergency room admissions for acute coronary syndrome in Taiwan ［J］. *Int J Biometeorol*，2008，**52**（3）：223-229.

［19］ Panagiotakos D B，Chrysohoou C，Pitsavos C，*et al*，Climatological variations in daily hospital admissions for acute coronary syndromes ［J］. *Int J Cardiol*，2004，**94**（2-3）：229-233.

［20］ Nichols R B，Mcintyre WF，Chan S，*et al*，Snow-shoveling and the risk of acute coronary syndromes ［J］. *Clin Res Cardiol*，2012，**101**（1）：11-15.

［21］ Saner H E，Würbel H，Gurtner HP，*et al*，Increased peripheral vasoconstrictor reaction upon local cold in patients with coronary heart disease ［J］. *Int J Microcirc Clin Exp*，1989，**8**（2）：127-134.

［22］ 张书余，马守存，周骥，等，模拟寒潮对高血压疾病影响机理的实验研究 ［J］. 气象，2013，**39**（6）：789-793.

［23］ 张夏琨，周骥，张书余，等，模拟寒潮对高血压疾病的影响实验研究 ［J］. 气象，2014，**40**（6）：

754-758.

[24] Xiakun Zhang，Shuyu Zhang，C Wany，*et al*，Effects of Moderate Strength Cold Air Exposure on Blood Pressure and Biochemical Indicators among Cardiovascular and Cerebrovascular PatientsRes [J]. *Int J Environ Public Health*，2014，**11**（3）：2472-2487.

[25] Bin Luo，Shuyu Zhang，S Ma，*et al*. Artificial Cold Air Increases the Cardiovascular Risks in Spontaneously Hypertensive Rats [J]. *Int J Environ Res PublicHealth*，2012，**9**（9）：3197-3208.

[26] Hata T，Ogihara T，Maruyama A，*et al*，The seasonal variation of blood pressure in patients with essential hypertension [J]. *Clin Exp Hypertens A*，1982，**4**（3）：341-354.

[27] Woodhouse P R，Khaw KT，Plummer M，*et al*，Seasonal variations of plasma fibrinogen and factor VII activity in the elderly：winter infections and death from cardiovascular disease [J]. *Lancet*，1994，**343**（8895）：435-439.

[28] Charach G，P D Rabinovich，M Weintraub，Seasonal changes in blood pressure and frequency of related complications in elderly Israeli patients with essential hypertension [J]. *Gerontology*，2004，**50**（5）：315-321.

[29] Isezuo S A，Seasonal variation in hospitalisation for hypertension-related morbidities in Sokoto，north-western Nigeria [J]. *Int J Circumpolar Health*，2003，**62**（4）：397-409.

[30] Sinha P，Taneja DK，Singh ND，*et al*，Seasonal variation in prevalence of hypertension：Implications for interpretation [J]. *Indian J Public Health*，2010，**54**（1）：7-10.

[31] Gapon L I，Shurkevich NP，Mikhailova IM，*et al*，Circadian rhythms and seasonally dependent variability of arterial pressure in patients with arterial hypertension in the Khanty-Mansiysky region[J]. *Klin Med（Mosk）*，2004，**82**（4）：22-25.

[32] Kristal-Boneh E，G Harari，M S Green，Seasonal change in 24-hour blood pressure and heart rate is greater among smokers than nonsmokers [J]. *Hypertension*，1997，**30**（3）：436-441.

[33] Logan WP，Mortality in the London fog incident，1952 [J]. *Lance*，1953，**1**：336-338.

[34] Gulland A，Air pollution responsibale for 600,000 premature deaths worldwide [J]. *BMJ*，2002，**325**：1380.

[35] Brook RD，Franklin B，Cascio W，*et al*，Air pollution and cardiovascular disease：a statement for healthcare professional from the Expert Panel on Population and Prevention Science of the American Heart Association [J]. *Circulation*，2004，**109**：2655-2671.

[36] Gordon T，Reibman J，Cardiovascular toxicity of inhaled ambient particulate matter [J]. *Toxicol Sci*，2000，**56**：2-4.

[37] Committee of the Environmental and Occupational Health Assembly of the American Thoracic Society. Health effects of outdoor air pollution [J]. *Am J Respir Crit Care Med*，1996，**15**：3-50.

[38] Pope CA，Muhlestein JB，May HT，*et al*，Ischemic heart disease events triggered by short-term exposure to fine particulate air pollution [J]. *Circulation*，2006，**114**：2443-2448.

[39] Schwartz J，Dockery DW，Neas LM，Is daily mortality associated specifically with fineparticles? [J] *Journal of the Air & Waste Management Association*，1996，**46**（10）：927-939.

[40] Dockery DW，Pope AC，Xu X，*et al*，An association between air pollution and mortality in six US cities [J]. *N Engl J Med*，1993，**329**：1753-1759.

［41］ Schwarz J，What are people dying of on high air pollution days? ［J］*Environ Res*，1994，**64**：26-35.

［42］ Pope CA，Burnett RT，Thurston GD，*et al*，Cardiovascular mortality and long-term exposure to particulate air pollution：epidemiological evidence of general pathophysiological pathways of disease ［J］．*Circulation*，2004，**109**：71-77.

［43］ Schimmel H，Greenberg L，A study of the relation of pollution to mortality New York City，1963-68 ［J］．*J Air Polut Control Assoc*，1972，**22**：607-616.

［44］ Peters A，Liu E，Verrier RL，*et al*，Air pollution and incidence of cardiac arrhythmia ［J］．*Epidemiology*，2000，**11**：11- 17.

［45］ Ibald-Mulli A，Stieber J，Wichmann H E，*et al*，Effects of air pollution on blood pressure：a population-based approach ［J］．*Am J Public Health*，2001，**91**（4）：571-577.

［46］ Wichmann H E，Mueller W，Allhoff P，*et al*，Health effects during a smog episode in West Germany in 1985 ［J］．*Environ Health Perspect*，1989，**79**：89-99.

［47］ Watkinson W P，Carnpem M J，Costa D L，Cardiac arrhythmia induction after exposure to residual oil fly ash particles in a rodent model of pulmonary hypertension ［J］．*Toxicol Sci*，1998，**41**：209-216.

［48］ Peters AT，Douglas D W，Muller JE，*et al*，Increawed particulate air pollution and the triggering of myocardial infarction ［J］．*Circulation*，2001，**103**：2810-2815.

［49］ Pope C A，Burnett R T，Thurston G D，*et al*，Lung cancer cardiopulmonary mortality and long-term exposure to fine particulate air pollution ［J］．*JAMA*，2002，**287**：1132-1141.

［50］ Katsouyanni K，TouloumiG，Samoli E，*et al*，Confounding and effect modification in the short-term effects of ambient particles on total mortality：results from 29 Europe cities within the APHEA2 Project ［J］．*Epidemiology*，2001，**12**：521-531.

［51］ Goldberg M S，Burnett R T，Bailar J C，*et al*，Identification of persons with cardiorespiratory conditions who are risk of dying from the acute effects of ambient airparticles ［J］．*Environ Health Perspect*，2001，**109**（14）：487-494.

［52］ Ren C，Williams G M，Tong S，Does particulate matter modify the association between temperature and cardiorespiratory diseases? ［J］．*Environ Health Perspect*，2006，**114**（11）：1690-1696.

［53］ Cheng Y，Kan H，Effect of the interaction between outdoor air pollution and extreme temperature on daily mortality in Shanghai，China.［J］．*J Epidemiol*，2012，**22**（1）：28-36.

［54］ Olli Arjamaa T M，Lauri Turunen，Pirkko Huttunen，*et al*，Olli Vuolteenaho and Hannu Rintamäki. Are the blood pressure and endocrine responses of healthy subjects exposed to cold stress altered by an acutely increased sodium intake? ［J］．*European Journal of Applied Physiology*，2001，**84**（1-2）：48-53.

［55］ Sun Z R C，Zhonge Zhang，James Alouidor，*et al*，Angiotensinogen Gene Knockout Delays and Attenuates Cold-Induced Hypertension ［J］．*Hypertension*，2003，**41**：322-327.

［56］ Brauneald E，陈灏珠译，心脏病学 ［M］．第 5 版.人民卫生出版社，2003，528.

［57］ Gold D R，Litonjua A，Schwartz J，*et al*，Ambient pollution and heart rate variability ［J］．*Circulation*，2000，**101**：1267-1273.

［58］ HjaImarson A，Giilpin E，Kjekshus J，*et al*，Influence of heart rate on mortality after acute myocardial infarction ［J］．*Am J CardiaI*，1990，**65**：547-553.

[59] Magari S R，Hauser R，Schwartz J，*et al*，Association of heart rate variability with occupational and environmental exposure to particulate air pollution [J]．*Circulation*，2001，**104**：986-991．

[60] Brown D W，Stone V，Findlay P，*et al*，Increased inflammation and intracelular calcium caused by ultrafine carbon black is independent of transition metals or other soluble components [J]．*Occup Environ Med*，2000，**57**（10）：685-691．

[61] 戴海夏，宋伟民，大气颗粒物健康效应生物学机制研究进展 [J]．环境与职业医学，2003，**20**（4）：308-311．

[62] Ball J C，Straccia A M，Young W C，*et al*，The formation of reactive oxygen species catalyzed by neutral，aqueous extracts of NIST ambient particulate matter and diesel engine particles [J]．*J Air Waste Manag Assoc*，2000，**50**：1897-1903．

[63] Malecot C O，Feindt P，Trautwein W，Intracellular N-methyl-D-glucamine modifies the kinetics and voltage-dependence of the calcium current in guinea pig ventricular heart cells [J]．*Plfugers Arch*，1988，**411**：235-242．

[64] Matsushima T，TegnerJ，Hill R H，et aI，GABAB receptor activation causes a depression of low- and high-voltage-activated Ca^{2+} currents，postinhibitory rebound，and postspike afterhyperpolarization in lamprey neurons [J]．*J Neurophysiol*，1993，**70**：2606-2619．

[65] Gurgueira S A，Lawrence J，Coull B，*et al*，Rapid increases in the steady-atate concentration of reactive oxygen species in the lungs and heart after particulate air pollution inhalation [J]．*Environ Health Perspect*，2002，**110**：749-755．

[66] Dellinger B，Pryor W A，Cueto R，*et al*，Role of free radials in the toxicity of airborne fine particulate matter [J]．*Chern Res Toxicol*，2001，**14**：1371-1377．

[67] Mac Nee W，Donaldson K，Exacerbations of COPD. Environmental Mechanisms [J]．*Chest*，2000，**117**（5）：390-397．

[68] 夏世钧，吴中亮.分子毒理学 [M].武汉：湖北科学技术出版社，2001，84-100．

[69] 胡大一主编.心脏病学实践 [M].北京：人民卫生出版社.2004，236．

[70] Yia Herttuala S，Palinski W，Butler S W，*et al*，Rabbit and human atherosclerotic lesions IgG that recognizes epitopes of oxidized LDL [J]．*Arteriosclr Thromb*，1994，**14**：32-40．

[71] Libby P，Ridker P M，Maseri A，Inflammation and atherosclerosis [J]．*Circulation*，2002，**105**：1135-1143．

[72] Tracy R P，Inflammation makers and coronary heart disease [J]．*Curr Opin Lipiol*，1999，**10**：435-441．

[73] 梁春，吴宗贵，急性冠状动脉综合征血清学标志物研究进展 [J].中华老年心脑血管病杂志，2001，**3**（5）：350-353．

[74] Rus H，Niculescu F，Inflammatory response in unstable angina [J]．*Circulation*，1999，**100**：98．

[75] Schachinger V，Britten M B，Zeiher A M，Prognostic impact of coronary vasodilator dysfunction on adverse long-term outcome of coronary heart disease [J]．*Circulation*，2000，**101**：642-649．

[76] 李峰，矫梅燕，丁一汇，等，北极区近 30 年环流的变化及对中国强冷事件的影响.高原气象，**25**（2）：209-219．

[77] 黄威，2012 年 11 月大气环流和天气分析 [J].气象，2013，**39**（2）：259-264．

[78]　花丛，2012 年 12 月大气环流和天气分析 [J].气象，2013，**39**（3）：394-400.

[79]　胡海川，2012 年 10 月大气环流和天气分析 [J].气象，2013，**39**（1）：123-128。

[80]　李静，刘畅，张景珍，等，2011 年冬季（2011 年 1 2 月至 2012 年 2 月）山东天气评述 [J].山东气象，2012，**32**（1）：74-76.

[81]　魏文秀，河北省霾时空分布特征分析 [J].气象，2010，**36**（3）：77-82.

[82]　赵普生，徐晓峰，孟伟，等，2012，京津冀区域霾天气特征 [J]，中国环境科学，**32**（1）：31-36.

[83]　高健、王淑兰、等，北京 2011 年 10 月连续灰霾过程的特征与成因初探 [J].环境科学研究，2012，**25**（11）：1201-1207.

[84]　张书余，牛静萍，等，冷空气对心脑血管疾病的影响及其机制研究 [M].北京：气象出版社，2013，4-6.

Int. J. Environ. Res. Public Health **2015**，*12*，5743-5757；doi：10.3390/ijerph120605743

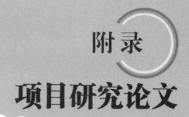

附录

项目研究论文

OPEN ACCESS

International Journal of
Environmental Research and
Public Health ISSN 1660-4601
www. mdpi. com/journal/ijerph

Article

Effects of Simulated Heat Waves with Strong Sudden Cooling Weather on ApoE Knockout Mice

Shuyu Zhang[1]，Zhengzhong Kuang[2] and Xiakun Zhang[3, *]

[1] Hebei Provincial Meteorological Bureau，178 Tiyu South Street，Shijiazhuang 050021，China；E-Mail：zhangsy@cma. gov. cn

[2] School of Applied Meteorology，Nanjing University of Information Sciences and Technology，219 Ningliu Road，Nanjing 210044，China；E-Mail：kdzh@foxmail. com

[3] National Meteorological Centre，46 Zhongguancun South Street，Beijing 100081，China

Academic Editor：Paul B. Tchounwou

Received：*3 April 2015* / *Accepted*：*18 May 2015*/*Published*：*26 May 2015*

Abstract：This study analyzes the mechanism of influence of heat waves with strong sudden cooling on cardiovascular diseases （CVD） in ApoE-/- mice. The process of heat waves with strong sudden cooling was simulated with a TEM1880 meteorological-environment simulation chamber according to the data obtained at 5 a. m. of 19 June 2006 to 11 p. m. of 22 June 2006. Forty-eight ApoE-/- mice were divided into six blocks based on their weight. Two mice from each block were randomly assigned to control，heat wave，tempera-ture drop，and rewarming temperature groups. The experimental groups were transferred into the climate simulator chamber for exposure to the simulated heat wave process with strong sudden temperature

* Author to whom correspondence should be addressed；E-Mail：zxk668@126. com；Tel. ：+86-10-6840-7423；Fax：+86-10-6217-5928.

drop. After 55、59、and 75 h of exposure, the experimental groups were successively removed from the chamber to monitor physiological indicators. Blood samples were collected by decollation, and the hearts were harvested in all groups. The levels of heat stress factors (HSP60, SOD, TNF, sICAM-1, HIF-1α), cold stress factors (NE, EPI), vasoconstrictor factors (ANGII, ET-1, NO), and four items of blood lipid (TC, TG, HDL-C, and LDL-C) were measured in each ApoE-/- mouse. Results showed that the heat waves increased the levels of heat stress factors except SOD decreased, and decreased the levels of vasoconstrictor factors and blood lipid factors except TC increased. The strong sudden temperature drop in the heat wave process increased the levels of cold stress factors, vasoconstrictor factors and four blood lipid items (except the level of HDL-C which decreased) and decreased the levels of heat stress factors (except the level of SOD which increased). The analysis showed that heat waves could enhance atherosclerosis of ApoE-/- mice. The strong sudden temperature drop during the heat wave process increased the plasma concentrations of NE and ANGII, which indicates SNS activation, and resulted in increased blood pressure. NE and ANGII are vasoconstrictors involved in systemic vasoconstriction especially in the superficial areas of the body and conducive to increased blood pressure. The increase in the blood lipid levels of TG, LDL-C, TC, and LDLC/HDL-C further aggravated CVD. This paper explored the influence mechanism of the heat waves with sudden cooling on CVD in ApoE-/- mice.

Keywords: heat wave; strong cooling; ApoE-/- mice; heat stress factor; cold stress factor; atherosclerosis; hypertensive; mechanism

1　Introduction

Cardiovascular diseases (CVDs) threaten human health with their high incidence, high disability rate, and high mortality characteristics. Coronary heart diseases, myocardial infarction, and stroke are the most serious types of CVD. The occurrence of and deaths caused by these diseases are closely related to dramatic changes in weather[1]. Atherosclerosis is the pathological basis of coronary heart diseases. Clinical studies showed that oxidative stress and inflammation responses play an important role in the occurrence and development of injury in atherosclerosis. The levels of inflammatory markers are high in patients with CVDs[2]. Animal experiments have shown that early inflammatory factors increase when heat stress is applied in rats[3]. Heat shock proteins (HSPs), also known as heat stress proteins, exhibit cell protection and other physiological functions involving high temperature, oxygen deficit, and other external environmental factors or fever; pathological stimulation of tissue trauma increased the expression of HSP. When the body encounters an adverse stimulation, HS P60, an important member of the HSP family, can be used as a specific index of the body's ability to simulate and tolerate heat. Superoxide dismutase (SOD), an anti-oxidative biological enzyme, is important in maintaining oxidative and antioxidant balance. SOD is an accurate indicator of oxidative stimulation and vascular endothelial function and is closely related to the incidence of CVD[4]. Tumor necrosis factor （TNF） and soluble intercellular adhesion molecule 1 （sICAM-1） reflect inflammation levels in the body，and their increased expression is often associated with acute cerebrovascular disease events. In addition， hypoxia inducible factor-1α （HIF-1α） is associated with the occurrence and severity of ischemic CVD. Environmental temperature variations and oxygen partial pressure in heat waves may change the expression of HIF-1α，which is also related to the occurrence and development of coronary heart diseases. Endothelin 1 （ET-1） and nitric oxide （NO） are important factors that regulate the balance of vascular constriction and cardiovascular function in the animal body. The dynamic balance of ET-1 and NO plays an important role in regulating the function of vascular smooth muscle and vascular tension. The ratio of Et-1 and NO reflects the level of the relaxation of blood vessels and the effect of heat stimulation on animal vascular activity. Cold stimulation induces a cardiovascular system reaction by influencing the activity of the sympathetic nervous and angiotensin systems. The sympathetic nervous system response is mainly driven via the catecholamines epinephrine （EPI） and norepinephrine （NE）. However repeated or long-lasting exposure to cold can affect the acclimatization processes to these reactions. EPI provides a positive inotropic effect，which enhances myocardial contractility and excitability， increases heart rate and cardiac output，and speeds up conduction. The effects of EPI on all parts of blood vessels do not only differ in terms of strength， but also in terms of constriction or relaxation. EPI can shrink the blood vessels of skin，mucous membrane，and viscera （such as the kidneys） and relax the blood vessels of coronary arteries and skeletal muscles. NE and EPI combine with α receptor to induce wide systemic vascular contraction， thereby increasing peripheral resistance. Angiotensin II （ANG II） can combine with the AT1 receptor and function in vascular smooth muscles，causing the body's microartery systolic pressure. Under the effects of these two factors， systemic vasoconstriction leads to high blood pressure. Many studies have proven that cold stimulation can excite the sympathetic nervous and angiotensin systems，leading to elevated blood pressure[5]. Cold simulation also increases the content of NE and ANG II in blood；therefore， inhibiting cold stimulation may terminate the blood pressure increase. Some studies also found that the sympathetic nervous system elevates blood pressure by activating the renin-angiotensin system[6,7]. The commonly detected risk factors of coronary artery diseases are total cholesterol （TC），triglyceride （TG），high density lipoprotein cholesterol （HDL-C），and low density lipoprotein cholesterol （LDL-C）. Currently， the relationship between blood lipid levels and CVD has been recognized by the community[8,9]. These biochemical indicators are important to determine the effects of sudden temperature drop in the heat wave process on

CVD. Therefore，we selected HSP60，SOD，TNF，sICAM-1，HIF-1α，ET-1，NO，NE，EPI，ANG II，TC，TG，HDL-C，andLDL-C as detection indicators in this study.

Nanjing is the one of three big heat zones in our country that experiences frequent high temperatures and hot weather. Previous studies[10] showed that hot or cold stimulation can affect human health; nevertheless，the effects of temperature shock，which often occurs in real life，on human health are rarely studied. The statistics of the heat waves in Nanjing from 2005 to 2008，show that heat waves occurred eight times，and continuous heat waved and the heat wave processes with a strong sudden temperature drop occurred four times，respectively. We can conclude from the comparison of the two types of heat wave process that the average daily death of cardiovascular disease was 19 during the heat wave processes with strong sudden temperature drops，and during the continuous heat wave the average daily number of deaths was 17. The effects of the heat wave process with strong sudden temperature drops on cardiovascular disease therefore seems more serious than those of continuous heat waves. This fact indicated by the statistics has not been reported，which raises the question of what is the reason for this? Consequently the influence of sudden temperature drops during heat waves on human health must be evaluated. ApoE knockout mice can be used as an atherosclerosis animal model，because their pathological features are similar to those of humans [11,12]，so it is suitable for the study of the mechanism of the effects the heat waves on atherosclerotic diseases. In this study，we subjected ApoE-/- mice to a typical temperature drop during the heat wave process simulated using the actual meteorological data of Nanjing. We then analyzed the effect of heat and cold stimulation on physiological indicators of ApoE-/- mice and associated the results to determine the effect on CVDs.

2　Experimental Section

2.1　*Equipment and Materials*

The TEM1880 meteorological-environment simulation chamber（Pulingte Co.，Tianjin，China）cansimulate a combined temperature-humidity-pressure test environment within the temperature range of $-30℃$ to $120℃$ with $\pm 0.5℃$，humidity range of 30% to 98% with $\pm 3\%$ RH（$\geqslant 75\%$ RH）and $\pm 0.5\%$ RH（$<75\%$RH）. The chamber also allows fresh air injection into the combined temperature-humidity-pressure test environment when necessary. We used a TH212 special thermal detector with a measurable temperature range of $-30℃$ to $50℃$ with accuracies of $\pm 0.2℃$ and0.1℃. Medical centrifuge tubes，precision electronic balance，ultra-low temperature freezer，and ELISA were used in this experiment. The following detection kits were used: chloral hydrate, NO assay (nitrate reductase method), total SOD hydroxylamine, ET-1, s-ICAM, HSP60, TNF, EPI, NE, ANG IIs, TC, HDL-C, and LDL-C.

2.2 *Animals and Grouping*

Forty-eight 8-week-old specific pathogen-free male ApoE-/- mice were selected for the experiments. ApoE-/- mice were produced from syngeneic C578BL/6/J mice with apolipoprotein E (ApoE) gene knockouts. As these mice present similar pathogenetic characteristics to humans, the atherosclerotic model rats are widely used for research on CVD. ApoE-/- mice were fed with high-fat diet (10% lard, 10% cholesterol, 2% cholate, and 78% basal feed) for eight weeks to develop a visible atherosclerosis model [13]. ApoE-/- mice were obtained from Vital River Laboratories (Beijing, China), and high-fat diet was purchased from Beijing Ke'ao Xieli Feed Co., Ltd. (Beijing, China).

In the breeding room, noise was maintained below 60 dB (A) and animals were kept under a circadian rhythm of 12 h/12 h (light supply from 08:00—20:00). Laboratory temperature was maintained at 27 ℃, which is the average temperature of the summer heat wave for the last 10 years in Nanjing. All mice were given standard water and chow, and bedded with corn cob-like capsules that were refreshed every day. The mice were handled daily to minimize the additional effects in the experiment. The 48 ApoE-/- mice were divided into six blocks based on their weight. Each block contained eight mice. Two mice from each block were randomly assigned to the control, heat wave (group one), temperature drop (group two), and rewarming temperature groups (group three). Each group contained 12 mice.

2.3 *Establishment of the Experimental Curve*

We selected an actual heat wave phenomenon that occurred in Nanjing and simulated it for three consecutive days in the experiment. The experimental temperature simulation curve model was based on a heat wave with sudden cool weather that occurred in Nanjing from 5 a.m. on 19 June 2006 to 11 p.m. on 22 June 2006, with a continued temperature drop of more than 10℃ in 2 h.

The simulation curve is shown in Figure 1. The experimental temperature of the control group was set at 27℃. The experimental groups were heat wave, temperature drop, and rewarming temperature groups, which correspond to the three sample time points. The heat wave, temperature drop, and rewarming temperature groups were used to assess the effects of heat stimulation, strong sudden temperature drop, and rewarming temperature on experimental mice, respectively.

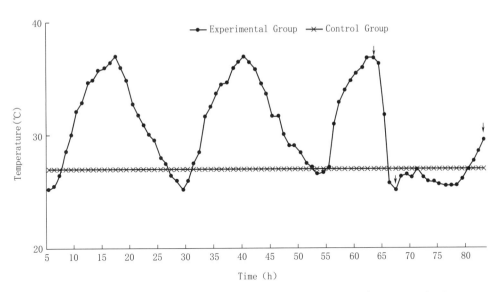

Figure 1. Experiment temperature curve (arrows represent sampling time points).

2.4 *Experimental Process*

2.4.1 Preparation for the Experiment and Heat Wave Simulation

Before the final experiment，all ApoE-/- mice were subjected to an adaptation period and fed for 8 weeks. After providing high-fat diet，all blocks of mice were divided into four groups according to the protocol described above. The heat wave models were established by manually setting the temperature evolution of the meteorological-environment simulation chamber. The experimental groups were transferred into the chamber. These groups were exposed to the heat wave process and then stimulated with high temperature，strong sudden temperature drop，and rewarming temperature. The control group was continuously fed under the adaptation period. During experiments，mice were allowed to feed and drink freely and the chamber was maintained under a circadian rhythm of 12 h/12 h（08：00—20：00）.

2.4.2 Monitoring of Physiological Indicators and Sampling of Plasma and Tissue Fluid

The entire heat wave process continued for 80 h. At the 55 h and 59 h time points as represented by the arrows in Figure 1，the heat simulation group（heat wave group）and cold simulation group（temperature drop group）were removed，respectively. Experimental group（rewarming temperature group）was removed at the 75 h time point when experimental temperature had rewarmed. The blood pressure，heart rate，body weight and rectal temperature of the experimental groups which were removed at different time points were monitored first，while the same basic physiological indicators of the control group were also monitored.

After that mice were anaesthetized through intraperitoneal injection with chloral hydrate (7% chloral hydrate and 0.3 mL/100 g). Blood samples were collected by decollation with surgical instruments and centrifuged at 3000rpm for 10 min. The plasma samples were stored in a refrigerator at low temperature (−20℃) until analysis. The hearts were removed, and the weight of the cardiac apex was measured. The cardiacapex was homogenized nine times in 0.9% saline and centrifuged at 3000 rpm for 15 min. The supernatant was stored in a refrigerator at a low temperature (−20 ℃) until analysis.

2.4.3 Monitoring of Biochemical Indicators

As the blood collected from mice was insufficient for all the detection experiments, we randomly selected six mice of every group for testing of HSP60, SOD, TNF, sICAM-1, HIF-1α, ET-1, NO, and NE. The six remaining mice of every group were used to detect EPI, ANGII, TC, TG, HDL-C, and LDL-C.

2.5 *Statistical Analysis*

All results were analyzed with SPSS 19.0. Data were shown as mean ± SD. All data were analyzed with paired t-test before and after adaptive feeding. The index results of each group were interpreted by one-way ANOVA, and the differences among treatment groups were compared with independent-sample t-tests. A value of $p < 0.05$ was considered statistically significant.

2.6 *Ethic Statement*

The animal protocols used in this work were evaluated and approved by the Animal Use and Ethic Committee of Hebei Provincial Meteorological Bureau (Protocol No. 2014_1). They are in accordance with *Guidance Suggestions for the Care and Use of Laboratory Animals* (issued by the Ministry of Science and Technology of the People's Republic of China, document No. 2006_398) and the *Regulations for Laboratory Animal Management* (revised by Decree of the State Council of the People's Republic of China, No. 638).

3 Results and Discussion

3.1 *Changes in Physiological Indicators*

Rectal temperature, body weight, systolic blood pressure, and heart rate are radical physiological indicators of mice and other homothermic animals as well as human in a stress affected by a temperature change. Fluctuation in rectal temperature reflects the direct effects of cold and heat stimulation on mice during the heat wave process. As shown in Table 1, changes in the body weight of ApoE-/- mice between the control and heat wave groups were not significant ($P > 0.05$) but differences between the rewarming temperature and temperature drop groups was significant ($P < 0.05$).

The body weight of mice decreased first and then increased when the temperature was rewarmed. Mice lost 0.15 g of their body weight in the temperature drop group compared with the control group. In comparison with the rewarming temperature group, the body weight of mice increased by 1.53 and 1.95 g in the control and temperature drop groups, respectively. Rectal temperature of mice in each group evidently changed (Table 1).

Table 1. Comparison of rectal temperature, body weight, heart rate, and blood pressure of ApoE-/- mice (mean±sd., $n=12$).

Group	Control Group	Heat Wave Group	Temperature Drop Group	Rewarming Temperature Group
Rectal Temperature(℃)	37.98±0.25	38.04±0.25	36.98±0.21 *·#	38.09±0.32 *·**
Body Weight(g)	28.03±2.48	28.00±1.88	27.88±1.33	29.83±1.73 **
Heart rate(beat/min)	617±40.67	575±51.27	471±34 *	496±47 *
SBP(mmHg)	119±1	118±2.3	122±0.67 *·#	117.7±1.44 **

Compared with the control group, $* p < 0.05$; Compared with the heat wave group, $\# p < 0.05$; Compared with the temperature drop group, $** p < 0.05$.

In the continuous experimental process, rectal temperature increased by 0.06℃ in the heat wave group and was not significantly different from that in the control group ($P > 0.05$). As the temperature suddenly dropped, the rectal temperature of mice evidently decreased. The rectal temperature of mice reduced by 1℃ and 1.06℃ in the control and heat wave groups, respectively, and was significantly different from that in the temperature drop group ($P < 0.05$ and $P < 0.01$). This finding suggested that the heat wave process with strong sudden temperature drop could influence the rectal temperature of ApoE-/- mice. The heart rate in each group also changed as shown in Table 1. Compared with the control group, the continuous effects of heat wave on mice led to a decreased heart rate of 42 beats/min in the heat wave group. The strong sudden temperature drop led to a decreased heart rate of mice. The heart rate in the temperature drop group decreased by 146 beats/min and differed in a statistically significant way from that in the control group. The heart rate of mice gradually increased with the rewarming temperature. These results suggested that the heat wave process with strong sudden temperature drop could significantly affect the heart rate of ApoE-/- mice. The blood pressure of ApoE-/- mice in all groups also changed as shown in Table 1. In the heat wave process with strong sudden temperature drop, blood pressure increased by 3 and 4 mm Hg in the control and heat wave groups, respectively, and was statistically significantly different from that in the temperature drop group. Hence, a strong sudden temperature drop could increase blood pressure, reduce heat rate，decrease the rectal temperature of ApoE-/- mice，and only slightly affect the body weight.

3. 2　Analysis of Heat Stimulation Factors，including HSP60，SOD，TNF，sl-CAM-1，and HIF-1α

As shown in Table 2，after simulation of the heat wave process，the levels of HSP60，TNF，sICAM-1，and HIF-1α（except SOD）of ApoE-/- mice showed similar changes and were significantly higher than those in the control group（Table 2）. After mice were stimulated with a strong sudden temperature drop，the four indicators eased and showed varied degrees of decrease but demonstrated similar variation trends when the temperature was rewarmed.

The HSP60 level in heart tissue homogenates of mice in the heat wave group was significantly higher than that in the control group（$P < 0.05$）and increased by 1. 43 ng/mL. Strong cooling led to the significant recovery of HSP60 expression levels in the heat wave group（$P < 0.05$）.

Compared with the control group，the SOD expression level in the heat wave group significantly decreased（$P < 0.01$）and the value was 37. 74 U/mg • prot. The strong sudden temperature drop minimally contributed to the recovery of SOD expression level in the temperature drop group. The decrease was higher（30. 39 U/mg • prot）than that in the heat wave group but lower（7. 35 U/mg • prot）than that in control group. The decrease was significantly different（$P < 0.01$）from that in the heat wave group. At the rewarmed temperature，the level of SOD decreased and differed significantly from the rewarming temperature group and heat wave groups.

TNF and sICAM-1 are indicators of the degree of systemic inflammatory responses；these factors，particularly sICAM-1，increased significantly（$P < 0.01$）after experiencing heat stimulation. The level of sICAM-1 was higher in the heat wave group at 18. 43 ng/L than that in the control group. TNF and sICAM-1 expression levels in the temperature group decreased significantly compared with those in the heat wave group when subjected to strong sudden temperature drop（$P < 0.01$）. TNF level in the temperature drop group was significantly higher than that in the control group（$P < 0.01$）.

The expression level of HIF-1，which is closely related to the development of coronary heart diseases and other ischemic diseases，increased significantly after experiencing heat stimulation（$P < 0.01$）. HIF-1α level in the heat wave group was higher at 74. 34 ng/L than that in the control group，but a strong sudden temperature drop could alleviate the increase. Compared with the control group，HIF-1α levels demonstrated a significant difference at a high level（$P < 0.01$）.

Table 2. Comparison of HSP60, SOD, TNF, sICAM-1, and HIF-α （mean±sd., $n=6$）.

Index	Control Group	Heat Wave Group	Temperature Drop Group	Rewarming Temperature Group
HSP60(ng/ml)	6.45±0.47	7.88±0.29*	4.60±0.39*,#	6.26±0.84#
SOD(U/mgprot)	420.19±10.28	382.45±7.27*	412.84±17.87#	408.43±56.33#
TNF(pg/ml)	6.79±0.67	7.98±0.69*	7.08±0.83*,#	7.26±0.93*
sICAM-1(ng/L)	65.66±2.16	84.09±8.41*	71.85±3.64*,#	72.89±5.39*,#
HIF-1α(pg/L)	745.22±104.83	819.56±83.59*	652.47±130.05*,#	713.33±97.86#

Compared with the control group, $*P<0.05$; Compared with the heat ware group, $\#\ P<0.05$

3.3 Analysis of Vasoconstrictor Materials

3.3.1 ET-1 and NO

Figure 2a-c show the expression levels of ET-1, NO, and NO/ET-1, respectively, in mouse plasma after stimulation. During the heat wave process, the expression level of ET-1 in mouse plasma decreased significantly, with a value of 2.01 ng/L ($P<0.01$). After experiencing the temperature drop, the level of ET-1 in the temperature drop group rapidly increased compared with the control group and heat wave groups, which significantly ($P<0.01$) increased by 1.82 ng/L and 3.83 ng/L, respectively. As the temperature rewarmed, the expression level of ET-1 in the rewarming temperature group decreased slightly compared with that in the control and temperature drop groups. The change was statistically significant ($P<0.01$), but was not significant between the rewarming temperature and heat wave groups ($P>0.05$). A strong sudden temperature drop in the heat wave process affected the ET-1 levels of ApoE-/- mice. After heat stimulation, the expression level of NO in the heat wave group was significantly higher than that in the control group ($P<0.01$) and the increase was 2.31 μmol/L. In contrast, a strong sudden temperature drop reduced the expression level of NO in the temperature drop group compared with the control and heat wave groups, which decreased by 13.69 μmol/L and 20.04 μmol/L, respectively. Both decreases were statistically significant ($P<0.01$).

With temperature rewarming, the level of NO in slightly increased in the rewarming temperature group but was still significantly lower than that in the control and heat wave groups ($P<0.01$). Both heat and cold stimulation significantly influenced NO. The ratio between NO and ET-1 could reflect the level of vasodilatation and was significantly higher in the heat wave group than that in the control group ($P<0.01$). Blood vessels tended to relax after losing heat. However, a strong temperature drop significantly decreased NO/ET-1 ($p<0.01$) and caused rapid narrowing of blood vessels.

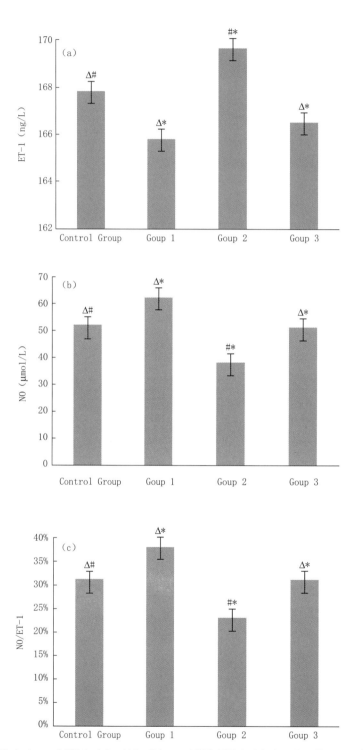

Figure 2. Variations of ET-1（a），NO（b），and NO/ET-1（c）in mice. Compared with the control group，＊ $P<0.01$；Compared with the heat wave group，＃$P<0.01$；Compared with the temperature drop group，$\Delta P<0.01$.

3.3.2　NE and EPI

Figure 3 presents the effects of a strong sudden temperature drop during the heat wave process on NE levels of ApoE-/- mice. In the heat wave group, the NE level was lower than that in the control group and decreased by 4.67 ng/L. With a strong sudden temperature drop, the NE level in the temperature drop group was significantly higher than that in the control and heat wave groups ($P < 0.01$), which increased by 2.38 and 7.05 ng/L, respectively. With temperature rewarming, the NE level in the rewarming temperature group began to decrease.

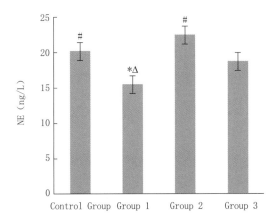

Figure 3. Analysis of NE in ApoE-/- mice. Compared with the control group, * $P < 0.01$; Compared with the heat wave group, ♯ $P < 0.01$; Compared with the temperature drop group, Δ$P < 0.01$.

Figure 4 demonstrates the effect of strong sudden temperature dropping during the heat wave process on EPI level of ApoE-/- mice. EPI level in the heat wave group slightly decreased by 0.15 ng/L but was not significantly different from that in the control group.

With strong sudden temperature drop, EPI levels evidently increased in the temperature drop group and were significantly higher than those in the control and heat wave groups ($P < 0.01$), which increased by 0.25 and 0.39 ng/L, respectively. With temperature rewarming, the EIP level rapidly decreased in the rewarming temperature group and was significantly lower than those in the other three groups ($P < 0.01$). These experiment results suggest that a continuous heat wave minimally affects EPI but decreases NE levels. The strong sudden temperature drop during the heat wave process can increase NE and EPI levels, resulting in excitation of the sympathetic nervous system, inducing vasomotor effects and increased blood pressure[14-18], leading to CVD exacerbation[17].

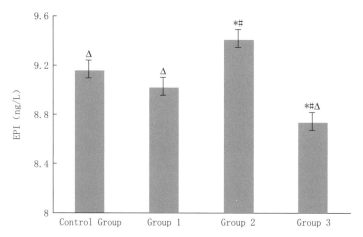

Figure 4. Analysis of EPI in ApoE-/- mice. Compared with the control group，
* $P < 0.01$；Compared with the heat wave group，♯ $P < 0.01$；Compared with
the temperature drop group，$\Delta P < 0.01$.

3.3.3 ANGII

Figure 5 shows the effect of a strong sudden temperature drop during the heat wave process onANGII levels of ApoE-/- mice. ANGII levels in the heat wave group decreased by 3.57 ng/L compared with that in the control group. With the strong sudden temperature drop，ANGII levels in the temperature drop group were significantly higher than those in the control and heat wave groups（$P < 0.01$），which increased by 1.56 and 4.72 ng/L，respectively.

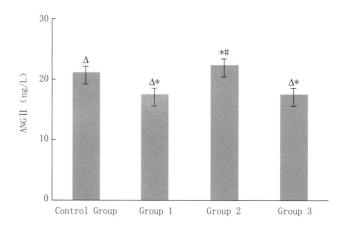

Figure 5. Analysis of ANG II in ApoE-/- mice.

With temperature rewarming，the ANGII level in the rewarming temperature group began to decrease. ANGII levels in the rewarming temperature and temperature drop groups significantly differed from those in the control group（$P < 0.01$）. However，the differences of ANGII level between the rewarming temperature and heat wave groups were not statistically significant（$P >$ 0.05）. These results suggested that continuous heat wave could decrease ANGII；thus，blood vessels expand [4] and become conducive to losing heat. A strong sudden temperature drop could significantly increase ANGII levels，induce vasomotor effects，and cause high blood pressure [14—18]，leading to CVD exacerbation [17].

3.4 *Experimental Results of Cardiovascular Risk Factors*

Table 3 presents the effect of a strong sudden temperature drop during the heat wave process on blood lipid levels of ApoE-/- mice. The continuous heat wave slightly decreased the levels of HDL-C，LDL-C，TC，and LDL-C/HDL-C in the heat wave group by 0.02 mmol/L，0.12 mmol/L，0.05 mmol/L and 10.3%，respectively，compared with those in the control group. Only the TG level in the heat wave group was significantly higher than that in the control group（$P < 0.01$）. With a strong sudden temperature drop in the heat wave process，blood lipid parameters in the temperature drop group did not present similar variation trends. HDL-C continued to decline compared with the control and heat wave groups，which decreased by 0.045 and 0.025 mmol/L，respectively. The levels of LDL-C，TC，and LDL-C/HDL-C were higher than those in the control and heat wave groups and increased by 0.14 mmol/L，0.136 mmol/L and 32.3% compared with those in the heat group. LDL-C andLDL-C/HDL-C levels in the temperature drop group differed significantly from those in the heat wave group（$P < 0.01$）. The TG level in the temperature drop group continuously increased by 1.38 and 0.26 mmol/L. The TG levels in the control group and heat wave groups significantly differed from those in the control group. With temperature rewarming，all blood lipid indicators，except HDL-C，presented a decreasing trend. HDL-C，LDL-C，and TC levels in the rewarming temperature group significantly differed from those in the temperature drop group（$P < 0.01$）. However，the differences in HDL-C，LDL-C，and TC levels were not statistically significant between the rewarming temperature and heat wave groups（$P > 0.05$）. Therefore，the strong sudden temperature drop during the heat wave process can increase the levels of cardiovascular blood lipid risk factors.

Table 3. Comparison of HDL-C，LDL-C，TC，and TG levels in ApoE-/- mice.

Index	Control Group	Heat Wave Group	Temperature Drop Group	Rewarming Temperature Group
HDL-C(mmol/L)	0.66344±0.27	0.64618±0.03	0.61865±0.02	0.70578±0.49 * *
LDL-C(mmol/L)	1.66200±0.09	1.54135±0.16 * *	1.68585±0.16 #	1.49493±0.16 * *
Tc(mmol/L)	2.25762±0.05	2.20990±0.22	2.34685±0.11	2.04389±0.93 * *
TG(mmol/L)	1.7155±0.15 # , * *	2.83420±0.71 *	3.09825±0.93 *	2.90980±0.92 *
LDL-C/HDL-C	2.505	2.402	2.725 #	2.118

Compared with the control group，＊$P < 0.05$；Compared with the heat wave group，♯$P < 0.05$；Compared with the temperature drop group，＊＊$P < 0.05$.

4 Conclusions

The following conclusions were established based on the experiment results:

1 A strong sudden temperature drop during a heat wave process evidently affects the physiological indicators of ApoE-/- mice. Whereas the heat wave increased the rectal temperature, the strong sudden temperature drop decreased the rectal temperature, increased blood pressure, decreased heart rate, and minimally affected the body weight.

2 With the strong sudden temperature drop during the heat wave process, the levels of HSP60, TNF, sICAM-1, and HIF-1α (except SOD) of ApoE-/- mice showed similar variation trends and were significantly higher in the heat wave group than those in the control group. After the mice experienced a strong sudden temperature drop stimulation, the four indicators were reduced to different degrees. HSP60 and HIF-α levels in the temperature drop group decreased, and the decrease was lower than those in the control and heat wave groups. TNF and sICAM-1levels slightly decreased, and the decrease was higher than that in the control group. Therefore, the two inflammatory factors adversely affected the cardiovascular system during the strong cooling process. The expression level of SOD in ApoE-/- mice decreased in the heat wave process and was restored with a strong sudden temperature drop. The obtained value was close to the level in the control group.

3 The strong sudden temperature drop during the heat wave process could increase the level of ET-1 in ApoE-/- mice. NO was positively correlated with variations in temperature and significantly increased with the heat wave and decreased with the strong sudden temperature drop. The ratio between NO and ET-1 significantly increased as a result of the heat wave and was conducive to relaxing blood vessels and loss heat. By contrast, the strong sudden temperature drop apparently decreased NO/ET-1 levels, which was conducive to shrinking of blood vessels and maintaining the warmth of the body. The strong sudden temperature drop affected the NE levels of ApoE-/- mice. NE was inversely correlated with temperature variations, and decreased with the heat wave, and became conducive to relaxing blood vessels. Conversely, NE was increased by a strong sudden temperature drop and became conducive to shrinking blood vessels. The heat wave did not affect the level of EPI of ApoE-/- mice, but the strong sudden temperature drop increased EPI and was conducive to shrinking blood vessels. The strong sudden temperature drop during the heat wave process evidently affected the ANG II levels of ApoE－/－ mice, and a continuous heat wave could decrease ANGII, causing blood vessels to expand [4], and be conducive to losing heat. Strong sudden temperature drops can significantly increase ANGII, induce vasomotor effects, and cause high blood pressure [14—18], leading to CVD

exacerbation [17].

4　The strong sudden temperature drop during the heat wave process could affect the blood lipid levels of ApoE-/- mice. In the entire process，HDL-C of ApoE-/- mice slightly decreased and TG significantly sustained the increase. LDL-C，TC，and LDL-C/HDL-C levels were inversely correlated with temperature variations，as they decreased with the heat wave，and increased with a strong sudden temperature drop. Therefore，strong sudden temperature drops during a heat wave process can increase the levels of cardiovascular blood lipid risk factors in mice.

5　The possible mechanism of the occurrence and aggravation of CVD could be due to heat waves with strong sudden cooling weather.

A possible mechanism of the development of cardiovascular disease by strong sudden cooling weather during the heat wave process may be summarized as follows: a heat wave can increase the myocardial HSP60 content of ApoE-/- mice [19]，and the excess HSP60 can activate immune cells and induce endothelial cells and macrophages to secrete numerous inflammatory cytokines，such as ICAM-1 and TNF-α [20,21]. HSP60 activates the inflammatory system in vivo and destroys the structure of the coronary vascular endothelial cells，thus increasing the permeability of the vascular endothelial membrane. The SOD activity of cardiac tissues decreases，which increases the fat protein oxidation in the blood. Large amounts of cholesterol are generated，accelerating cholesterol deposition in the vascular wall，which leads to atherosclerosis and the occurrence and aggravation of CVD of ApoE-/- mice [22]. With strong sudden cooling after the heat wave，the plasma concentration of NE increased，indicating that the body SNS is activated and the increased plasma concentration of ANG II also indicated that RAS was activated. The activation of these two systems will inevitably lead to an increase in blood pressure [14]. NE and ANG II are vasoconstrictors that exhibit strong vascular- contracting functions. Under the action of these two factors，systemic vasoconstriction will be more conducive to increase the blood pressure. The increase in TG，LDL-C，TC，and LDL-C/HDL-C contents could explain the elevated blood lipids，thus aggravating coronary heart diseases and may even lead to myocardial infarction.

Acknowledgments

This work was supported by the National Natural Science Foundation of China (No. 41375121).

Author Contributions

Shuyu Zhang conceived the study and conducted the experiments. Shuyu Zhang and

Zhengzhong Kuang statistically analyzed and interpreted the data. Shuyu Zhang and Zhengzhong Kuang wrote the manuscript. Xiakun Zhang edited and revised the manuscript.

Conflicts of Interest

The authors declare no conflict of interest.

References

[1] Zhang D, Li S, Gao X, Analyzing the relationship between cardiac and cerebral vascular diseases and meteorological conditions [J]. *In Proceedings of the 28th Session of the China Meteorological Society Annual Meeting-S14 Climatic and Environmental Change and Human Health*, Xiamen, China, 9-11 November, **2011**: 135-141.

[2] Cheng Y, Zhou M, Oxidative stress-inflammatory new progress in the study on occurrence of role in the development of atherosclerosis [J]. *Chin J Arterioscler*, **2008**, *16*: 757-762.

[3] Zhen C, Zhang W, Niang Y, Effect of heat stress in rats with early inflammatory factor level and ulinastatin intervention [J]. *Med Postgrad*, **2011**, *24*: 25-28.

[4] Wang C, Zhang S, Tian Y, *et al*, Effects of Simulated Heat Waves on ApoE-/- Mice [J]. *Int J Environ Res Public Health*, **2014**, *11*: 1549-1556.

[5] Sun Z, Fregly M J, Cade J R, Effect of renal denervation on elevation of blood pressure in cold-exposed rats [J]. *Can J Physiol Pharmacol*, **1995**, *73*: 72-78.

[6] Sun Z Genetic AVP deficiency abolishes cold-induced diuresis but does not attenuate cold-induced hypertension [J]. *Am J Physiol Renal Physiol*, **2006**, *290*: 1472-1477.

[7] Zhang X, Zhou J, Zhang S, *et al*, Experimental research of the impact of simulated cold wave on hypertension disease [J]. *Meteorolo Mon*, **2014**, *40*: 789-793.

[8] Wang Y, Wang Q, Observation of the blood lipid in cardiovascular and cerebrovascular diseases patients [J]. *Chin Community Dr (Compr Ed)*, **2005**, *7*: 66.

[9] Yang Y, Investigation and analysis on 3000 cases of blood lipid level in the elderly [J]. *Chin Community Dr (Med Prof)* **2010**, *12*: 216.

[10] Zhang S, *Medical Meteorological Forecast*. China Meteorological Press: Beijing, China, 2010.

[11] Li X, Mao W, Wu H, *et al*, Experimental study on the effect of "Denglao Guanxin Capsule" on atherosclerotic plaque [J]. *Prac Pharm Clin Remed*, **2012**, *15*: 616-617.

[12] Zhu W, Zhang S, Tian Y, *et al*, Effects of heat wave on ET-1, NO and body temperature in ApoE-deficient mice [J]. *Sci Technol Eng*, **2013**, *13*: 4626-4630.

[13] Bai H, Li J, Liu J, *et al*, Effect of high fat diet on biochemical and pathological morphology in mice [J]. *Chin J Comp Med*, **2010**, *20*: 41-45.

[14] Zhang S, Ma S, Zhou J, *et al*, Study of influence mechanism of cold wave on hypertension disease [J]. *Meteorol Mon*, **2013**, *39*: 789-793.

[15] Luo B, Zhang S, Ma S, *et al*, Effects of cold air on cardiovascular disease risk factors in rat [J]. *Int J Environ Res Public Health*, **2012**, *9*: 2312-2325.

[16] Luo B，Zhang S，Artificial cold air increases the cardiovascular risks in spontaneously hypertensive rats [J]. *Int J Environ Res Public Health*，**2012**，*9*：3197-3208.

[17] Luo B，Zhang S，Ma S，*et al*，Effects of different cold-air exposure intensities on the risk of cardiovascular disease in healthy and hypertensive rats [J]. *Biometeorol*，**2014**，*58*：185-194.

[18] Zhang X，Zhang S，Wang C，*et al*，Effects of moderate strength cold air exposure on blood pressure and biochemical indicators among cardiovascular and cerebrovascular patients [J]. *Environ Res Public Health*，**2014**，*11*：2472-2487.

[19] Mandal K，Jahangiri M，Xu Q，Autoimmunity to heat shock proteins in atherosclerosis [J]. *Autoimmun Rev*，**2004**，*3*：31-37.

[20] He W，Yi L，Advances in heat shock protein 60 and coronary atherosclerosis relationship [J]. *Lab Diagn*，**2012**，*16*：750-753.

[21] Yang J，Wu X，Bo X，*et al*，The value of human heat shock protein 60 in acute coronary syndrome [J]. *Modern Med*，**2011**，*39*：1-5.

[22] Hu P，Wu G，Xia Q，*et al*，Achievement in SOD mimics with antioxidant and anti-inflammation function [J]. *Prog Chem*，**2009**，*21*：873-879.

Int. J. Environ. Res. Public Health **2014**, *11*, 1-x manuscripts; doi: 10.3390/ijerph110x0000x

OPEN ACCESS

International Journal of

Environmental Research and

Public Health ISSN 1660-4601

www. mdpi. com/journal/ijerph

Article

Rat Lung response to $PM_{2.5}$ exposure under different Cold stresses

Bin Luo [1,*], Hongxia SHI [2,†], Lina Wang[1], Yanrong Shi[1], Cheng Wang[1], Jingli Yang[1], Yaxiong Wan[1] and Jingping Niu[1]

1   Institute of Occupational Health and Environmental Health, School of Public Health, Lanzhou university, Lanzhou, China; E-Mail: wangln14 @ lzu. edu. cn (LNW); shiyr13 @ lzu. edu. cn (YRS); wangchen2013@lzu. edu. cn (CW); yangjingli2013 @ lzu. edu. cn (JLY); wanyx@lzu. edu. cn (YXW); niujingp@lzu. edu. cn (JPN)

2   Lanzhou university the second hospital; E-Mails: shihongxia0@126. com (HX. S.);

†   These authors contributed equally to this work.

Abstract: Ambient particulate matters and temperature were reported to have additive effects over the respiratory disease hospital admissions and deaths. The purpose of this study is to discuss the interactive pulmonary toxicities of cold stress and fine particulate matter ($PM_{2.5}$) exposure by estimating inflammation and oxidative stress responses. 48 Wistar male rats, matched by weight and age, were randomly assigned to six groups, which were treated with cold stress alone (0 ℃, 10 ℃ and 20 ℃ (Normal control)) and cold stresses plus $PM_{2.5}$ exposures respectively. Cold stress alone groups were intratracheal instillation of 0. 25 mL normal saline, while cold stress plus $PM_{2.5}$ exposure groups were intratracheal instillation of 8 mg / 0. 25 mL $PM_{2.5}$. These procedures were carried out for three times with an interval of 48 hours for each treatment. All rats were sacrificed after 48 hours of the third treatment. The bronchoalveolar lavage fluid (BALF) was collected for analyzing inflammatory cells and cytokines, and lung homogenate MDA was determined for oxidative stress estimation. Results showed higher level of total cell and neutrophil in the BALF of $PM_{2.5}$ exposed groups ($P < 0.05$). Negative relationships between cold stress intensity and the level of tumor necrosis factor alpha (TNF-a), C-reactive protein (CRP) interleukin-6 (IL-6) and interleukin-8 (IL-8) in BALF were indicated in $PM_{2.5}$ exposure groups. Exposure to cold stress alone

---

* Author to whom correspondence should be addressed; E-Mail: luob@lzu. edu. cn;

Tel.: +86-0931-8915008; Fax: +86-0931-8915008.

caused significant increase of inflammatory cytokines and methane dicarboxylic aldehyde （MDA） and decline of superoxide dismutase （SOD） and glutathione peroxidase （GSH-Px） activity only in 0 ℃ exposure group （$P < 0.05$）. The two-way ANOVA found significant interactive effects between $PM_{2.5}$ exposure and cold stress in the level of neutrophil，IL-6 and IL-8 and SOD activity （$P < 0.05$）. These data demonstrated that inflammation and oxidative stress involved in the additive effect of $PM_{2.5}$ exposure and cold stress on pulmonary toxicity，providing explanation for epidemiological studies on the health effect of ambient $PM_{2.5}$ and cold stress.

Keywords：fine particulate matter （$PM_{2.5}$）; cold stress; inflammatory response; oxidative stress; rat lung

1 Introduction

Temperature is one of the most common physical properties in the natural world. Suitable air temperature is critical for the body to sustain health，while abnormal ones，cold or hot，are harmful. Increasing evidences from epidemiological studies have revealed that lower temperature linked to the increase of adverse health effect，including increased hospital admission and death，exasperation of chronic lung diseases （e. g. ，chronic obstructive pulmonary disease，COPD）. Research reported higher number of inflammatory cells in the lungs of healthy subjects after cold air inhalation[1]. Moreover，animal studies have shown that there were pulmonary cilium destruction，lung inflammation and even airway hyper-responsiveness in rats frequently exposed to cold stress[2,3].

As acritical pollutant of air pollution fine particulate matter （$PM_{2.5}$） has been reported closely related to many adverse effects on respiratory system，including the increase of hospital admission and death and exacerbation of chronic pulmonary diseases[4—7]. With the increase of ambient $PM_{2.5}$ by 10 mg/m³，the exasperation rate of COPD for hospital doubled among 204 US urban counties[8]. Compared with coarse particulate matter （PM_{10}），$PM_{2.5}$ may cause more adverse effects because of its smaller aerodynamic diameter and bigger particle amount under similar particle concentration[9]. $PM_{2.5}$ can traverse the blood-air barrier of alveolar，then deposit at lung[10]. It causes toxicities on alveolar macrophages and bronchial epithelial cells to induce inflammation in lung，the mechanism in which mainly include producing inflammatory factors and ROS[11—13].

Until now，few studies have studied the interactive effect of particulate matter and temperature on pulmonary health[14—18]. The few previous studies have mainly revealed the additive effect of PM_{10} and low temperature on the emergency hospital admission and death of pulmonary diseases[15,16,18]. Experimental studies have unveiled that cold stress could inhibit airway cilium movement and phagocytes migration and phagocytosis [19—21]. We could possibly hypothesize that the inhalation of $PM_{2.5}$ during cold stress might induce more serious damage to the lung. Besides, cold stress often comes with high concentration of $PM_{2.5}$, such as during the appearance of cold air and in the winter. Therefore, we conducted a study aiming to evaluate the interactive effect of $PM_{2.5}$ and cold stress on lung toxicity by assessing several pulmonary biomarkers.

2 Methods

2.1 Animals

The experiments were carried out over eight-week-old Wistar male rats ($190 \sim 225$ g), which were purchased from Gansu University of traditional medicine. Forty-eight rats were assigned to six groups matched with age and weight. Rats were maintained in the animal house in standard cages at $20℃ \pm 2℃$, RH $40\% \sim 60\%$ and $12:12$ h light-dark cycle with free access to laboratory chow and tap water throughout the study. All the animal studies were approved according to the Ethics Committee of Animal Care and Experimentation of the National Institute for Environmental Studies, China. After seven days' thermal acclimation, all groups were treated according to study design (Figure 1.).

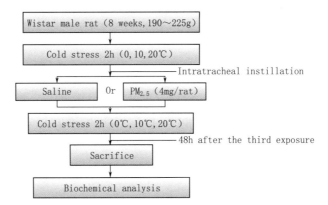

Figure1. Study design

2.2 $PM_{2.5}$ sampling and Processing

Samples of $PM_{2.5}$ were collected between April and May 2014 in Lanzhou, China, and were used for the present study. The $PM_{2.5}$ samples were collected onto pre-weighed and pre-dried glass fiber filter, using particulate sampler (TH-150CⅢ, Wuhan Tianhong Instruments Co Ltd China) at a flow rate of 100 L/min. Filters were weighed and cut into squares of $1 \sim 2$ cm^2, from which particulate matters were removed by agitation for 20 min ×3 times in ultrapure water with ultrasonic shaker. After filtered by six layers of gauze, the solution was centrifuged at 12000 rpm for 20 min to collect sediment for drying by a vacuum freeze drier (Christ/ALPHA2-4 LD, Germany). The dried $PM_{2.5}$ was kept at $-20℃$ before diluted for experiment.

2. 3 Cold stress and PM$_{2.5}$ exposure protocol

Before experiment, $PM_{2.5}$ was diluted in sterile saline in a concentration of 32 mg/mL. Six groups of rats were randomly assigned to different exposure protocols. Protocols were: 1) $20℃$ with intratracheal instillation of 0. 25ml sterile saline or $PM_{2.5}$ (8 mg/rat) in animal lab (normal temperature control or $PM_{2.5}$ exposure group); 2) 4 h of $10℃$ exposure with intratracheal instillation of 0. 25 mL sterile saline or $PM_{2.5}$ (8mg/rat) in climate simulator; 3) 4 h of $0℃$ exposure with intratracheal instillation of 0. 25 mL sterile saline or $PM_{2.5}$ (8 mg/rat) in climate simulator. Each protocol was repeated for three times with an interval of 48 h. Therefore, the cumulative dose of $PM_{2.5}$ for each rat is 24 mg. Before instillation of $PM_{2.5}$ or sterile saline, rats were anesthetized through inhalation of diethyl ether.

2. 4 Bronchoalveolar Lavage

Forty-eight hours after the last intratracheal instillation of sterile saline or $PM_{2.5}$, rats were anesthetized with chloral hydrate (7%, 0. 6 mL/100g) and sacrificed through abdominal aorta. Immediately after death, the right lungs were temporarily closed with a haemostatic clamp, and the trachea to the right lung was cannulated. The right lungs were lavaged with 4 ml× 5 ml volumes of sterile saline. The first lavage fluid was placed in a separate tube for tumor necrosis factor alpha (TNF-α), C-reactive protein (CRP) interleukin-6 (IL-6) and interleukin -8 (IL-8) estimations. Tubes were centrifuged at 1500 rpm for 10 min at $4℃$, the supernatant removed and the cell pellet from the first lavage combined with the cells from the same lavage was re-suspended in 1 ml PBS. Total cells were counted directly and neutrophils were counted after stained with Wright-Giemsa dye under Microscope (BX53, Olymbus, Japan). The supernatant of the first lavage fluid was kept at $-80℃$ for estimation of inflammatory cytokines.

2. 5 Lung homogenate

Lung tissue was homogenized in ice-cold saline with glass-homogenizer. The final homogenate concentration was 10%, then centrifuged at 3000 rpm for 10 min at $4℃$ to collect supernatant. All supernatant samples were stored at $-80℃$ for future biochemical analysis.

2.6 *Biomarker estimations*

Before detection，the supernatants of BALF and lung homogenate stored at $-80℃$ were recovered at $37℃$ in an incubator. The TNF-α，CRP，IL-6 and IL-8 were detected with ELISA kit（RD Biosciences，USA）. The contents of total protein and methane dicarboxylic aldehyde（MDA）and the activity of superoxide dismutase（SOD）and glutathione peroxidase（GSH-Px）were determined with assay kit（Nanjing Jiancheng Bioengineering Institute，Jiangsu，China）.

2.7 *Statistics*

All data，expressed as mean$\pm$ SD，were analyzed using SPSS20.0 IBM statistical software for Windows with a two-way ANOVA（$PM_{2.5}$，cold stress as factors）. The differences between paired groups were determined using a paired t-test. The level of $P <$ 0.05 was defined as statistical significance.

3 Results

3.1 *Physiological conditions*

Among the whole exposure process，no rat died because of exposure factor orany other factors. The Figure 2. showed the body weight changes of all animals through the

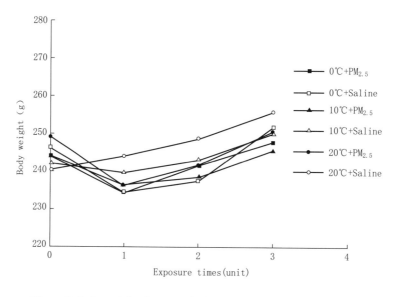

Figure 2. Body weight changes of all groups. The data are presented

as mean of each group，$n = 8$/group

whole exposure process. Compared with the normal temperature group，the body weight changes of all exposure groups showed a stunted grow trend，especially after the first exposure.

3.2　*Cell counting in bronchoalveolar lavage fluid （BALF）*

Table 1. The total cell numbers and neutrophils in bronchoalveolar lavage fluid

（BALF）in all experimental groups

Cells	0℃＋PM$_{2.5}$	0℃＋Saline	10℃＋PM$_{2.5}$	10℃＋Saline	20℃＋PM$_{2.5}$	20℃＋Saline
Total cell(10^5)	5.08 ±1.25^{a,b}	3.14 ±0.69^b	3.82 ±1.09^a	2.79 ±0.61	3.73 ±0.93^a	2.33 ±0.95
Neutrophil(10^5)	1.76 ±0.34^{a,b}	0.85 ±0.40	1.28 ±0.40	0.91 ±0.43	0.82 ±0.37	1.01 ±0.28

$n=8$/group，instillation of PM$_{2.5}$ （8 mg/rat）. Data represent as the mean ±SD. Significance：[a] $P<0.05$ compared to the corresponding cold stress alone group；[b] $P<0.05$ compared to the normal temperature group with saline or PM$_{2.5}$；

The Table 1. showed total cells and neutrophils in BALF of different exposure groups. The total cell of all PM$_{2.5}$ exposure groups and the neutrophils of 0℃ plus PM$_{2.5}$ exposure group were higher than their corresponding cold stress alone exposure groups （$P<0.05$）. Compared with normal temperature groups，both 0℃ plus PM$_{2.5}$ exposure group and 0℃ exposure alone group had significantly more total cells，while only 0℃ plus PM$_{2.5}$ exposure group had more neutrophils （$P<0.05$）. Test of between-subjects effects found both cold stress and PM$_{2.5}$ exposure had significant effects over neutrophils （$P<0.05$），while only PM$_{2.5}$ exposure had significant effects over total cell counts （$P<0.05$）. Cold stress and PM$_{2.5}$ exposure had additive effects on the neutrophils （$P<0.05$）.

3.3　*Inflammatory factors in BALF*

In this study，four inflammatory factors （TNF-*a*，CRP，IL-6 and IL-8） were determined in the BALF. All PM$_{2.5}$ exposure groups showed significantly higher level of four factors than their corresponding cold stress alone groups （$P<0.05$）. A negative relationship was found between temperature and BALF level of four factors. There were higher level of IL-8 and TNF-*a* in the 0 ℃ exposure alone group compared with the normal temperature group with saline instillation （$P<0.05$）. However，no significant difference was found in other factors among cold stress alone groups （$P>0.05$）. The Two-way ANOVAs verified that cold stress and PM$_{2.5}$ had main effects on the contents of TNF-*a*，CRP，IL-6 and IL-8 （$P<0.05$），and there were significant interactions only in IL-6 and IL-8 between these two factors （$P<0.05$）.

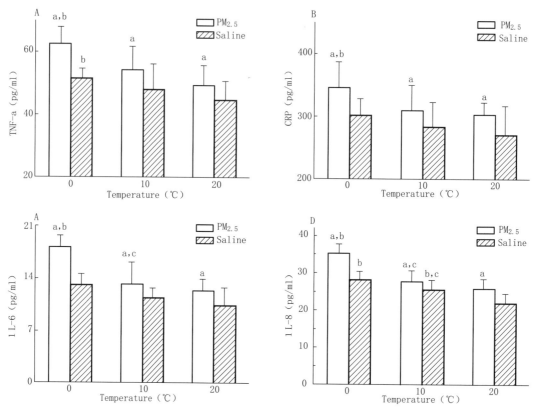

Figure 3. Inflammatory factors level in BALF. (A) TNF-a, (B) CRP, (C) IL-6, (D) IL-8.

$n = 8$/group, instillation of $PM_{2.5}$ (8 mg/rat). Data represent as the mean ±SD. Significance:

[a]$P < 0.05$ compared to the corresponding cold stress alone group; [b]$P < 0.05$ compared

to the normal temperature group with saline or $PM_{2.5}$; [c]$P < 0.05$ compared

to 0℃ group with saline or $PM_{2.5}$

3.4 *Pulmonary Oxidant and Antioxidants*

In order to estimate the effect of cold stress and $PM_{2.5}$ on oxidative injury in rat lung, the levels of SOD, GSH-Px and MDA were detected and showed in Figure 4.. The levels of SOD, GSH-Px and MDA in groups with $PM_{2.5}$ instillation were significantly different from their corresponding cold stress exposure alone groups ($P < 0.05$). The activities of both SOD and GSH-Px were found to have a positive relationship with cold stress, which declined with the increase of cold stress intensity, especially among cold stress plus $PM_{2.5}$ exposure groups ($P < 0.05$). The MDA content increased distinctly with the decline of temperature in cold stress plus $PM_{2.5}$ exposure groups. However, no obvious difference was found among the GSH-Px activity and MDA content in cold stress alone groups, except the significantly decline in SOD activity. Through the two-way ANOVAs statistic analysis, the main

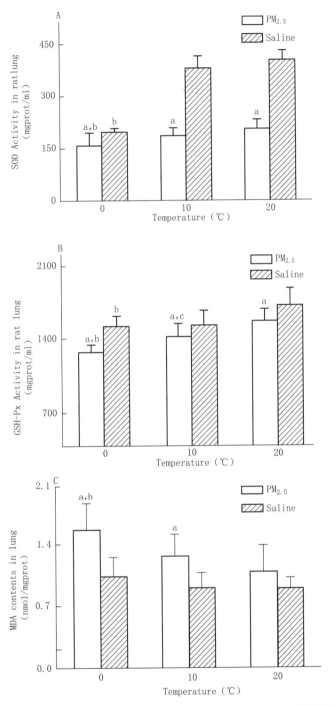

Figure 4. The level of oxidant and antioxidents in rat lung. (A) SOD, (B) GSH-Px, (C) MDA.

$n=8$/group, instillation of $PM_{2.5}$ (8 mg/rat). Data represent as the mean ±

SD. Significance: [a] $P<0.05$ compared to the corresponding cold stress alone group;

[b] $P<0.05$ compared to the normal temperature group with saline or $PM_{2.5}$;

[c] $P<0.05$ compared to 0 ℃ group with saline or $PM_{2.5}$.

effects were found both in cold stress and PM$_{2.5}$ exposure in all those three factors （$P <$ 0.05），while their interaction only existed in the SOD activity （$P < 0.05$）.

4 Discussions

Epidemiological studies have unveiled the interactive effects of low temperature and PM over respiratory diseases. The purpose of the present study is to estimate their interactions on lung injury through animal experiment for the first time. In a dust-storm of April 2014 in Lanzhou city，the PM$_{2.5}$ concentration was high as 752 $\mu g/m^3$ and the minimum temperature declined by about 5 ℃ to 2 ℃. As the minute tidal volume of rat is about 0.16 L[22]， the PM$_{2.5}$ exposure dose for rat in that day could be about 1.7 mg/d，which is about one fifth of the PM$_{2.5}$ exposure dose （8 mg/rat） used in our study. Concerning the living condition of rat，the cold stress in this study was 0℃，10℃，20℃ with a scale of 10 ℃. Therefore，this study used 8 mg/d of PM$_{2.5}$ exposure and cold stress of 0℃，10℃ and 20 ℃ as treating factors to estimate the toxicological interactions of PM$_{2.5}$ exposure and cold stress on lung.

Both cold stress and PM$_{2.5}$ exposure were reported to affect the body development by retarding the body weight growth[23,24]. This study showed similar results，each group with cold stress or PM$_{2.5}$ exposure experienced the retarded body weight growth. The total cell influx and TNF-a，CRP，IL-6 and IL-8 in BALF were often used to detect the early inflammatory response in lung[25]. In this study，cold stress alone caused significant increase of total cells，TNF-a and IL-8 in BALF especially in 0 ℃ group. Besides，the two-way ANOVAs found its main effect over the four inflammatory factors. These results indicated that cold stress could cause pulmonary inflammation to some extent. Sabnis. found higher expressions of IL-6 and IL-8 in lung epithelial cells after cold stress of 18℃ for 0—4 h [26]. When combined with PM$_{2.5}$ exposure，a negative relationship was found between the neutrophil counts，TNF-a，CRP，IL-6 and IL-8 and cold stresses. This may suggest that PM$_{2.5}$ exposure added to the effect of cold stress on lung injury. PM$_{2.5}$ exposure alone could induce lung injury represented by the increased level of inflammatory cells and cytokines. The PM$_{2.5}$ exposure of three seasons from European cities induced higher level of TNF-a in BALF of Wistar rat[27]. Wang. revealed that PM$_{2.5}$ exposure （0.2 mg/rat，0.8 mg/rat，3.2 mg/rat） alone increased the total cells，neutrophils，TNF-a and IL-6 in BALF of Wistar rat[24]，consistent with the results obtained in this study. When the interactive effect was considered，PM$_{2.5}$ exposure and cold stress had additive effect over the level of neutrophils，IL-6 and IL-8，indicating their additive effect over lung injury. In other words，PM$_{2.5}$ exposure combined cold stress may cause more serious lung inflammation than each of them alone.

It has been suggested that the oxidative stress was one way for ambient particles to affect the lung health[28,29]. The mechanism mainly included attacking pulmonary antioxidant system and promoting the production of ROS in lung, which may be the initiation of inflammation and finally activate apoptosis to induce pulmonary disease [30]. The activity of SOD and GSH-Px and MDA level were often used to estimate the antioxidant system and ROS levels in lung[28,29]. In this study, the activity of SOD and GSH-Px reduced and the MDA level increased after $PM_{2.5}$ exposure, particularly in groups with cold stress. The positive relationship was found between the activity of SOD and GSH-Px and cold stress in $PM_{2.5}$ exposure groups, while a negative relationship existed between MDA level and cold stress. Besides, there were interactive effects between cold stress and $PM_{2.5}$ exposure on SOD activity. These results indicate that $PM_{2.5}$ exposure may increase pulmonary oxidative stress, and cold stress may add to that effect to lead more serious lung injury. However, when cold stress alone was considered, the significant effects over SOD and GSH-Px activity were only found in 0 ℃ group. Previous studies have not laid focus over the effect of cold stress on oxidative stress but on the structure alteration of airway and inflammatory cytokines. The present results may suggest us that cold stress could have effect over pulmonary antioxidant system under lower temperature stress. Namely, cold stress may also induce lung injury by increasing oxidative stress in lung.

In this study, the obtained results suggested that leukocyte infiltration, pro-inflammatory cytokines and oxidative stress might involve in the adverse effect of $PM_{2.5}$ exposure on lung. Although the cold stress has affected the level of some pro-inflammatory cytokines and SOD activity in lung to some degree, it may probably play a supplementary role to enhance the pulmonary adverse effect caused by $PM_{2.5}$ exposure. Both $PM_{2.5}$ exposure and cold stress were reported to have adverse effects on lung in both vivo and vitro experimental studies[2,3,24,27,28,30]. Until now, no study has explored the interactive effect of $PM_{2.5}$ exposure and cold stress on respiratory system in animal experimental studies. Salman. reported that the phagocytic activity of peritoneal macrophage over latex particles was inhibited after cultured at 24 ℃ for 60 min[31]. A research over human unveiled that cold stress inhibited leukocyte migration and phagocytic activity of phagocytic cells[19,21]. There is possibility that cold stress may also inhibit the phagocytic activity of pulmonary macrophage over $PM_{2.5}$ and enhance the pulmonary toxicity of $PM_{2.5}$. Besides, experimental study found cilium injury by ciliated epithelial loss after frequently cold stress[19,21]. In a cold environment of 4 ℃ for 1 h, the constricted pulmonary vascular declined the pulmonary blood volume in rabbit, which inhibited the supply of immune cells in lung and cilium movement[32]. Cilium in respiratory system is the first defense linc against

$PM_{2.5}$, the injured and retarded cilium would promote the inhalation of $PM_{2.5}$ to the lung. If these assumptions are possible, the pulmonary defense system against $PM_{2.5}$ will be seriously inhibited by cold stress, which may enhance the pulmonary toxicity caused by $PM_{2.5}$ exposure. However, these are still needed to be analyzed in future studies. Another limitation of our study is that we did not study specific chemical components of $PM_{2.5}$, so we could not identify the causative constituents in the observed adverse effects. Therefore, the correlation between chemical elements and toxic effects should be discussed specifically in the future. Besides, histological result of the lung was not discussed in this study because of some technique problems, so we could not provide any information about the structure change of lung issue, such as the spaces of alveolar ducts and sacs, the thickening of interstitial connective tissues, inflammatory cell infiltration, etc. in treated rats vs control. However, these limitations would be covered in the next step of our project.

5 Conclusions

In summary, our results indicated that both cold stress and $PM_{2.5}$ exposure could cause adverse effects on lung and cold stress may enhance the toxic effect of $PM_{2.5}$ exposure. The interactive toxic mechanism for cold stress and $PM_{2.5}$ exposure to induce higher occurrence of respiratory disease events could be through provoking oxidative stress and higher production of pro-inflammatory cytokines.

Acknowledgement

We thank MD Dongfang Han for his help in the biochemical anlysis. This study was supported by grants from the National Natural Science Foundation of China (41405108) and the Elementary research foundation for central university of Lanzhou university (861495)

Conflicts of Interest

The authors declare no conflict of interest.

References

[1] Larsson K, Tornling G, Gavhed D, et al. Inhalation of cold air increases the number of inflammatory cells in the lungs in healthy subjects [J]. *Eur Respir J*, 1998, **12** (4): 825-830.

[2] Davis M S, A N Freed Repeated hyperventilation causes peripheral airways inflammation, hyperreac-

tivity, and impaired bronchodilation in dogs [J]. *Am J Respir Crit Care Med*, 2001, **164** (5): 785-789.

[3] Davis M S, B Schofield, A N Freed, Repeated peripheral airway hyperpnea causes inflammation and remodeling in dogs [J]. *Med Sci Sports Exerc*, 2003, **35** (4): 608-616.

[4] Zanobetti A, Franklin M, Kautrakis P, *et al*, Fine particulate air pollution and its components in association with cause-specific emergency admissions. *Environ Health*, 2009, **8**: 58.

[5] Pope C R, D W Dockery, Health effects of fine particulate air pollution: lines that connect [J]. *J Air Waste Manag Assoc*, 2006, **56** (6): 709-742.

[6] Dockery D W, Health effects of particulate air pollution [J]. *Ann Epidemiol*, 2009, **19** (4): 257-263.

[7] Zanobetti A, J Schwartz, The effect of fine and coarse particulate air pollution on mortality: a national analysis [J]. *Environ Health Perspect*, 2009, **117** (6): 898-903.

[8] Dominici F, Roger D, Michelle L, *et al*, Fine particulate air pollution and hospital admission for cardiovascular and respiratory diseases [J]. *JAMA*, 2006, **295** (10): 1127-1134.

[9] Gilmour P S, Schladwoiler MC, Richards JH, *et al*, Hypertensive rats are susceptible to TLR4-mediated signaling following exposure to combustion source particulate matter [J]. *Inhal Toxicol*, 2004, 16 Suppl **1**: 5-18.

[10] Kendall M, Fine airborne urban particles (PM$_{2.5}$) sequester lung surfactant and amino acids from human lung lavage [J]. *Am J Physiol Lung Cell Mol Physiol*, 2007, **293** (4): L1053-1058.

[11] Chen B Y, Chan CC, Lee CT, *et al*, The association of ambient air pollution with airway inflammation in schoolchildren. *Am J Epidemiol*, 2012, **175** (8): 764-774.

[12] Van Eeden S F, Tan W, Suwa T, *et al*, Cytokines involved in the systemic inflammatory response induced by exposure to particulate matter air pollutants (PM$_{10}$) [J]. *Am J Respir Crit Care Med*, 2001, **164** (5): 826-830.

[13] Fujii T, Hayashi S, Hogg JC, *et al*, Interaction of alveolar macrophages and airway epithelial cells following exposure to particulate matter produces mediators that stimulate the bone marrow [J]. *Am J Respir Cell Mol Biol*, 2002, **27** (1): 34-41.

[14] Green R S, The effect of temperature on hospital admissions in nine California counties [J]. *Int J Public Health*, 2010, **55** (2): 113-121.

[15] Carder M, Interacting effects of particulate pollution and cold temperature on cardiorespiratory mortality in Scotland [J]. *Occup Environ Med*, 2008, **65** (3): 197-204.

[16] Ren C, S Tong, Temperature modifies the health effects of particulate matter in Brisbane, Australia [J]. *Int J Biometeorol*, 2006, **51** (2): 87-96.

[17] Ren C, G M Williams, S Tong, Does particulate matter modify the association between temperature and cardiorespiratory diseases? [J]. Environ Health Perspect, 2006, 114 (11): 1690-1696.

[18] Li G, H Tao, Y Guo, Interaction between Inhalable Particulate Matter and Apparent Temperature on Respiratory Emergency Room Visits of a Hospital in Beijing (In Chinese) [J]. *Journal of Environment & Health*, 2012, 483-486.

[19] Polderman K H, Mechanisms of action, physiological effects, and complications of hypothermia [J]. *Crit*

Care Med，2009，**37**（7 Suppl）：S186-202.

[20] Shephard R J，P N Shek，Cold exposure and immune function [J].*Can J Physiol Pharmacol*，1998，**76**（9）：828-836.

[21] Mourtzoukou E G，M E Falagas，Exposure to cold and respiratory tract infections [J].*Int J Tuberc Lung Dis*，2007，**11**（9）：938-943.

[22] Crosfill M L，Widdicombe J G，Physical characteristics of the chest and lungs and the work of breathing in different mammalian species [J].*J Physiol*，1961，**158**：1-14.

[23] Luo B，Zhang S，Mu S，*et al*，Effects of cold air on cardiovascular disease risk factors in rat [J].*Int J Environ Res Public Health*，2012，**9**（7）：2312-2325.

[24] Wang G，Zhao J，Jian R，*et al*，Rat lung response to ozone and fine particulate matter（$PM_{2.5}$）exposures [J].*Environ Toxicol*，2015，**30**（3）：343.

[25] Broekhuizen R，Vernooy JH，Schols AM，*et al*，Leptin as local inflammatory marker in COPD [J].*Respir Med*，2005，**99**（1）：70-74.

[26] Sabnis A S，Shadid M，Yost GS，*et al*，Human lung epithelial cells express a functional cold-sensing TRPM8 variant [J].*Am J Respir Cell Mol Biol*，2008，39（4）：466-474.

[27] Halatek T，Stepnik M，Stetkiewicz J，*et al*，The inflammatory response in lungs of rats exposed on the airborne particles collected during different seasons in four European cities [J].*J Environ Sci Health A Tox Hazard Subst Environ Eng*，2011，**46**（13）：1469-1481.

[28] Li N，Wong M，Froines J，*et al*，Use of a stratified oxidative stress model to study the biological effects of ambient concentrated and diesel exhaust particulate matter [J].Inhal Toxicol，2002，**14**（5）：459-486.

[29] Romieu I，Garciaesteban R，Sunyer J，*et al*，The effect of supplementation with omega-3 polyunsaturated fatty acids on markers of oxidative stress in elderly exposed to $PM_{2.5}$ [J].*Environ Health Perspect*，2008，**116**（9）：1237-1242.

[30] Kooter I M，Frederix K，Sporonk HM，*et al*，Lung inflammation and thrombogenic responses in a time course study of Csb mice exposed to ozone [J].*J Appl Toxicol*，2008，**28**（6）：779-787.

[31] Salman H，Bergman，Bessler，*et al*，Hypothermia affects the phagocytic activity of rat peritoneal macrophages [J].*Acta Physiol Scand*，2000，**168**（3）：431-436.

[32] Khadadah M，S Mustafa，A Elgazzar，Effect of acute cold exposure on lung perfusion and tracheal smooth muscle contraction in rabbit [J].*Eur J Appl Physiol*，2011，**111**（1）：77-81.

第 42 卷　第 10 期
2016 年 10 月

气　象
METEOROLOGICAL MONTHLY

Vol. 42　No. 10
October　2006

冷空气对人心血管系统及相关影响
因素的自然实验研究[*]

张书余[1]　　张夏琨[2]　　崔世杰[1]　　林朝旭[1]

(1　河北省气象局　河北　石家庄　050021；2　国家气象中心　北京　100081)

摘　要：通过中等强度冷空气活动对人群血压及生化指标水平的影响实验研究，探讨冷空气对心血管疾病的影响。选取甘肃省张掖市为实验地点，经健康筛查及血液学检查，于现场研究前，选择 30 例心血管疾病患者为病例组，40 例健康人为对照组。在 2013 年 4 月 27—28 日冷空气发生的过程中进行了科学实验，分别于冷空气暴露前 24h（4 月 26 日上午）、过境时（气温降至最低（4 月 28 日 7：00—8：00 之间））和过境后 24h（4 月 29 日上午）对 70 名研究对象进行血脂、全血黏度、心肌肌钙蛋白 I、肌红蛋白和血管内皮素-1 检查，分析各个生化指标水平在冷空气过境前、中、后的变化。结果表明，受冷空气影响，可使心脑血管患者和健康人的全血黏度低切和中切、全血还原低切和高切均显著升高，使血液处于高凝、高聚和高黏状态；可使心脑血管患者血清 TG、VLDL-C 呈显著上升，HDL-C、ApoA1 呈显著下降，导致血液黏稠，沉积在血管壁的胆固醇、血小板颗粒增加，动脉粥样硬化进一步加重；可使血管内皮素-1 浓度在冷空气过境时显著升高，可使肌红蛋白和肌钙蛋白 I 无论是冷空气发生时还是影响结束后均呈持续升高，导致血管收缩、心肌细胞受损。主要结论：受冷空气影响，无论是健康人还是心脑血管病人，一是均可使血液处于高凝、高聚和高黏状态，影响其流动性；二是可使动脉粥样硬化发生或加重；三是可导致血管收缩、心肌细胞受损。从三个方面探讨了冷空气对人群心脑血管疾病危险因素影响的事实及机理。

关键词：冷空气，血脂，肌红蛋白，全血黏度，肌钙蛋白 I，ApoAl，心脑血管

Cold air influence on human body in the blood biochemical
indexes of experiment research

Shuyu Zhang[1]，Xiakun Zhang[2] Shijie Cui[1] Chaoxu Lin[1]

1　*Hebei Provincial Meteorological Bureau*，178 *Tiyu South Street*，
Shijiazhuang 050021，*China*；E-Mail：*zhangsy@cma.gov.cn*

2　*National Meteorological Centre*，46 *Zhongguancun South Street*，*Beijing* 100081，*China*；

Abstract：The effects of cold air on cardiovascular disease were investigated in an experimental research ex-

---

* 项目基金：国家自然科学基金项目"冷空气对心脑血管疾病的影响及机制研究"（40975069）和"高温热浪对心脑血管疾病的影响及机制研究"（41375121）
第一作者：张书余，主要从事人类生物气象学研究。Email：zhangsy@cma.gov.cn

amining blood pressure and biochemical indicators in humans. Zhangye City，Gansu Province，China was selected as the experimental site. After conducting health screening and blood tests，30 cardiovascular disease patients and 40 healthy subjects were recruited as case and control groups，respectively. The experiment was performed during cold air exposure on April 27—28，2013. Blood lipid，whole blood viscosity，cardiac troponin I，myoglobin（Mb），and endothelin-1 in all subjects were evaluated 24 h before（morning of April 26，2013），during（temperature dropped to the lowest at 7：00 am—8：00 am，April 28，2013），and 24 h after cold exposure. The variations in each biochemical indicator were analyzed before，during，and after cold exposure. Results showed that cold air exposure increased the low and midst shear of whole blood viscosity and the low and high shear of whole blood reduced viscosity. This phenomenon led to excessive blood clotting and high aggregation and viscosity state in cardiovascular disease patients and healthy subjects. In addition，cold air exposure evidently increased serum triglyceride and very low-density lipoprotein cholesterol and decreased high-density lipoprotein cholesterol and Apo-lipoprotein A1. These indicators cause blood viscosity and increase in cholesterol and platelgranules，which are deposited in the vascular wall，thus further aggravating atherosclerosis. During cold air exposure，the concentration of vascular endothelin-1 significantly increased. Moreover，Mb and cardiac troponin I gradually increased and caused vasoconstriction and damage to myocardial cells. The main conclusions：The cold air can affect both cardiovascular disease patients and healthy subjects. Firstly，the effect of cold air can make excessive blood clotting and high aggregation and viscosity state and this can affect the blood rheology. Secondly，the cold air can promote the occurrence and development of atherosclerosis. Thirdly，the cold air can vasoconstriction and damage to myocardial cells. The mechanism of the effects of cold air on cardiovascular disease risk factors in humans were also investigated from three aspects.

Keywords：cold air，blood lipid，myoglobin，whole blood viscosity，cardiac troponin I，ApoAl，heart and cerebral vessels

　　随着近些年来世界范围内对冷空气引发心脑血管疾病的关注和研究[7,8,10,16]，冷空气已被公认为是造成心脑血管疾病发病率和死亡率增加的重要危险气象因素。张书余等[9]研究指出，不论冬半年还是夏半年，中国长春市气压和气温的大幅变化都易引起冠心病复发，较大幅度的气压升高、气温下降对脑出血、脑梗塞不利，高血压主要与气压的波动、相对湿度关系较为密切。急性冷刺激能够引起人体血压的收缩压升高 20mmHg 以上[13,17,22]，而短暂的低温刺激也能引起人类和动物血压的迅速增加[11,12]。许多流行病学研究结果提示在寒冷季节里低温可能会最终造成高血压疾病[18]，并导致中风及心梗等高血压相关心脑血管疾病[14,19,20] 的发生。血脂代谢紊乱是心脑血管疾病的主要危险因素[2]，高密度脂蛋白胆固醇（HDL-C）为血清蛋白之一，它具有抗动脉粥样硬化功能，其水平的升高可降低发生心脑血管疾病的风险。目前已有研究资料显示，HDL-C 每升高 0.026mmol/L，可以使冠心病危险性下降 2%（男性）或 3%（女性）[1]。而甘油三酯（TG）与 HDL-C 作用不同，它升高可造成"血稠"，即血液中脂质含量过高导致的血液黏稠，可增加发生心脑血管疾病的风险。假密度脂蛋白（LDL）在动脉粥样硬化形成期，可通过氧化损伤内皮细胞及平滑肌细胞发动和维持血管壁的炎症反应，使动脉粥样硬化得以发展，同时，使过多的炎性细胞聚集，还可通过促进炎性介质分泌来加重炎性反应，从而加重动脉粥样硬化。另外，吴永志[5] 研究指出，载脂蛋白 A1（ApoAl）降低和载脂蛋白 B（ApoB）升高可作为当前心脑血管疾病最有价值的危险性预测指标。血清肌红蛋白、心肌肌钙蛋白 I 和血管内皮素-1 都是反映心肌损伤的血清标志物。肌红蛋白是唯一存在于心肌的收缩蛋白，对心肌坏死或损伤有高度敏感性和特异性，由于它在血中含量低，只要有少量的心肌坏死，血中浓度就会快速升高[6]；心肌肌钙蛋白 I 具有高度特异性，无论是对心肌损伤的特异性还是敏感性，均是目前最好的标志物[15]，正逐步成为急性心肌梗死的诊断金标准。模拟冷空气对大鼠冷刺激表明[11,12]，均可以导致大鼠血脂四项甘油三脂、血清总胆固醇、高密度脂蛋白胆固醇和低密度脂蛋白胆固醇及血黏度等危险因子发生显著变化。那么在冷空气发生发展的过程中是否对人群的影响也是具有类似的结果呢？本文以 2013 年 4 月发生在甘肃省张掖市的一次中等强度冷空气[4] 为实验实例进行了研究，甘肃省张掖市地处中国北方，气候类型复杂，天气多变，温差较大。它是中国西北方冷空气东移南下的必经咽喉要道，每年影响我国约 95% 的强冷空气会从甘肃省经过。恶劣的天气条件会对当地居民生活和身体健康造成很大的影响，尤其是对心脑血管疾病患者带来更大的威胁。在本次中等强度冷空气对人群心脑血管影响实验过程中，分别检测了冷空气过境前、过境期间和过境后心脑血管疾病病人和健康人的血脂、肌红蛋白、全血黏度、心肌肌钙蛋白 I 等生化指标水平，分析其在冷空气过境前、过境期间和过境后的变化，探讨冷空气活动对人群心脑血管疾病危险因素的影响。

1　材料与方法

1.1　研究地点

选择没有工业污染、空气质量符合环境空气质量二级标准、空气洁净度良好、天气多变、温差较大的西部和西北部冷空气南下必经之处的甘肃省张掖市（38.9°N，100.43°E）作为研究地点。

1.2　研究对象

采用随机整群抽样的方法，选取张掖市人民医院为监测点，查阅距监测点半径 1000m 范围内、年龄在 40～70 岁之间的居民健康档案，经健康筛查及血液学检查无器质性疾病的心脑血管病人，于现场研究前，发放调查问卷，选择无烟酒嗜好，近 3 天未服用心脑血管疾病药物的患者 70 例，同时按相同入选条件选择 40～70 岁的健康人（身心健康，近期未患各种疾病）70 例作为对照。在 2013 年 4 月 26—29 日期间，参加实验的志愿者，每天上午到张掖市人民医院集中，工作人员对纳入实验的人群每天进行问卷调查，问卷内容包括身体状况、饮食、服用药物、活动范围等情况，尽量排除混杂因素，保持病例组和对照组相同的暴露史，同时按实验方案要求进行各种检验。实验过程中放弃依从性差（未按时采血、测量血压）及不符合条件（服用了各种药物、精神受到刺激及患了流行性感冒等疾病）者，最终数据来自全程严格执行实验条件的心脑血管疾病病人 30 例（男 16 例，女 14 例），健康对照 40 例（男 24 例，女 16 例）。心脑血管疾病入选主要包括脑血栓、脑溢血、心肌梗塞、冠心病、高血压。

测定指标：血脂（HDL-C、TC、TG、LDL-C、VLDL-C、ApoA1 和 ApoB）、全血黏度、肌红蛋白、心肌肌钙蛋白 I、血管内皮素-1 等生化指标。

样品采集：于冷空气过境前 24 h（4 月 26 日上午）、过境时（气温降至最低（4 月 28 日 7：00—8：00 之间））和过境后 24 h（4 月 29 日上午）分别采集空腹肘静脉血各 5ml，样品均收集至无抗凝剂真空采血管内，于 3000 r/min 离心后，血清于−80℃冻存。

测定方法：各类生化指标采用酶联免疫吸附（ELISA）双抗体夹心法检测，即用纯化的样本抗体包被微孔板，制成固相抗体，再加入待测样本及酶标试剂，形成抗体-抗原-酶标抗体复合物，经过洗涤加入显色剂，然后在 450nm 波长下测定吸光度，计算待测样本浓度。利用含枸橼酸钠真空采血管收集血液用于血黏度的测量，利用血流变仪（LGR80，Steellex，中国）对收集到的血液样本进行切变率的 WBV 测定。ELISA 试剂盒由美国 R&D 公司生产，西安科昊生物工程有限公司分装。酶标仪由奥地利 TECAN 公司生产，检测由兰州大学医学实验中心完成。

气象资料：本次人群实验研究在甘肃省张掖市 2013 年 4 月 27—28 日的一次冷空气活动时进行，冷空气过程的资料，包括气温、气压等逐时监测数据，资料和冷空气过程预报由兰州中心气象台提供。冷空气类型按中央气象台 2006 年制定的中国冷空气等级国家标准 GB/T20484-2006 确定。

1.3　统计学方法

应用 SPSS13.0 软件进行数据统计分析，病例组和对照组的性别和年龄构成采用卡方检验方法，不同时间、组别和性别的血液指标数据（主要包括全血黏度、全血还原黏度和血浆黏度）采用随机区组设计的双因素方差分析法，病例组与健康组检验采用两独立样本比较的 Mann-Whitney U 检验，冷空气过境前中后指标（主要包括血脂七项、心肌损伤血清标志物）比较采用单因素方差（One-Way ANOVA）进行差异检验分析，两组比较采用 Wilcoxon 两相关样本检验，以上检验水准均取 $a = 0.05$。

2　结果分析

2.1　冷空气的变化分析

由表 1 可见，张掖市 2013 年 4 月 26 日最低气温为 16.2℃，28 日为 8.8℃，48 小时最低气温下降 7.4℃，中国冷空气等级国家标准（GB/T20484-2006）规定，某地日最低气温 48 h 内降温幅度大于或等于 6℃但小于 8℃的冷空气，为中等强度冷空气，此次冷空气符合中等强度冷空气标准，属于一次中等强度冷空气过程。此次冷空气过程从 27 日 6 时开始影响张掖，最低气温出现在 28 日 7 时，28 日 23 时冷空气过程结束。

表 1　2013 年 4 月张掖市冷空气过程的基本气象数据（℃）

变量	26 日	27 日	28 日	29 日
$Tmax_{24}$	26.1	19.4	16.4	26.5
$Tmin_{24}$	16.2	14.9	8.8	10.4
$\triangle Tmin_{48}$			7.4	4.5

注：$Tmax_{24}$ 为日最高气温，$Tmin_{24}$ 为日最低气温，$\triangle Tmin_{48}$ 为 48 小时内最低温之差

2.2　实验人群的基本情况分析

按规定的要求，参加 4 月 26—29 日中等强度冷空气实验的人群基本情况是，病例组为 30 例，性别比为 1∶1，平均年龄为 59 岁，其中脑血栓 6 例、脑溢血 2 例、冠心病 12 例、高血压 10 例；对照组 40 人，性别比为 3∶2，平均年龄为 55 岁（见表 2）。病例组和对照组的性别和年龄构成差异无统计学意义（均 $P > 0.05$）。

表 2　实验人群性别、年龄构成情况

组别	例数	性别 n(%)		年龄分布 n(%)			
		男	女	40-	50-	60-70	$\bar{x} \pm s$
对照	40	24(60.0)	16(40.0)	11(27.5)	14(35.0)	15(37.5)	55±9.8
病例	30	15(50.0)	15(50.0)	9(30.0)	9(30.0)	12(40.0)	59±10.0
合计	70	39(57.1)	31(42.9)	20(28.6)	23(32.8)	27(38.6)	57±9.6

从性别上对血脂（HDL-C、TC、TG、LDL-C、VLDL-C、ApoA1 和 ApoB）、全血黏度、肌红蛋白、心肌肌钙蛋白 I、血管内皮素-1 等生化指标进行了对比分析，结果表明：无论是病例组还是对照组在冷空气过境时与过境前的变化基本上不存在统计学差异（$P > 0.05$）。

2.3　全血黏度的变化

由表 3 可知，对比分析冷空气过境时与过境前全血黏度的变化，病例组的全血黏度低切、中切和高切值分别比过境前上升了 1.4mPa.S，0.9mPa.S 和 0.0mPa.S，对照组分别上升了 3.6mPa.S，1.3mPa.S 和 0.0mPa.S。病例组和对照组的全血黏度低切和中切值显著高于冷空气过境前（$P < 0.05$），但高切值无显著变化。同一时间病例与对照组比较，冷空气过境前病例组的全血黏度低切、中切值显著高于对照组（$P < 0.05$），冷空气过境时对照组的全血黏度低切值显著高于病例组（$P < 0.05$），其他指标两组均无显著性差异。

表 3　冷空气过境前和过境时全血黏度（mPa.S）对比　$(\bar{x} \pm s)$

对象	低切		中切		高切	
	过境前	过境时	过境前	过境时	过境前	过境时
病例组	10.7±1.9♯	12.1±1.7*	6.1±1.1♯	7.0±1.0*	5.4±0.8	5.4±0.7
对照组	9.2±1.8	12.8±1.9*♯	5.3±0.9	6.6±1.0*	5.6±0.8	5.6±0.8

注：*冷空气过境前时比较，$P < 0.05$，♯同一时间病例与对照比较，$P < 0.05$

如表 4 所示，比较冷空气过境时与过境前的变化，病例组的全血还原黏度低切和高切值分别上升了 1.7mPa.S 和 0.9mPa.S，对照组的分别升高了 0.9mPa.S 和 0.6mPa.S，病例组低切和高切值均显著高于冷空气过境前（$P<0.05$），对照组的低切值显著高于冷空气过境前（$P<0.05$），全高切值无显著变化。

冷空气过境前，病例组和对照组的血浆黏度分别为 1.5mPa.S 和 1.4mPa.S；冷空气过境时，病例组和对照组的血浆黏度均为 1.4mPa.S，与冷空气过境前无显著差异（$P>0.05$）。

同一时间病例与对照组比较，冷空气过境前两组各指标均无显著性差异，过境时病例组的全血还原黏度低切和高切值显著高于对照组（$P<0.05$）。

表 4　冷空气过境前和过境时全血还原黏度和血浆黏度低切（mPa.S）对比（$\bar{x}\pm s$）

对象	全血还原黏度低切		全血还原黏度高切		血浆黏度	
	过境前	过境时	过境前	过境时	过境前	过境时
病例组	21.1±2.6	22.8±1.7 * ♯	7.4±1.1	8.3±1.6 * ♯	1.5±0.2	1.4±0.1
对照组	21.1±2.2	22.0±2.2 *	7.6±1.1	8.2±1.1	1.4±0.2	1.4±0.2

注：* 冷空气过境前后比较，$P<0.05$，♯ 同一时间病例与对照比较，$P<0.05$

由上分析结果可知，冷空气过境前和过境时，心脑血管患者和健康人的全血黏度低切和中切、全血还原低切和高切均显著升高，表明冷空气对心脑血管患者和健康人的血液流变学均产生了不同程度的影响，血流流动性和黏度发生了变化，使血液处于高凝、高聚和高黏状态，与心血管病的发生、发展有密切关系。说明冷空气过境时所形成的特殊气象条件，对血液的流动性产生了影响，是造成心脑血管疾病发病的主要危险因素之一。

2.4　血脂检测结果分析

如表 5 所示，冷空气过境时病例组血清 TC、TG、LDL-C、VLDL-C 和 ApoB 分别比过境前上升了 0.23mmol/L，0.34mmol/L，0.15mmol/L，0.16mmol/L 和 0.06mmol/L，HDL-C、ApoA1 和 ApoA1/ApoB 则分别下降了 0.03mmol/L，0.05mmol/L 和 0.14mmol/L。冷空气过境后 TC、TG、LDL-C、VLDL-C 和 ApoB 的含量均下降，其中除 TC 以外其余各指标数值均比冷空气过境前高。HDL-C 继续下降了，与冷空气过境时相比，下降值为 0.04 mmol/L。ApoA1 稍有上升，但仍比冷空气过境前低；对照组血清 TC、TG、LDL-C、VLDL-C 和 ApoB 在冷空气过境时比过境前分别上升了 0.06mmol/L，0.02mmol/L，0.07mmol/L，0.09mmol/L 和 0.05mmol/L，HDL-C、ApoA1 和 ApoA1/ApoB 则分别下降了 0.02mmol/L，0.08mmol/L 和 0.13mmol/L。冷空气过境后，对照组所有 7 个血脂生化指标与病例组有相同的变化。病例组冷空气过境时 TG、VLDL-C、ApoA1、ApoA1/ApoB、过境后 HDL-C 与过境前相比具有显著性差异，对照组冷空气过境时 ApoA1、ApoA1/ApoB、过境后 TG 与过境前相比具有显著性差异，病例组在冷空气过境时 ApoA1/ApoB 与对照组同时刻相比具有显著性差异，剩余的病例组和对照组血脂指标的变化均无显著性差异。此结果显示，冷空气对 HDL-C、ApoA1、TG、VLDL-C 及 ApoA1/ApoB 均有显著的影响，因此可推断，冷空气对 HDL-C、ApoA1、TG、VLDL-C

及 ApoA1/ApoB 的影响可能是造成心脑血管疾病的主要危险因素之一。

表 5　冷空气活动过程血脂水平（$\bar{x}\pm s$，mmol/l）

检测指标	病例组			对照组		
	冷空气前	冷空气时	冷空气后	冷空气前	冷空气时	冷空气后
TC	5.12±1.31	5.35±0.91#	5.01±1.25	4.95±0.82	5.01±0.84	4.89±0.90
TG	1.91±1.42	2.25±1.36*	2.02±1.32	2.21±1.33	2.41±1.68	2.71±3.41*
HDL-C	1.42±0.33	1.39±0.34	1.35±0.31*	1.33±0.37	1.31±0.40	1.29±0.25
LDL-C	2.84±0.98	2.99±0.60#	2.89±0.87	2.58±0.86	2.65±0.89	2.59±0.76
VLDL-C	0.86±0.61	1.02±0.64*	0.97±0.65	0.99±0.54	1.08±0.76	1.01±0.55
ApoA1	1.51±0.20	1.46±0.23 *	1.50±0.31	1.36±0.16	1.28±0.26*	1.31±0.18
ApoB	0.98±0.20	1.04±0.23	1.01±0.18	1.06±0.17	1.11±0.16	1.08±0.19
ApoA1/ApoB	1.54±0.20	1.40±0.23 *#	1.49±0.24	1.28±0.17	1.15±0.21*	1.21±0.19

注：* 与冷空气过境前比较，$P<0.05$，# 同一时间病例与对照组比较，$P<0.05$

2.5　心肌损伤的血清标志物实验结果分析

如表 6 所示，在冷空气过境前、中、后三个时段，病例组和对照组的肌红蛋白的平均水平发生了显著变化（$P<0.05$），呈正增长的趋势。其中与过境前比较，病例组过境中和过境后的肌红蛋白分别升高了 124.5ng/L 和 644.1ng/L，对照组过境中和过境后的肌红蛋白分别升高了 163.2ng/L 和 768.3ng/L。与过境时比较，病例组过境后的肌红蛋白升高了 519.6ng/L，对照组过境后的肌红蛋白升高了 605.1ng/L。无论是病例组还是对照组过境后的肌红蛋白与过境前、过境中比较，均存在显著差异（$P<0.05$），而病例组和对照组在冷空气活动同一时期的肌红蛋白统计均无显著性差异（$P>0.05$）。

表 6　冷空气对病例组和对照组心肌损伤血清标志物的影响分析表（$\bar{x}\pm s$，ng/L）

时间	病例组（$n=30$）			对照组（$n=40$）		
	肌红蛋白	肌钙蛋白Ⅰ	血管内皮素-1	肌红蛋白	肌钙蛋白Ⅰ	血管内皮素-1
过境前	1567.4±560.1	301.7±117.6	139.7±55.4	1439.4±563.2	407.7±207.3	159.8±45.9
过境时	1691.9±542.8*	302.9±101.1	197.7±86.7*	1602.6±670.3	411.7±213.9	212.5±74.3
过境后	2211.5±730.6*#	608.2±309.3*#	71.9±69.5*#	2207.7±869.5*#	604.8±327.1	90.4±39.7*#

注：* 与过境前比较，$P<0.05$；# 与过境时比较，$P<0.05$

如表 6 所示，在冷空气过境前、中两个时段，病例组和对照组的肌钙蛋白Ⅰ的平均水平稍有增长，但无显著差异（$P>0.05$），其中与过境前比较，病例组和对照组过境中的肌钙蛋白Ⅰ分别升高了 1.2ng/L 和 4.0ng/L。病例组过境后的肌钙蛋白Ⅰ与过境前和过境中比较，呈正增长，分别升高了 306.5ng/L 和 305.3ng/L，对照组过境后的肌钙蛋白Ⅰ与过境前和过境时比较，呈正增长，分别升高了 197.1ng/L 和 193.1ng/L。病例组过境后的肌钙蛋白Ⅰ与过境前、过境中比较，均存在显著差异（$P<0.05$），而对照组过境后的肌

钙蛋白Ⅰ与过境前、过境中比较，无显著性差异（$P>0.05$）。在冷空气活动同一时期的肌钙蛋白Ⅰ，病例组和对照组统计均无显著性差异（$P>0.05$）。

如表6所示，在冷空气过境前、中、后三个时段，各组的血管内皮素-1的平均水平均发生了明显的变化，均具有显著性差异（$P<0.05$），过境中与过境前比呈正增长，病例组和对照组分别增长了58ng/L和52.7ng/L，过境后与过境前和过境中比呈负增长，其中病例组分别减少了67.8ng/L和125.8ng/L，对照组分别减少了69.4ng/L和122.1ng/L。在冷空气活动同一时期的血管内皮素-1，病例组和对照组统计均无显著性差异（$P>0.05$）。

以上分析结果表明，在冷空气过境时和过境后肌红蛋白、肌钙蛋白Ⅰ表现为持续升高，而且在病例和对照人群中呈一致性趋势，可能的机制是冷空气活动所形成的特殊气象条件，特别是温度的短时间急剧变化，Xiakun Zhang[22]研究指出可引起人体产生应激反应，致使去甲肾上腺素和血管紧张素Ⅱ显著增加，冠状血管收缩，血脂升高[12]，使心脏供血及循环负荷加重[21]，损害心肌细胞[11]，而且这种损害在冷空气过后的短时间内不能及时恢复，从而导致肌红蛋白和心肌肌钙蛋白Ⅰ浓度持续升高。病例组和对照组人群的血管内皮素-1浓度在冷空气过境时明显升高，在过境后出现回落并低于过境前，Bin Luo等[12]通过模拟不同强度冷空气对高血压大鼠影响的实验，表明血管紧张素Ⅱ在冷空气过境时明显升高，过境后出现明显回落，刘玉等[3]研究指出血管内皮素-1与血管紧张素Ⅱ存在相互促进提高的活性的正反馈调节机制，因此血管内皮素-1出现了血管紧张素Ⅱ类似的变化特征。冷空气过境前、过境时和过境后两两比较，病例组血管内皮素-1水平差异有统计学意义，但对照组在冷空气过境前和过境时差异无统计学意义，提示冷空气活动会影响到血管内皮素-1的变化而对心脑血管系统造成影响，且不同人群（病例和对照）对冷空气形成的气候环境产生应激的时间、程度及结果不尽相同，从而使相应的检测指标有所差别。冷空气活动对病例组血清3项指标的影响较为显著，说明冷空气过程对心脑血管患者的影响强于健康人，可能因为患者对冷空气活动产生的特殊天气较为敏感，患者在接触冷空气后各生化指标在短时间内会出现变化，容易加重心脑血管疾病病情和发生意外，对于同一个年龄阶段的人群而言，健康人的各项生理指标变化不明显、变化比较滞后或个别指标不变化，可能因为机体对抗外界环境变化的适应能力较强。

3 讨论与小结

（1）受冷空气影响可以使心脑血管患者和健康人的全血黏度低切和中切、全血还原低切和高切均显著升高，使血液处于高凝、高聚和高黏状态，说明冷空气过境时所形成的特殊气象条件，对血液的流动性产生了影响，这些可能是造成心脑血管疾病发病，反应血液黏稠度的主要危险因素指标。

（2）受冷空气影响，无论是心脑血管患者还是健康人TC、TG、LDL-C、VLDL-C和ApoB呈上升趋势，HDL-C、ApoA1呈下降趋势，其中仅有心脑血管患者血清TG、

VLDL-C 呈显著上升，HDL-C、ApoA1 呈显著下降，健康人仅有 TG 呈显著上升，ApoA1 呈显著下降。可见冷空气对心脑血管患者影响比健康人更显著。血液中 TG 含量过高可导致血液黏稠，HDL-C 显著下降和 VLDL-C 升高，可使动脉血管硬化进一步加重。Scriven 等（1984）研究指出 ApoA1 下降，ApoB 升高可增加发生心脑血管疾病的风险。这些可能是造成心脑血管疾病发病，反应动脉血管硬化程度的主要危险因素指标。

（3）受冷空气影响，无论是冷空气发生时还是影响结束后，肌红蛋白和肌钙蛋白 I 均呈持续升高，说明冷空气对他们的影响有滞后性。受冷空气影响心脑血管疾病患者和健康人的血管内皮素-1 浓度在冷空气过境时显著升高，血管内皮素-1 升高可使动脉血管迅速收缩，容易导致心脑血管梗塞，肌红蛋白和肌钙蛋白 I 的持续升高可标志心肌细胞受损，这三项结果可能是反应动脉血管收缩和心肌细胞受损程度，造成心脑血管疾病发病的主要危险因素指标。

综上所述，冷空气刺激可以使血管紧张素系统激活，导致血管内皮素-1 显著升高、冠状血管收缩、心肌缺血，致使缺血性心脏病发生或加重；冷空气刺激可以使机体代谢紊乱，导致血黏度及血脂升高，加剧动脉血管硬化及血栓发生，致使冠心病发生或加重，甚至导致心肌梗死或使患者死亡，同时冷空气还可以导致肌红蛋白和肌钙蛋白 I 均呈持续升高，肌红蛋白和肌钙蛋白 I 是医学界公认的心肌损伤标志物，因此冷空气可以引起心肌受损和心血管内皮发生炎症，进一步加剧了冠状动脉血管硬化，使心血管疾病发生、加重甚至导致患者死亡，综上实验结果充分证明了冷空气对心血管疾病影响的机理。

参考文献

［1］李艳，张玉东，高密度脂蛋白胆固醇与冠心病［J］. 中国心血管病研究杂志，2007，**5**（11）：864-866.

［2］吕天越，周新华，曾永红，珠海市 9488 例健康体检成人血脂水平调查分析［J］. 医学理论与实践，2010，**23**（10）：1297-1298.

［3］刘玉，孙云峰，马桂喜，等，茶多酚对血管紧张素 II 所致血管内皮细胞分泌内皮素功能的影响［J］. 第二军医大学学报，2005，**26**（12）：1408-1410.

［4］司东，李清泉，柳艳菊，等，2013/2014 年东亚冬季风异常偏弱的可能成因［J］. 气象，2014，**40**（7）：913-919.

［5］吴永志，冠心病患者载脂蛋白检测的临床价值［J］. 中国社区医师医学专业，2008，**10**（2）：98.

［6］杨正志，杨利华，气象因素对老年高血压患者血压的影响［J］. 世界中西医结合杂志，2009，**4**（6）：418-419.

［7］张书余，马守存，周骥，等，模拟寒潮对高血压疾病影响机理的实验研究［J］. 气象，2013，**39**（6）：830-835.

［8］张夏琨，周骥，张书余，等，模拟寒潮对高血压疾病的影响实验研究［J］. 气象，2014，**40**（6）：784-788

［9］张书余，王宝鉴，谢静芳，等，吉林省心脑血管疾病与气象条件关系分析和预报研究［J］. 气象，2010，**36**（9）：115-119.

[10] Analitis K K，A Biggeri，M Baccini，*et al*，Effects of Cold Weather on Mortality：Results from 15 European Cities within the PHEWE Project [J]. *American Journal of Epdemiology*，2008，**168** (12)：1397-1408.

[11] Bin Luo，Shuyu Zhang，Shoucun Ma，*et al*，Artificial Cold Air Increases the Cardiovascular Risks in Spontaneously Hypertensive Rats [J]. *Int J Environ Res Public Health*，2012，**9** (9)，3197-3208.

[12] Bin Luo，Shuyu Zhang，Shoucun Ma，*et al*，Effects of different cold-air exposure intensities on the risk of cardiovascular disease in healthy and hypertensive rats [J]. *Int J Biometeorol*，2014，**58** (1)：185-194

[13] Caicoya M R T，Lasheras C，Cuello R，*et al*，Stroke incidence in Austria，990-1991 [J]. *Rev Neurol*，1996，**24**：806-811.

[14] Dzau V J R R，Tissure Angiotension system in cardiovascular medicinela paradigm shift [J]. *Circulation*，1994，**89** (1)：493-498.

[15] Giannitsis E，Steen H，Knrz K，*et al*，Cardiac magnetic resonance imaging study for quantification of infarct size comparing directly serial versus single time point measurements of cardiac troponin T [J]. *J Am Coil Cardiol*，2008，**51**：307-314.

[16] Jan Kysely LP，Jan Kyncl，Excess cardiovascular mortality associated with cold spells in the Czech Republic [J]. *BMC Public Health*，2009，**9**：19.

[17] Marchant B R K，Stevenson R，Wilkinson P，*et al*，Circadian and seasonal factors in the patho-genesis of acute myocardial infarction：the influence of environmental temperature [J]. *Br Heart J*，1993，**69**：385-387.

[18] Olli Arjamaa TM，Lauri Turunen，Pirkko Huttunen，*et al*，Are the blood pressure and endocrine responses of healthy subjects exposed to cold stress altered by an acutely increased sodium intake? [J]. *European Journal of Applied Physiology*，2001，**84** (1)：48-53.

[19] Sun Z R，Zhonge Zhang，James Alouidor，*et al*，Angiotensinogen Gene Knockout Delays and Attenuates Cold-Induced Hypertension [J]. *Hypertension*，2003，**41** (1)：322-327.

[20] Scriven A J B M，Murphy M B，Dollery C T，Changes in blood pressure and plasma catecholamines caused by tyramine and cold exposure [J]. *J Cardiovasc Pharmacol*，1984，**6** (5)：954-960.

[21] Seltenrich，Nate，Health Effects of Heat and Cold [J]. *Environmental Health Perspectives*，2015，**123** (11)：275-280.

[22] Xiakun Zhang，Shuyu Zhang，Chunling Wang，*et al*，Effects of Moderate Strength Cold Air Exposure on Blood Pressure and Biochemical Indicators among Cardiovascular and Cerebrovascular Patients Res [J]. *Int J Environ Public Health*，2014，**11** (3)：2472-2487.

第 15 卷　第 7 期　2015 年 3 月
1671—1815 （2015） 07-0030-04

科学技术与工程
Science Technology and Engineering

Vol. 15　No. 7　Mar. 2015
ⓒ　2015　Sci. Tech. Engrg.

【医药卫生】

低温刺激与 PM$_{2.5}$ 对大鼠肺组织及系统炎症因子的影响*

罗斌　晚亚雄　石艳荣　王晨　杨景丽　王丽娜　牛静萍

（兰州大学公共卫生学院劳动卫生与环境卫生研究所，兰州 730000）

摘　要：利用动物实验探讨低温刺激与大气 PM$_{2.5}$ 对大鼠肺组织及系统炎症因子的影响。将 36 只健康雄性 Wistar 大鼠按体重配对分成 6 组，随机给予 0℃，10℃ 及 20℃ （常温对照）的单独低温刺激及低温＋PM$_{2.5}$ 暴露。给予低温＋PM$_{2.5}$ 暴露组低温刺激及气管滴注 PM$_{2.5}$ ［0.25mL/8mg·（只·次$^{-1}$）］，单独低温刺激组给予无菌生理盐 ［0.25mL/ （只·次$^{-1}$）］，间隔 48h，连续 3 次。末次染毒 48h 后处死大鼠，采用 ELISA 法测定肺组织白介素-6 （interleukin-6，IL-6） 及 C-反应蛋白 （C-reactive protein，CRP） 及血浆 IL-6、CRP、白介素-8 （interleukin-8，IL-8） 和肿瘤坏死因子 α （tumor necrosis factorα，TNF-α） 水平。结果在不同低温刺激下，PM$_{2.5}$ 染毒组肺组织中 IL-6、CRP 及血浆中 IL-6、CRP 及 IL-8 均显著高于单独低温刺激组 （$P < 0.05$）。尤其在 0℃ 时这种影响最为显著，肺和血液中的 IL-6 和 CRP 水平在该低温刺激下的 PM$_{2.5}$ 暴露组显著高于其他各组 （$P < 0.05$）。两因素方差分析提示低温刺激与 PM$_{2.5}$ 对肺组织 IL-6 存在交互作用 （$P < 0.05$），而对其他指标并未有显著的交互作用。肺组织中 IL-6 和 CRP 水平与血浆中的 IL-6 和 CRP 水平存在显著相关性 （$P < 0.05$）。说明低温刺激可能增加大气 PM$_{2.5}$ 对大鼠肺组织及系统炎症的影响。

关键词：低温刺激，大气 PM$_{2.5}$，炎症因子，肺组织，系统炎性

［中图法分类号］ R122.12　　　　**［文献标志码］** B

Effect of Cold Stress and Ambient PM$_{2.5}$ over the Inflammatory Factors of Lung and System in Rat

LUO Bin，WAN Ya-xiong，SHI Yan-cong，WANG Chen，
YANG Jing-li，WANG Li-na，NIU Jing-ping

（*Lanzhou University School of Public Heath，Institute of Environmental and Occupational Health. Lanzhou* 730000，*P. R. China*）

Abstract：The purpose of this study is to explore the interactive effect of cold stress and PM$_{2.5}$ over the in-

---

　*　项目基金：国家自然科学基金 （41405108）、兰州大学中央高校基本科研业务费专项资金 （861495） 资助
　　第一作者简介：罗斌，男，博士，讲师。
　　研究方向：环境与健康。E-mail：luob@ lzu. edu. cn。

flammatory factors of lung and system with animal experiment. 36 rats were matched by weight and randomly assigned to six groups，which were treated with cold stress alone exposures of 0℃，10℃ and 20℃ (Normal control) and cold stress combined $PM_{2.5}$ exposures respectively. Cold stress alone groups were intratracheal instillation of 0.25mL normal saline，while cold stress combined PM2.5 exposure groups were intratracheal instillation of $8mg/0.25mL$ $PM_{2.5}$. These procedures were carried out for three times with an interval of 48 hours for each treatment. All rats were sacrificed after 48 hours of the third treatment for collecting lung tissue homogenate to determine the level of IL-6 and CRP and blood to determine TNF-α，IL-6，IL-8 and CRP. Significantly higher level of IL-6 and CRP in lung and IL-6，IL-8 and CRP in the blood were found in all $PM_{2.5}$ exposure groups with different cold stresses （P<0.05）. The 0 ℃ combined $PM_{2.5}$ exposure group had the highest level of all inflammatory factors，compared with other $PM_{2.5}$ exposure groups. Interactive effect of cold stress and $PM_{2.5}$ exposure was found in the IL-6 level of lung （$P<0.05$）. There were obvious relationship between IL-6 and CRP of lung and IL-6 and CRP of blood （$P<0.05$）. It is concluded that cold stress may intensify the effect of $PM_{2.5}$ over the lung and system inflammation.

Keywords： cold stress，ambient $PM_{2.5}$，inflammatory factors，lung，system inflammation

　　大气颗粒物的毒性主要表现在对呼吸系统及心血管系统影响，引起两大系统疾病发病和死亡的增加[1-3]。在所有机制中，大气颗粒物所引起的炎症反应是其最主要的毒性作用，引起疾病的发生和已有疾病的加重。如，短期接触空气颗粒物会引起 COPD、慢性支气管炎（慢性支气管炎疾病）或肺气肿的加重[4]。在所有粒径的颗粒物中，粒径较小的$PM_{2.5}$可以通过呼吸系统进入人体肺部，并通过肺部气血交换进入人体其他器官，造成全身性的炎性损伤。研究认为$PM_{2.5}$进入呼吸道诱发炎症因子水平增加并释放入血，从而增加血液中炎症因子的水平。有实验研究报道空气颗粒污染物的暴露会增加大鼠血液循环中C反应蛋白（C-reactive protein，CRP）、白介素-6（interleukin-6，IL-6）、白介素-8（interleukin-8，IL-8）、肿瘤坏死因子α（tumor necrosis factorα，TNF-α）等炎性标志物的水平，从而引发心血管的毒性作用[5]。低温作为异常气温也会对机体健康造成不良影响，引起疾病发生和死亡的增加，尤其见于心血管疾病和呼吸系统疾病[6-8]。实验研究发现低温刺激不仅引起肺部炎症因子水平升高，而且对心血管系统也带来不良影响[9,10]。自然条件下，低温常与高浓度的大气颗粒物同时存在，并且冷空气的扰动作用还能引起大气颗粒物在空气中悬浮增加。有研究认为，低温和大气颗粒物在对健康影响过程中存在交互作用，如增加各自对呼吸系统疾病和心血管疾病的发病和死亡率的影响[11-13]。尽管如此，目前其相关机制尚不清楚。因此，将选择$PM_{2.5}$和低温刺激通过对大鼠进行共同暴露，并检测肺部及血液中的炎症因子以探讨两者的呼吸系统及系统炎症反应及交互作用。

1　材料与方法

1.1　$PM_{2.5}$采集和处理

　　利用$PM_{2.5}$采样器（TH-150C Ⅲ型智能中流量悬浮微粒物采样器，武汉，天虹智能仪表厂）采集兰州地区 2014 年 4—5 月大气 $PM_{2.5}$，离地 5m 以 100L/min 流量连续采集于玻璃纤维滤膜上。并将其剪成 1cm² 大小的小块，置于去离子水中超声震荡 20min，重复 3 次，功率 500W 洗脱颗粒物。6 层纱布过滤，除去玻璃纤维滤膜。将滤过液于 4℃，12000r/min，离心 20min，收集下层沉淀液，真空冷冻干燥，于 −20℃ 避光保存。染毒前，利用生理盐水（normal saline，NS）将 $PM_{2.5}$ 制成悬液，超声振荡 15min，使悬液混匀并高压灭菌。

1.2　实验动物及分组

36 只 8 周龄 SPF 级健康雄性 Wistar 大鼠购买于甘肃省中医学院实验动物中心，合格证号：SCXK（甘）2004-0006。体重（209.41±16.33）g。将 36 只大鼠按体重配对并随机分成 6 组，每组 6 只，于室温（20±1）℃、相对湿度 40%～60%，空白对照饲养 7d，期间给予充足的水和饲料。

1.3　实验方法

1.3.1　低温刺激及 $PM_{2.5}$ 暴露

空白对照饲养后，6 组大鼠随机接受不同的处理，分别为：单独低温刺激（0℃，10℃，20℃）和低温刺激（0℃，10℃，20℃）＋$PM_{2.5}$ 暴露；其中 20℃ 组也作为常温对照组。具体暴露过程为：将大鼠置于气象环境模拟箱中，给予低温刺激 4h（气压及相对湿度同空白对照），期间第 2h 时在乙醚麻醉后通过气管滴注给予 $PM_{2.5}$ 组预降温无菌 $PM_{2.5}$ 悬液 [8mg/(0.25mL/(只·次$^{-1}$))$^{-1}$] 染毒，而给予单独低温组无菌 NS [0.25mL/(只·次$^{-1}$)$^{-1}$]，间隔 48h，连续染毒 3 次，每只大鼠 $PM_{2.5}$ 染毒量为 24mg。

1.3.2　血液采集及肺组织匀浆制备

末次低温刺激和 $PM_{2.5}$ 暴露 48h 后，腹腔注射水合氯醛（5%，0.6mL/kg）对大鼠进行麻醉，利用真空抗凝管腹主动脉采血。血液采集完后，于离心机 3000r/min 离心 15min，收集上清液，于 −80℃ 保存。摘取右肺，并称重，按照 1∶9NS 利用匀浆器在冰浴中将其制成 10% 组织匀浆，于低温离心机 4℃3000r/min 离心 20min，取上清液保存于 −80℃ 待测。

1.3.3　指标测定

测定前，对血浆和肺组织匀浆上清液进行 37℃ 解冻。然后利用双抗体夹心酶联免疫法（ELISA）对肺组织匀浆 CRP、IL-6 水平及血浆中 CRP、IL-6、IL-8 及 TNF-α 进行测定。具体步骤严格按照试剂盒说明书进行。

1.4　统计分析

所有实验数据以进行表示。所得数据采用 SPSS 20.0 软件包进行 two-way ANONA 分析；配对样本间进行配对样本的 t-test；指标间相关性采用 Pearson 相关分析。以 $P<0.05$ 为差异有统计学意义。

2 结果

2.1 肺组织中炎症因子的水平

低温刺激和 $PM_{2.5}$ 染毒 48h 后，大鼠肺组织中 CRP 和 IL-6 的含量测定结果见表1。在各低温刺激下，两因子在 $PM_{2.5}$ 染毒组的水平均显著高于生理盐水组（$P < 0.05$），而且在 0℃ 组均显著高于其他各组（$P < 0.05$）。然而，在各单独低温刺激组中，尽管 0℃ 组两因子都有一定程度的升高，单各组间不存在显著差异（$P > 0.05$）。两因素方差分析结果提示低温刺激和 $PM_{2.5}$ 染毒对 IL-6 的影响存在交互作用（$P < 0.05$），而对 CRP 不存在，低温刺激及 $PM_{2.5}$ 对 IL-6 和 CRP 均表现为主效应（$P < 0.05$）。

2.2 系统炎症因子水平

低温刺激及大气 $PM_{2.5}$ 暴露对大鼠血液中炎症因子的检测结果见表2。统计分析显示，除 TNF-α 外，各因子水平在各低温刺激组在 $PM_{2.5}$ 染毒后均出现显著的升高，显著高于单独低温刺激组（$P < 0.05$），并且 CRP 和 IL-8 水平均高于其他低温刺激下的 $PM_{2.5}$ 暴露组。各单独低温刺激组间不存在显著差异（$P > 0.05$）。两因素方差分析提示低温刺激和大气 $PM_{2.5}$ 暴露对各因子均不存在交互作用，低温刺激及 $PM_{2.5}$ 对 CRP、IL-8 和 IL-6 均表现为主效应，而仅 $PM_{2.5}$ 暴露对 TNF-α 表现为主效应（$P < 0.05$）。

表 1　低温刺激及大气 $PM_{2.5}$ 染毒对大鼠肺组织炎症因子的影响

炎症因子	0℃+$PM_{2.5}$	0℃+NS	10℃+$PM_{2.5}$	10℃+NS	20℃+$PM_{2.5}$	20℃+NS
CRP	383.72±14.9*	330.84±25.95	357.44±16.58*#	324.98±17.64	352.92±14.51*#	323.42±15.78
IL-6	30.02±1.81*	24.65±1.66	25.19±1.14*#	22.35±0.93	25.22±0.84*#	22.56±1.76

注：与同温度单低温刺激组相比，＊$P < 0.05$；与 0℃+$PM_{2.5}$ 相比，＃$P < 0.05$

表 2　低温刺激及大气 $PM_{2.5}$ 染毒对大鼠系统炎症因子的影响

炎症因子	0℃+$PM_{2.5}$	0℃+NS	10℃+$PM_{2.5}$	10℃+NS	20℃+$PM_{2.5}$	20℃+NS
CRP	221.96±33.70*	186.02±20.76	195.87±19.75*#	171.8±17.90	193.48±8.12*#	169.28±25.86
IL-6	17.60±1.31*	15.81±0.77	16.29±0.73*	15.08±0.80	15.45±0.66*	14.79±1.06
IL-8	21.55±1.90*	17.22±1.54	17.46±1.98*#	16.08±1.24	17.45±0.89*#	16.34±1.16
TNF-α	17.55±2.28	15.40±1.64	15.70±1.99	13.78±1.26	15.35±3.13	13.83±1.89

注：与同温度单低温刺激组相比，＊$P < 0.05$；与 0℃+$PM_{2.5}$ 相比，＃$P < 0.05$

2.3 指标间相关性分析

表 3　肺组织 IL-6、CRP 与血浆 IL-6、CRP 的相关性

炎症因子	血浆 IL-6	炎症因子	血浆 CRP
肺 IL-6	0.705	肺 CRP	0.514
P	0.000	P	0.001

由表 3 可知，肺组织的 IL-6、CRP 水平与血浆 IL-6、CRP 水平存在显著相关性（$P < 0.05$）

3 讨论

流行病学研究认为低温刺激和大气颗粒物都可能诱发呼吸系统疾病发生和死亡的增加，并且两者同时存在时的影响更为显著[12]。由此可见，大气颗粒物与低温刺激对呼吸系统影响中存在交互作用。国内外实验研究业已证明，$PM_{2.5}$ 染毒都能引起动物肺中炎症因子含量增加，并促进呼吸道炎症的发生[10,14]。$PM_{2.5}$ 暴露可造成肺泡巨噬细胞毒性，诱导炎症因子表达增加，从而促进呼吸道炎症的发生[15]。本研究结果亦提示，$PM_{2.5}$ 染毒组肺组织中 IL-6 和 CRP 水平都有显著升高。当加入低温刺激后，较低气温组（0℃）增加更为显著，而单独低温组的 IL-6 和 CRP 水平却未出现显著升高。并且，$PM_{2.5}$ 及低温刺激在影响 IL-6 中交互作用显著。由此可见，低温刺激可增加 $PM_{2.5}$ 对呼吸系统的影响。

$PM_{2.5}$ 作为可吸入颗粒物，它不仅能进入呼吸道，而且还能透过血气交换进入血液[16]。此外，$PM_{2.5}$ 染毒后，在肺中炎症因子水平升高，并可能进入血液中，从而引起系统炎症。因此，$PM_{2.5}$ 暴露不仅能造成呼吸系统毒性，而且还可能造成全身系统炎症。王广鹤等发现 $PM_{2.5}$ 染毒 6 次后，在高剂量组大鼠血中 TNF-a、IL-6 及 CRP 均有显著增加[5]。类似此结果，本研究在对大鼠进行 3 次大剂量 $PM_{2.5}$ 染毒后，血中 IL-6、IL-8 及 CRP 含量均显著增加。给予低温刺激后，在较低气温组中各指标水平的升高更为显著。尽管交互作用检验未发现低温刺激和 $PM_{2.5}$ 对各指标的显著交互影响，但较低温组显著的高 IL-6、IL-8 及 CRP 含量提示低温可能会增加 $PM_{2.5}$ 所诱发的系统炎症。当对肺中的 IL-6、CRP 水平与血浆中的 IL-6、CRP 水平进行相关性检验时发现，它们的相关性显著。由此可见，血浆中的 IL-6 及 CRP 的升高很可能受肺中 IL-6 和 CRP 的影响。血浆中升高的炎性因子水平还与心率变异性有明显相关性，因此这可能是低温刺激能加强大气颗粒物对心血管系统的影响的原因。

本研究通过动物实验分析了低温刺激及大气 $PM_{2.5}$ 对肺部及系统炎症因子的影响，结果进一步证明了低温刺激对 $PM_{2.5}$ 毒性的修饰作用，增加了大气 $PM_{2.5}$ 对肺部及系统炎症因子的影响。炎症因子分泌的增加可能为低温刺激和大气 $PM_{2.5}$ 的健康影响中发生交互作用的机制之一，但引起炎症因子增加的机制尚需要进一步的研究。大气颗粒物的毒性作用，除粒径外，其成份也是导致其毒性大小的重要决定因素。本次研究重点讨论了低温刺激对大气 $PM_{2.5}$ 毒性的影响，因此并未对其成份进行分析。然而，为了更深入地探讨究低温刺激增加大气 $PM_{2.5}$ 的毒性机制，未来研究中还需要增加 $PM_{2.5}$ 成份的分析。

参考文献

［1］ Brook R D，Rajagopalan S，Pope CR，et al，Particulate matter air pollution and cardiovascular disease：an update to the scientific statement from the American Heart Association［J］.*Circulation*，2010，**121**（21）：2331-2378.

［2］ Dominici F，PengR D，Bell M L，et al，Fine particulate air pollution and hospital admission for cardiovascular andrespiratory diseases［J］.*JAMA*，2006，**295**（10）：1127-1134.

［3］ Zanobetti A，Schwartz J，The effect of fine and coarse particulate air pollution on mortality：a national analysis［J］.*Environ Health Perspect*，2009，**117**（6）：898-903.

［4］ AtkinsonR W，Anderson HR，Sunyer J，et al，Acute effects of particulate air pollution on respiratory admissions：results from APHEA 2 project. air pollution and health：a European approach［J］.*Am JRespir Crit Care Med*，2001，**164**（10 Pt1）：1860-1866.

［5］ 王广鹤，甄玲燕，吕鹏，等，臭氧和细颗粒物暴露对大鼠心脏自主神经系统和系统炎症的影响［J］.卫生研究，2013，（04）：554-560.

［6］ Analitis A，Katsouyanni K，Biggeri A，et al，Effects of cold weather on mortality：results from 15 European cities within the PHEWE project［J］.*Am J Epidemiol*，2008，**168**（12）：1397-1408.

［7］ Mourtzoukou E G，Falagas M E，Exposure to cold and respiratorytract infections［J］.*Int J Tuberc Lung Dis*，2007，**11**（9）：938-943.

［8］ MaW，ChenR，Kan H，Temperature-related mortality in 17 large Chinese cities：how heat and cold affect mortality in China［J］.*Environ Res*，2014，**134**C：127-133.

［9］ Luo B，Zhang S，Ma S，et al，Effects of different cold-air exposure intensities on the risk of cardiovascular disease in healthy and hypertensive rats［J］.*Int J Biometeorol*，2014，**58**（2）：185-194.

［10］ Sabnis A S，Shadid M，Yost G S，et al，Human lung epithelial cells express a functional cold-sensing TRPM8 variant［J］.*Am J Respir Cell Mol Biol*，2008，**39**（4）：466-474.

［11］ Ren C，Williams G M，Tong S，Does particulate matter modify the association between temperature and cardiorespiratory diseases?［J］.*Environ Health Perspect*，2006，**114**（11）：1690-1696.

［12］ Carder M，Mcnamee R，Beverland I，et al，Interacting effects of particulate pollution and cold temperature on cardiorespiratory mortality in Scotland［J］.*Occup Environ Med*，2008，**65**（3）：197-204.

［13］ Li G，Tao H，Guo Y，Interaction between inhalable particulate matter and apparent temperature on respiratory emergency room visits of a hospital in Beijing［J］.*Journal of Environment & Health*，2012，**29**：483-486.

［14］ Halatek T，Stepnik M，Stetkiewicz J，et al，The inflammatory response in lungs of rats exposed on the airborne particles collected during different seasons in four European cities［J］.*J Environ Sci Health a Tox Hazard Subst Environ Eng*，2011，**46**（13）：1469-1481.

［15］ van Eeden S F，Tan W C，Suwa T，et al，Cytokines involved in the systemic inflammatory response induced by exposure to particulate matter air pollutants (PM(10))［J］.*Am J Respir Crit Care Med*，2001，**164**（5）：826-830.

［16］ 付晓娟，邵龙义，刘昌凤，等，可吸入颗粒物与心血管系统疾病关系研究进展［J］.中国现代医药杂志，2008；（12）：139-141.

低温条件下大气 $PM_{2.5}$ 对大鼠心脏抗氧化能力及炎症反应的影响[*]

罗斌，王丽娜，晚亚雄，石艳荣，牛静萍，罗小峰

（兰州大学公共卫生学院劳动卫生与环境卫生研究所，兰州 730000）

摘 要： 目的：探讨不同低温条件下大气细颗粒物（$PM_{2.5}$）对大鼠心脏抗氧化能力及炎症反应的影响。方法：将 36 只健康雄性 Wistar 大鼠按体重随机分成 6 组（$n=6$），分别给予 0℃，10℃ 及 20℃（常温对照）的单纯低温刺激及低温＋$PM_{2.5}$ 暴露。低温＋$PM_{2.5}$ 暴露组给予低温刺激及气管滴注 $PM_{2.5}$（每次 0.25ml×8mg），单纯低温刺激组和常温组给予无菌生理盐每只每次 0.25ml，间隔 48h，连续 3 次。末次染毒 48h 后处死大鼠，采用试剂盒法测定心肌组织丙二醛（MDA）、超氧化物歧化酶（SOD）、白介素-6（IL-6）及 C-反应蛋白（CRP）水平。结果：低温＋$PM_{2.5}$ 暴露组大鼠心肌组织中 MDA、IL-6 及 CRP 水平显著高于单纯低温组，而 SOD 显著低于单纯低温组，尤其在 0℃ 时，$PM_{2.5}$ 对四指标的影响最为显著（$P<0.05$）。各单纯气温组间比较时，仅 SOD 在 0℃ 组降低较为明显，其余指标未出现显著变化。各低温 $PM_{2.5}$ 暴露组间比较时，MDA、SOD、IL-6 及 CRP 在 0℃ 的 $PM_{2.5}$ 暴露组变化最为明显。交互作用检测未发现低温和 $PM_{2.5}$ 间存在显著交互作用。结论：低温刺激可能会增加 $PM_{2.5}$ 的心脏毒性，使其抑制心肌组织抗氧化能力和促进炎症的发生增加。

关键词： 低温，大气 $PM_{2.5}$，大鼠心肌组织，抗氧化能力，炎症反应

【KEY WORDS】 cold stress，fine particulate matter，rat myocardial tissue，anti-oxidative capacity，inflammatory response

【中图分类号】R122   【文献标识码】A   【文章编号】1000-6834（2015）01-011-03

【DOI】10.13459 /j. cnki. cjap. 2015.01.004

流行病学研究认为急性或长期暴露于大气颗粒物能引起心血管疾病发病和死亡率的急剧增加[1,2]。这种增加的机制可能为颗粒物暴露引起心血管系统氧化应激损伤和炎症等有关，通过抑制心肌组织抗氧化能力和增加氧化自由基的产生，并引起炎症因子水平的升高，从而诱发心血管疾病[3,4]。低温作为心血管系统的又一危险因素，它与心血管疾病的增加呈负相关，气温越低心血管疾病危险性越大[5]。据报道低温及大气颗粒物在对心血管系统的影响中存在交互作用，低温能增强 $PM_{2.5}$ 对心血管系统的毒性作用，造成心血管疾病发病率和死亡率的升高[6]。由此可见，低温刺激下 $PM_{2.5}$ 的心血管系统毒性可能增强。环境监测数据表明，冷空气扰动发生时会引起大气 $PM_{2.5}$ 浓度升高。如发生于兰州 2014 年 4 月的一次冷空气过程，48h 最低温下降了 5℃，最低温 2℃，同时该日兰州地区大气 $PM_{2.5}$ 浓度高达 $616\mu g/m^3$。

---

* 基金项目：国家自然科学基金资助项目（41405108）；兰州大学中央高校基本科研业务费专项资金项目（861495）

因此，低温刺激下较高浓度的 $PM_{2.5}$ 暴露是否对心血管系统的影响更大是需要迫切解决的问题。本研究将利用低温刺激与大气 $PM_{2.5}$ 对大鼠进行联合暴露，并从心肌抗氧化能力及炎症反应的角度来探讨不同低温条件下 $PM_{2.5}$ 对大鼠的心脏毒性。

1 材料与方法

1.1 $PM_{2.5}$ 采集和处理

利用 $PM_{2.5}$ 采样仪采集兰州地区 2014 年 4—5 月大气 $PM_{2.5}$，离地 5m 以 100L/min 流量连续采集于玻璃纤维滤膜上，剪成 $1cm^2$ 大小的小块，置于去离子水中超声震荡 20min，重复 3 次，功率 500W 洗脱颗粒物。6 层纱布过滤，除去玻璃纤维滤膜。将过滤液于 4℃，12000r/min，离心 20min，收集下层沉淀液，真空冷冻干燥，于 −20℃ 避光保存。染毒前，利用生理盐水（normal saline，NS）将 $PM_{2.5}$ 制成悬液，超声振荡 15min，使悬液混匀并高压灭菌。

1.2 实验动物及分组

36 只健康雄性 Wistar 大鼠购买于甘肃省中医学院实验动物中心，合格证号：SCXK（甘）2004-0006，体重（209.41±16.33）g。将 36 只大鼠按体重随机分成 6 组（$n=6$），于室温（20±1）℃、相对湿度 40%～60%，空白对照饲养 7d，期间给予充足的水和饲料。6 组分别为常温组（20℃）、常温 $PM_{2.5}$ 染毒组（20℃＋$PM_{2.5}$）、低温刺激组Ⅰ（10℃）、低温刺激组Ⅱ（0℃）、低温刺激Ⅰ＋$PM_{2.5}$ 染毒组（10℃＋$PM_{2.5}$）、低温刺激Ⅱ＋$PM_{2.5}$ 染毒组（0℃＋$PM_{2.5}$）

1.3 低温刺激及 $PM_{2.5}$ 染毒

适应性饲养后，6 组大鼠随机接受不同的处理因素。具体暴露过程为：将大鼠放于气象环境模拟箱中，给予低温刺激 4h（气压及相对湿度同空白对照），期间第 2 小时乙醚麻醉大鼠，并通过气管滴注给予 $PM_{2.5}$ 组无菌 $PM_{2.5}$ 悬液（预降温，每次 8mg/0.25ml）染毒，而给予单纯低温组无菌 NS 每只每次 0.25ml，间隔 48h，连续染毒 3 次。

1.4 心肌组织匀浆制备及指标测定

末次低温刺激和 $PM_{2.5}$ 暴露 48h 后，腹腔注射水合氯醛（5%，0.6ml/kg），通过腹主动脉终末采血法处死大鼠，立即摘取心脏并称重，按照 1∶9 生理盐水利用匀浆器在冰浴中将其制成 10% 组织匀浆，4℃ 3000r/min 离心 20min，取上清液分装成 5 管，保存于 −80℃，分别用于测定组织匀浆中总蛋白、超氧化物歧化酶（superoxide dismutase，SOD）及丙二醛（malonaldehyde，MDA）（南京建成生物工程研究所），C 反应蛋白（C-reactive protein，CRP）及白介素-6（interleukin-6，IL-6）（RD Systems，Inc）。具体步骤严格按照试剂盒说明书操作。

1.5 统计学方法

实验数据以均数±标准差（$\bar{x}\pm s$）表示。所得数据采用 SPSS 20.0 软件包进行析因设计的单变量方差分析；多个样本均数比较采用单因素方差分析，进一步进行组间两两比较时，若方差齐时，采用 LSD 检验；若方差不齐时，采用 GamesHowell 检验；两组间比较采用配对样本 t 检验。

2 结果

2.1 各组大鼠心肌组织抗氧化能力的变化

MDA 在 0℃及 10℃的 $PM_{2.5}$ 暴露组均显著高于相应单纯低温刺激暴露组（$P<0.05$），而且在 0℃的 $PM_{2.5}$ 暴露组显著高于常温 $PM_{2.5}$ 组（$P<0.05$）。MDA 在各单纯低温刺激组间并无显著差异。在 SOD 的结果中，0℃的 $PM_{2.5}$ 暴露组明显低于相应单纯低温刺激组及其他 $PM_{2.5}$ 暴露组（$P<0.05$），而且在 0℃单纯低温刺激组也明显低于常温对照组（$P<0.05$，表 1）。尽管交互作用检验没有发现显著的交互作用，但这些结果可能提示 $PM_{2.5}$ 暴露在低温时对大鼠心脏抗氧化能力影响更强。

表 1 SOD 和 MDA 在单纯低温刺激和 $PM_{2.5}$ 暴露下低温刺激的变化水平

Groups	SOD(mgprot/ml)	MDA(nmol/mgprot)
20℃＋saline	2547.46±460.67	0.88±0.21
20℃＋$PM_{2.5}$	2338.38±256.01	1.00±0.10
10℃＋saline	2328.98±253.86	0.94±0.11
10℃＋$PM_{2.5}$	2250.16±534.38	1.21±0.26 *
0℃＋saline	1991.52±273.52 #	1.06±0.09 #
0℃＋$PM_{2.5}$	1676.65±130.11 * △	1.29±0.28 * △

SOD：超氧化物歧化酶；MDA：丙二醛

＊$P<0.05$ 对单纯低温刺激组；# $P<0.05$ 对 20℃＋saline 组；△$P<0.05$ 对 20℃＋$PM_{2.5}$ 组

2.2 各组大鼠心肌组织炎症因子 CRP 和 IL-6 的影响的变化

IL-6 及 CRP 在 0℃的 $PM_{2.5}$ 暴露组浓度最高，显著高于常温 20℃ $PM_{2.5}$ 暴露组（$P<0.05$），并且高于相应单纯低温刺激组（$P<0.05$），各单纯低温刺激组间并无显著差异。在 10℃组及常温组，CRP 在 $PM_{2.5}$ 暴露组显著高于相应单纯低温刺激组（$P<0.05$）（见表 2）。尽管交互作用检验未发现显著的交互作用，但上述结果提示 $PM_{2.5}$ 暴露在低温时对大鼠心脏炎症因子影响更大。

表2   IL-6 和 CRP 在单纯低温刺激和 $PM_{2.5}$ 暴露下低温刺激的变化水平

Groups	IL-6(pg/ml)	CRP(pg/ml)
20℃＋Saline	16.25±1.46	251.37±11.43
20℃＋$PM_{2.5}$	17.25±0.83	261.45±4.23*
10℃＋Saline	16.19±0.96	246.69±10.22
10℃＋$PM_{2.5}$	16.9±2.35	261.18±16.86*
0℃＋Saline	17.53±1.16	248.22±11.65
0℃＋$PM_{2.5}$	18.98±1.28*#	285.46±18.76*#

IL-6：白细胞介素-6；CRP：C-反应蛋白

*$P<0.05$ 对单纯低温刺激组；#$P<0.05$ 对 20℃＋$PM_{2.5}$组

3   讨论

MDA 含量的高低间接反映了机体细胞受自由基攻击的严重程度，而 SOD 可以清除机体内的自由基如 O_2，H_2O_2，缺乏或耗竭 SOD 会促使许多有毒化学物质或不良环境因素对机体产生中毒作用或加重其中毒作用。因此，心肌组织中 MDA 和 SOD 的含量是衡量心肌组织氧化损伤和抗氧化能力大小的重要指标。IL-6 与 CRP 作为典型的炎症因子，能反映机体炎症的发生情况。赵金镯等发现 $PM_{2.5}$ 能够引起 WKY 及 SHR 大鼠心肌组织中 CRP 及 IL-6 等炎症因子水平的升高，并引起心肌细胞内 SOD 活性下降及 MDA 的升高[7]。这与本研究的结果相似。本研究结果提示 $PM_{2.5}$ 暴露组大鼠心肌组织中 MDA 和 SOD 含量分别高于和低于非 $PM_{2.5}$ 暴露组，而且 IL-6 和 CRP 也显著高于非 $PM_{2.5}$ 暴露组，说明急性 $PM_{2.5}$ 暴露不仅引起大鼠心肌组织氧化损伤和抗氧化功能的抑制，而且还引起了心脏的炎症反应。低温引起心血管疾病事件的发生增加，尤其是冷空气过程会造成心血管疾病发生率和死亡率的急剧升高[8]。以往研究发现冷空气过程可能通过升高血压及其他危险因子如血压、血脂、血纤维蛋白原等来增加心血管疾病危险[9,10]。本研究中，低温刺激除引起心肌组织 SOD 显著的降低外，其他指标并未出现明显变化。因此，可以认为低温刺激还可能会通过降低心肌的抗氧化能力来增加心血管疾病危险性。

研究认为低温能够增加 $PM_{2.5}$ 对心血管疾病的影响，引起心血管疾病发生和死亡的增加，但其机制尚不清楚。本实验利用低温刺激与 $PM_{2.5}$ 进行联合毒理实验，结果提示低温（0℃）时，$PM_{2.5}$ 对大鼠心肌组织 SOD、MDA、IL-6 及 CRP 影响显著。尽管交互作用检验并不显著，但该结果提示较低气温刺激可能会增加 $PM_{2.5}$ 对心血管系统的影响，并通过增加 $PM_{2.5}$ 暴露对心肌组织抗氧化能力的抑制和促进炎症的发生而发生。$PM_{2.5}$ 主要通过呼吸系统进入体内，粒径较小的颗粒甚至通过肺泡毛细血管进入心脏中，从而对心脏产生毒性作用[11]。低温刺激可能会抑制呼吸系统对 $PM_{2.5}$ 的防御，如低温刺激可以破坏气道纤毛结构[12]，并降低肺泡巨噬细胞的吞噬能力[13]。因此低温刺激可以抑制气道纤毛对 $PM_{2.5}$ 的清除及肺巨噬细胞等吞噬细胞对 $PM_{2.5}$ 的吞噬作用，从而使得进入体内的 $PM_{2.5}$

增加。此外，低温刺激还能引起心脏的其他毒性作用，如引起抗氧化能力下降，心血管疾病危险因子增加，从而加重 $PM_{2.5}$ 对心脏的毒性作用[9,14]。

综上所述，低温刺激可能会增加 $PM_{2.5}$ 的心脏毒性，使其抑制心肌组织抗氧化能力和促进炎症的发生增加。

参考文献

［1］Burgan O，Smargiassi A，Perron S，et al，Cardiovascular effects of sub-daily levels of ambient fine particles：a systematic review［J］. *Environ Health*，2010，**9**：26.

［2］Zhang P，Dong G，Sun B，et al，Long-term exposure to ambient air pollution and mortality due to cardiovascular disease and cerebrovascular disease in Shenyang，China［J］. *PLoS One*，2011，**6**（6）：e20827.

［3］赵金镯，曹强，钱孝琳，等，大气 PM_（2.5）对大鼠心血管系统的急性毒性作用［J］. 卫生研究，2007，（04）：417-420.

［4］邓芙蓉，郭新彪，陈威，等，大气 $PM_{2.5}$ 对自发性高血压大鼠心律的影响及其机制研究［J］. 环境与健康杂志，2009，**26**（03）：189-191.

［5］Ma W，ChenR，Kan H，Temperature-related mortality in 17 large Chinese cities：How heat and cold affect mortality in China［J］. *Environ Res*，2014，**134**C：127-133.

［6］Cheng Y，Kan H，Effect of the interaction between outdoor air pollution and extreme temperature on daily mortality in Shanghai，China［J］. *J Epidemiol*，2012，**22**（1）：28-36.

［7］赵金镯，大气细颗粒物心血管毒性的机制研究［D］.上海：复旦大学，2008.

［8］Kysely J，Pokorna L，Kyncl J，et al，Excess cardiovascular mortality associated with cold spells in the Czech Republic［J］. *BMC Public Health*，2009，**9**：19.

［9］Luo B，Zhang S，Ma S，et al，Effects of different cold-air exposure intensities on the risk of cardio-vascular disease in healthy and hypertensive rats［J］. *Int J Biometeorol*，2014，**58**（2）：185-194.

［10］罗斌，张书余，周骥，等，探讨模拟冷空气降温过程对健康大鼠和高血压大鼠凝血功能的影响［J］. 中国应用生理学杂志，2012，**28**（05）：390-393.

［11］王广鹤，甄玲燕，吕鹏，等，臭氧和细颗粒物暴露对大鼠心脏自主神经系统和系统炎症的影响［J］. 卫生研究，2013，**42**（04）：554-560.

［12］Shephard R J，Shek P N，Cold exposure and immune function［J］. *Can J Physiol Pharmacol*，1998，**76**（9）：828-836.

［13］Salman H，Bergman M，Bessler H，et al，Hypothermia affects the phagocytic activity of rat perito-neal macrophages［J］. *Acta Physiol Scand*，2000，**168**（3）：431-436.

［14］黄俊杰，赵善民，何显教，等，急性低温复合低氧对正常家兔、心肌缺血家兔 SOD 和 MDA 的影响［J］. 中国应用生理学杂志，2004，**19**（01）：11-24.

第 40 卷 第 6 期
2014 年 6 月

气　象
METEOROLOGICAL MONTHLY

Vol. 40　No. 6
June　2014

模拟寒潮对高血压疾病的影响实验研究[*]

张夏琨[1]　周　骥[2]　张书余[3]　马守存[4]　王宝鉴[5]

1　南京信息工程大学大气科学学院，南京 210044
2　上海市浦东新区气象局，上海 200030
3　中国气象局兰州干旱气象研究所，甘肃省干旱气候变化与减灾重点实验室，兰州 730020
4　青海省气象服务中心，西宁 810001
5　兰州中心气象台，兰州 730020

摘　要：本文通过动物实验初步探讨了寒潮天气发生过程中对高血压疾病的影响。在张书余等（2013）研究的基础上，应用 TEM1880 气象环境模拟箱模拟寒潮温压变化，将 27 只健康大鼠按每组 3 个随机分为 9 组，分别为空白对照组、最低温前 3h 组、最低温前 1h 组、最低温组、最低温后 1h 组、最低温后 3h 组、全过程结束组、全过程结束后 5h 组和全过程结束后 7h 组，放入模拟箱内，使其受寒潮天气影响，按照寒潮天气过程发生的不同时间先后分批取出实验大鼠，测量各组大鼠的收缩压、心率、体重，并通过腹主动脉采血测量血脂、去甲肾上腺素、血管紧张素及全血黏度等。实验结果分析表明，在寒潮天气发生过程中，冷锋通过后，受冷高压控制，气温迅速下降，当气温达到最低时，全血黏度、去甲肾上腺素和血管紧张素等上升到最大值，致使健康大鼠血压升高，并维持到寒潮天气影响结束以后还不能立刻恢复正常。

关键词：高血压，寒潮天气，影响

中图法分类号：P49　**文献标志码**：A　**doi**：10.7519/j.issn.1000-0526.2014.06.012

Experimental Research of the Impact of Simulated Cold Wave on Hypertension Disease

ZHANG Xiakun[1]　ZHOU Ji[2]　ZHANG Shuyu[3]
MA Shoucun[4]　WANG Baojian[5]

1　*College of Atmospheric Sciences，Nanjing University of Information Science and Technology，Nanjing 210044*

*　项目基金：国家自然科学基金项目（40975069）和公益性行业（气象）科研专项（GYHY201106034）共同资助
2013 年 7 月 17 日收稿；2013 年 11 月 12 日收修定稿
第一作者：张夏琨，主要从事气象学研究. Email：zxk668 126.com
通信作者：张书余，主要从事医疗气象学研究. Email：zhangsy cma.gov.cn

2 *Pudong New Area Weather Office*，*Shanghai Meteorological Bureau*，*Shanghai* 200030

3 *Key Laboratory of Arid Climatic Change and Reducing Disaster of Gansu Province*，

Lanzhou Institute of Arid Meteorology，*CMA*，*Lanzhou* 730020

4 *Qinghai Meteorological Service Center*，*Xining* 810001

5 *Lanzhou Central Meteorological Observatory*，*Lanzhou* 730020

Abstract Based on Zhang Shuyu's research（2013），the impact of cold wave on hypertension disease is preliminarily discussed through the animal experiments. The cold wave process is simulated in the environmental test chamber（TEM1880）. At the same time，27 healthy rats are randomly divided into the control group，3 hours before T_{min}（minimum temperature）group，1 hour before T_{min} group，T_{min} group，1 hour after T_{min} group，3 hours after T_{min} group，cold wave process group，5 hours after the cold wave process group，7 hours after the cold wave process group，respectively. Each group has 3 rats. All the groups except the control group are exposed to the cold environment and taken out in accordance with the developing progress of cold wave respectively. The following indexes are measured：systolic blood pressure（SBP），heart rate（HR），weight，bloodlipid，noradrenaline（NA），angiotensin（Ang），wholeb lood viscosity（WBV），etc. The experimental results show that the air temperature decreases rapidly under the control of the high pressure after cold front leaves in the cold wave process. WBV，NA and Ang can rise tothe maximum value at the T_{min}，making blood pressure increase in experimental rats in the whole time，and are hard to return to the original level even after the cold wave.

Keywords：hypertension，coldwave，impact

天气条件作为环境中变化最显著的因子，其变化常常会引起多种疾病的发生或加重[6]。心脑血管疾病（Cerebrovascular Disease，CVD）就是一种受气象条件变化影响较大的疾病，主要包括脑梗塞、脑出血、高血压、冠心病（包括心肌梗死、心绞痛、供血不足等）。张书余等[5] 研究指出，心脑血管疾病的复发、加重与气象条件有明显的关系，76％的患者疾病复发、加重与天气变化有关，其余的主要与劳累、情绪等因素相关。冬季是心脑血管疾病的高发季节，尤其在冷空气前后，温差变化比较大，心脑血管疾病的复发和加重的发病率有明显的加剧。李萍阳[1] 研究指出全球每 3 个死亡的人中就有 1 人死于心脑血管疾病。目前我国患有心血管疾病的人数至少为 2.3 亿，平均每 10 个成年人中就有 2 人是心脑血管疾病患者，每年的心血管死亡人数高达 300 万人，该病已经成为中国居民健康的"头号杀手"。其中高血压又是心脑血管疾病患者最早出现的病症，因此做好高血压病机理研究，对预防其他心脑血管疾病的发生发展更为重要。

张书余等[4] 通过模拟寒潮天气，进行了高血压致病机理实验研究，指出寒潮刺激使 HR、Ang 和 WBV 显著升高，这些指标的升高导致 SBP 升高，对高血压疾病产生影响。本文就是在此研究的基础上，采用 Wistar 大鼠，选取与文献[4] 同样的寒潮模型，按中国气象局 2004（48）号文件中的寒潮国家标准，筛选寒潮天气过程，其标准以日最低气温降温幅度及其持续时间表示，具体标准为 48h 内日最低气温降幅≥10℃，并且日最低气温≤4℃。通过多元线性回归统计分析，建立了甘肃张掖市寒潮模型，整个寒潮过程持续时间为 52h，最低温出现在第 44 小时为−3.4℃，日最低温降温幅度为 11.2

±0.51℃。利用历史观测资料对模型进行检验，结果表明模型能够很好地模拟寒潮温度、湿度与气压变化。张书余等[5]通过心脑血管疾病与各种气象要素统计分析指出，与风速的相关性很小，因此在此实验中没有考虑风的影响。用人工气候箱模拟该型寒潮，研究寒潮发生过程中，对不同时间点的大鼠血压、血脂、全血黏度、去甲肾上腺素及血管紧张素等相关激素指标的影响。分析冷刺激过程中随着时间的推移大鼠体内的相关激素是如何变化的，以及在何时能达到最大值，为高血压疾病预防和制作医疗气象预报提供理论依据。

1 材料和设备

人工气候箱：它具有温度、气压、湿度等气象要素同时交变的工作性能。温度范围：$-30 \sim 120℃$；温度波动度：$\pm 0.5℃$；温度均匀度：$\pm 0.2℃$；升降温速率 $0.01 \sim 1.3℃ \cdot min^{-1}$；湿度范围：$30\% \sim 98\%$；升降湿速率：$(0.1\% \sim 1\%) \cdot min^{-1}$；湿度波动度 $\pm 3\%RH$（$\geqslant 75\%RH$ 时），$\pm 5\%RH$（$< 75\%RH$ 时）；气压变化范围：$\pm 1200Pa$；箱体内容积：500L，800mm×700mm×900mm。根据实验需求和基本功能，实验箱提供高低气温、湿度、气压联合试验环境，还能保证高低温湿压交变实验有新鲜的空气（氧气）补入，满足实验动物呼吸需求。

智能无创血压计：它可以运用红外线传感技术精确地检测脉搏振动波，准确测量老鼠的心率、收缩压、平均压，并自动通过计算得到扩张压。测量的重复再现率高。自动判断测量鼠血压的变化，进入可测量状态时自动开始测量。并能根据设定的次数自动进行多次测量。

实验动物的选择：购置 SPF 级 10 周龄健康雄性 Wistar 大鼠 27 只，体重 200g，由兰州大学医学院公共卫生学院动物实验中心提供，予以标准鼠食喂养。

实验主要的手术用具：手术刀、手术剪、骨钳、止血钳、采血针和真空采血管等。

动物饲料：大鼠维持颗粒饲料；产品符合 GB13078-2001 和 GB14924.2-2001；该饲料为全价饲料，可直接饲养动物。原料组成：玉米、豆粕、鱼粉、面粉、麸皮、磷酸氢钙、石粉、多种维生素、多种微量元素和氨基酸等。

2 实验前期准备

2.1 实验动物的适应性饲养

实验之前采用标准鼠食，对所有大鼠进行为期两周的适应性饲养，以满足实验用健康大鼠的要求。由于模拟的是寒潮天气，温度较低，老鼠在放入实验箱后会由于温差过大而直接冻死或冻伤，因此，将适应性饲养的环境温度设置为10℃，即接近于冷空气模拟的起始温度。由于适应性饲养的温度比较低，为了避免低温干燥，引起大鼠尾部坏死现象发生，将饲养室的湿度控制在 40％～70％。并且通过安装隔音窗和吸音海绵，使饲养室的噪音降至 55dB 以下。照明的周期为 12h 光照，12h 黑暗；光照度为 170 Lux；动物饲养过程中保证充足的水源和饲料。此外，每日清扫并消毒，保证动物饲养室内清洁，垫料做到每日一换，以减少非实验因素对动物造成的影响。气候箱中也保证同样的噪音要求和光照环境条件。

2.2　动物的编号和分组

第一步：用标签将健康大鼠编上 1～27 号。第二步：随机将 27 只大鼠分为 9 个小组，每组 3 只。第三步：用抓阄的方法将 9 组大鼠随机分别分配到各自的空白对照组、最低温前 3h 组、最低温前 1h 组、最低温组、最低温后 1h 组、最低温后 3h 组、全过程结束组、全过程结束后 5h 组和全过程结束后 7h 组，依次对应编号为 1～9 组。

3　模拟寒潮的动物实验

将气象要素值输入人工气候箱，提前 30min 打开气候箱，让箱体内环境达到稳定后，将最低温前 3h 组、最低温前 1h 组、最低温组、最低温后 1h 组、最低温后 3h 组、全过程结束组、全过程结束后 5h 组和全过程结束后 7h 组这 8 个组同时放入气候箱内，并按次序将鼠笼编上 1～8 号，实验的全过程保持 12h 光照和 12h 黑暗以及充足的水和饲料。在寒潮冷空气过程达到最低温前 3h 取出 1 号鼠笼，并立即对大鼠测血压和采血。以相同的步骤在最低温前 1h 取出 2 号鼠笼、最低温时取出 3 号鼠笼、最低温后 1h 取出 4 号鼠笼、最低温后 3h 取出 5 号鼠笼、全过程结束取出 6 号鼠笼、全过程结束后 5h 取出 7 号鼠笼和全过程结束后 7h 取出 8 号鼠笼。并检测各组的血压和采血，血液样本用来检测 ANG、NE、血脂和全血黏度。

4　实验结果分析

Luo 等[10] 研究指出冷空气可导致健康大鼠产生应激反应，致使健康大鼠机体发生各种生化指标改变，正是由于这些生化变化才引起血压的升高，因此可以用生化指标的变化来研究高血压发生、发展的过程。

4.1　血脂的变化

正常人体内血脂的产生、消耗或转化等维持动态平衡，所以血脂含量基本恒定不变。血脂测定可反映体内脂类代谢状况，也是临床常规分析的重要指标。目前临床常规测定的项目主要有血清总胆固醇（TC）、甘油三脂（TG）、低密度脂蛋白胆固醇（LDL-C）和高密度脂蛋白胆固醇（HDL-C）。血脂是冠状动脉粥样硬化性心脏病（冠心病）的高危因素。动脉粥样硬化是一个慢性过程，轻度血脂异常通常没有任何不适症状，这也是高血脂症的一个重要特点。Gadegbeku 等[8] 和 Marfella 等[11] 通过对高血压及健康志愿者静脉输入脂肪乳发现，血脂的急性增高导致动脉压力感受器的迅速重置并降低了压力反射的敏感性而使血压升高。目前国内要求临床血脂检测中应至少测定 TC、TG、HDL-C 和 LDL-C 这 4 项，仅检测血清 TC、TG 不足以反映脂质代谢紊乱的全貌，因为即使 TC 或 TG 属正常水平，HDL-C、LDL-C 也有可能出现异常。因此，根据临床检测的要求，在动物实验中对血脂的检测也同样要进行这 4 项的检测。

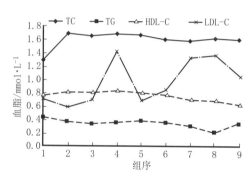

图 1　血脂 4 项（TC、TG、HDL-C、LDL-C）
伴随寒潮天气发生过程的变化图

图 1 给出血脂 4 项伴随寒潮过程的变化。由图 1 分析可知，血清总胆固醇（TC）在最低温度出现前 3h 达到最大值（1.72mmol·L^{-1}），比对照组的值高出了 0.4mmol·L^{-1}，之后伴随寒潮天气的发展其值变化很小，在全过程结束时达到在最低值；甘油三脂（TG）随寒潮天气过程呈波动下降，在全过程结束后 5h 达到最低值，7h 恢复正常；高密度脂蛋白胆固醇（HDL-C）变化不大，寒潮发生时稍有上升，之后缓慢稍有下降；低密度脂蛋白胆固醇（LDL-C）伴随寒潮天气的发展，先是下降而后迅速上升，波动比较大，在全过程结束后 5h 达到最大值，而后逐渐恢复正常。由此可见寒潮天气对血清总胆固醇（TC）和低密度脂蛋白胆固醇（LDL-C）有明显影响，而且在寒潮天气发生的初期就产生了明显影响。

4.2　全血黏度的变化

全血黏度是血液最基本的流变特征，是血液流变学研究的核心，是反映血液"浓、黏、聚、凝"的一项重要指标。王世民等[2] 指出检查全血黏度，对预防动脉硬化、高血压、冠心病、心绞痛、心肌梗塞和脑血管等疾病有非常好的指示意义。

如图 2 是全血黏度伴随寒潮天气影响的变化图，图中的 3 条曲线自上而下分别是全血黏度低切 10（1/s）、中切 60（1/s）和高切 150（1/s）的实验结果，3 种指标所表现出来的变化趋势是一致的，全血黏度在最低温出现时达到最大，而后稍下降，并基本保持不

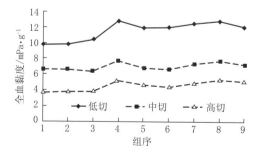

图 2　全血黏度伴随寒潮天气发生过程的
变化图

变直到全过程结束后 5h，才开始进一步下降。可见寒潮天气在最低气温出现时影响最大，而后直到寒潮结束后 7h，对全血黏度影响的作用仍未结束。

4.3　去甲肾上腺素的变化

张书余[3] 指出去甲肾上腺素（NE）是机体产生应激反应的直接体现，可引起血管收缩，尽而导致高血压疾病发生、复发或加重。

图 3 为去甲肾上腺伴随寒潮天气过程的变化图，甲肾上腺素受寒潮天气的影响，随着气温的下降而升高，当气温达到最低时，NE 上升到最大值（29.1pg·(ml)⁻¹），大约维持到最低气温出现后 1h，伴随气温的回升而下降。直到寒潮天气结束后，仍维持在较高的水平上。可见寒潮天气对 NE 的影响有明显的滞后性。

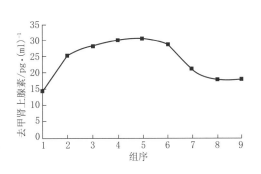

图 3　去甲肾上腺素伴随寒潮
天气发生过程的变化图

4.4　血管紧张素 Ⅱ 的变化

Jones 等[3] 和 Esses 等[7] 研究指出血管紧张素（Ang）是肾素-血管紧张系统（RAS）的重要活性肽，主要通过 Ang 受体 AT1 和 AT2 发挥作用，参与机体血压调节。Ang 还可以通过 AT2 受体影响血管舒展，水纳的排泄等，从而影响机体血压的水平。

血管紧张素随着冷空气的到达迅速增加，在最低气温出现前 3h，血管紧张素值达到了 59.3pg·(ml)⁻¹，比对照组高出了 28.1pg·(ml)⁻¹，而后呈缓慢增长，在冷空气过程结束时达到最大值，并且直到冷空影响结束后 7h 仍维持在较高的数值上不变（见图 4）。可见冷空气对血管紧张素影响有明显的滞后性。

4.5　血压的变化

血压是影响心脑血管系统的直接体现。血压受寒潮天气影，随着温度的降低而升高，在最低温时达到最大值，之后都随着温度的回升而逐渐降低（如图 5 所示）。但是从图中发现，寒潮天气过程结束后，血压并没有恢复到对照组的水平，而是维持在较高的水平上持续不变。

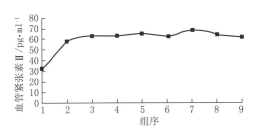

图 4　血管紧张素伴随寒潮天气发生过程的变化图

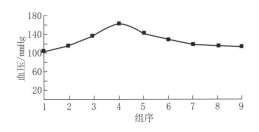

图 5　血压伴随寒潮天气发生过程的变化图

5 结论

张书余等[4]通过模拟寒潮天气,进行了高血压致病机理实验研究指出,当寒潮天气出现时,可使动物及人类交感神经兴奋,致使肾上腺素增加,心跳加速,血液黏滞度升高,血管扩张反应减弱等,导致外周阻力增加并最终引起血压升高;当寒潮天气影响时,同时也导致血管紧张素升高,可使全身微动脉收缩,引起血压升高。在此研究的基础上,对寒潮发生过程中不同时间点的大鼠血压、血脂、全血黏度、去甲肾上腺素及血管紧张素等相关激素指标进行了实验研究,结果表明:寒潮天气对血清总胆固醇(TC)和低密度脂蛋白胆固醇(LDL-C)有明显影响,而且在寒潮天气发生的初期影响效果最显著;寒潮天气对全血黏度的影响是,全血黏度低切、中切和高切值在最低气温出现时达到最大,而且影响的作用直到寒潮结束后仍持续;去甲肾上腺素受寒潮天气的影响是,随着气温的下降而升高,当气温达到最低时,NE上升到最大值,而后伴随气温的回升而下降。直到寒潮天气结束后,仍维持在较高的水平上;血管紧张素受寒潮天气影响是,在最低气温出现前3h,血管紧张素值迅速上升,而后呈缓慢增长,在冷空气过程结束时达到最大值,并且直到冷空气影响结束后仍维持在较高的数值上不变;血压受寒潮天气影响是,随着温度的降低而升高,在最低温时达到最大值,之后随着温度的回升而逐渐降低。而且在寒潮天气过程结束后,血压仍维持在较高的水平上持续不变。

综上所述,寒潮天气对动物高血压影响的预报着眼点是:在寒潮天气发生过程中,冷锋通过后,受冷高压控制,气温迅速下降,当气温达到最低时,全血黏度、去甲肾上腺素和血管紧张素上升到最大值,可导致动物血压升高,并持续维持到寒潮天气影响结束以后还不能立刻恢复正常。

参考文献

[1] 李萍阳,从第18届国际生物气象会议看生物气象研究的进展与动向[J].气象,2010,**36**(2):136-141.

[2] 王世民,饶明利,张淑琴,等,多发性脑梗塞62例血液流变学的观察[J].中风与神经疾病杂志,1991,**8**(4):226-228.

[3] 张书余,医疗气象预报[M].北京:气象出版社,2010,40-47.

[4] 张书余,马守存,周骥,等,模拟寒潮对高血压疾病影响机理的实验研究[J].气象,2013,**39**(6):830-835.

[5] 张书余,王宝鉴,谢金芳,等,吉林省心脑血管疾病与气象条件关系分析和预报研究[J].气象,2010,**36**(9):115-119.

[6] 张书余,张夏琨,谢静芳,等,白山市感冒与气象条件的关系分析和预报[J].气象,2012,**38**(6):740-744

[7] Esses D,Gallagher E J,Iannaccone R,*et al*,Six-hour versus 12-hour protocols for AMI:CK-MB in conjunction with myoglo-bin[J].*The American Journal of Emergency Medicine*,2001,**19**(3):

182.

［8］ Gadegbeku C A，Shrayyef M Z，Taylor T P，*et al*，Mechanism of lipid enhancement of alphal-adre-
　　　noceptor pressor sensitivity in hypertension ［J］. *J Hypertens*，2006，**24**（7）：1383-1389.

［9］ Jones E S，Vinh A，McCarthy C A，*et al*，AT2 receptors：functional relevance in cardiovascular
　　　disease ［J］. *Pharmacol Ther*，2008，**120**（3）：292-316.

［10］ Luo Bin，Zhang Shuyu，*et al*，Effects of cold air on cardiovascular disease risk factors in Rat ［J］.
　　　Int J Environ Res Public Health，2012，**9**（6）：2312-2325.

［11］ Marfella R，De Angelis L，Nappo F，*et al*，Elevated plasma fatty acid concentrations prolong cardi-
　　　ac repolarization in healthy subjects ［J］. *Am J Clin-Nutr*，2001，**73**（1）：27-30.

第 41 卷 第 6 期
2015 年 6 月

气　象
METEOROLOGICAL MONTHLY

Vol. 40　No. 6
June　2015

模拟热浪天气对冠心病影响及其机理实验研究[*]

张书余[1]　张夏琨[2]　田　颖[3]　王宝鉴[4]

1　河北省信息工程学校，保定 071000
2　南京信息工程大学大气科学学院，南京 210044
3　南京信息工程大学应用气象学院，南京 210044
4　兰州中心气象台，兰州 730020

提　要：通过模拟热浪天气对冠心病小鼠影响实验研究，探讨高温热浪对冠心病影响的机理。应用 TEM1880 气象环境模拟箱模拟一次实际的热浪天气过程，按体重大小将 18 只冠心病小鼠分配至 6 个区组，每个区组 3 只，再将 3 只小鼠随机分配到对照组、热浪组、热浪 BH4 组中，每组共有 6 只小鼠。放入模拟箱内，使其受热浪天气影响，模拟热浪天气结束后，采用断头采血和摘取心脏，测量各组小鼠的 ET-1、NO、HSP60、SOD、TNF、sICAM-1 和 HIF-1 的含量。结果表明，热浪天气可导致冠心病小鼠心肌组织 SOD 活性明显下降，而 NO、HSP60、TNF、sICAM-1 和 HIF-1 的含量增加，但对 ET-1 水平没有任何影响。通过各项生化指标分析得知，热浪可诱导冠心病小鼠心肌组织 HSP60 含量明显增加，过多的 HSP60 可以活化免疫细胞，诱导内皮细胞、巨噬细胞分泌大量 ICAM-1、TNF- 等炎性细胞因子，进而激活体内炎症系统，破坏冠状血管内皮细胞结构，使血管内膜通透性增高，心脏组织 SOD 活性下降，使氧化血液中的脂蛋白加剧，大量的胆固醇加速了胆固醇穿透内膜在血管内壁上的沉积，形成动脉粥样硬化，致使冠心病病情加重；从而诱导 ICAM-1、血栓素等血管活性物增加，造成血黏度增加，促使血栓的形成；抑制脂蛋白酯酶活性，诱导脂质浸润血管内膜，形成动脉硬化斑块，同时控制巨噬细胞的胆固醇代谢，利于脂质物质沉积于血管壁而增加冠脉疾病风险。该实验是高温热浪导致冠心病病情加重，甚至死亡的初步机理研究成果，可为我国高温热浪预警服务和冠心病防御等提供理论依据。

关键词：热浪天气，冠心病小鼠，HSP60，SOD，TNF，sICAM-1，动脉粥样硬化

中图分类号：P49　**文献标志码**：A　**doi**：10.7519/j. issn. 1000-0526. 2015.05.011

---

* 项目基金：国家自然科学基金项目（41375121）资助
第一作者：张书余，主要从事人类生物气象学研究。Email：zhangsy cma. gov. cn

Effect and Its Mechanism of Artificial Heat Wave on Coronary Heart Disease

ZHANG Shuyu[1]　　ZHANG Xiakun[2]　　TIAN Ying[3]

WANG Baojian[4]

1　Hebei Information Engineering School, Baoding 071000

2　School of Atmospheric Science, Nanjing University of Information Science and Technology, Nanjing 210044

3　School of Applied Meteorology, Nanjing University of Information Science and Technology, Nanjing 210044

4　Lanzhou Central Meteorological Observatory, Lanzhou 730020

Abstract：The influence mechanism of heat wave on coronary heart disease is preliminarily discussed through simulation experiment of heat wave impact on coronary heart disease rats in this paper. The heat wave process was simulated in an environmental test chamber (TEM1880). Eighteen coronary heart disease rats were randomly divided into controlgroup, heat wave group and heat wave BH4 group with 6 rats in each group. The rats in heat wave group and BH4 group were placed into the simulation chamber. After the process of simulated heat wave, their blood was drawn by decollation and the mice hearts were extracted to measure the content of ET-1, NO, HSP60, SOD, TNF, sICAM-1 and HIF-1 of rats in each group. The results showed that heat wave can lead to significant decrease of myocardial tissue's SOD activity in coronary heart disease rats and increase of NO, HSP60, SOD, TNF, sICAM-1 and HIF-1 content. However, it has few effect on ET-1 level. Through the analysis of biochemical index, heat waves can induce prominent increase of myocardial tissue's HSP60 level in coronary heart disease rats. Superabundant HSP60 can activate immune cells, induce endothelial cells and macrophages to secrete a large number of inflammatory cytokines (such as ICAM-1 and TNF-), and the nactivate inflammation system in the body, damage coronary vascular endothelial cells structure, increase vascular endothelial permeability and decrease heart tissue SOD activity, increase the lipoprotein of oxidation blood, generate a large amount of cholesterol, speed up the deposit of cholesterol on the lining of blood vessels through the lining, result in atherosclerosis and aggravation of coronary heart disease, then induce increase of vascular active matter such as ICAM-1 and thromboxane, increase blood viscosity which is conducive to the formation of blood clots, restrain lipoprotein lipase activity, induce lipid infiltration of vascular intima which is conductive to arteriosclerosis plaque; and control the cholesterol metabolism of macrophage at the same time, which is conducive to the deposition of lipid material in vascular wall and thus increase risk of coronary artery disease. This is the preliminary mechanism of how high temperature and heat wave lead to exacerbation of coronary heart disease and even death, and can lay a foundamental theoretical basis for warning high temperature and heat wave in public service.

Keywords：heat wave weather, coronary heart disease rats, HSP60, SOD, TNF, sICAM-1, atherosclerosis

人类健康与天气变化存在一定联系，近年来，随着全球气候变暖带来的极端异常天气多发，不仅给社会经济带来损失，也危害着人体健康[39]，因此受到越来越多的组织和机构的关注。流行病学研究和统计学研究都已证实，高温热浪发生时，冠心病发病率明显增加，每次热浪期间都会有大量人群因热暴露而入院或者死亡[20,24]。Kunst 等[49] 通过研究1979—1987 年间极端天气与死亡的关系，发现在热浪引起的死亡中，26％是由心血管疾病引起。近 10 年来，中国心脑血管病发病率、死亡率和危险因素仍呈直线上升趋势。心脑血管病构成我国 40.72％的死亡[23]。陆晨等[18] 发现，高温天气期间，心脑血管疾病就诊率占总就诊人数的 35.1％，其中冠心病就诊率达 10.8％。中国卫生部心血管病防治研究中心[43] 指出目前我国约有 2.3 亿人患冠心病、心力衰竭、高血压等心血管疾病，每年因心脑血管病死亡的人数近 300 万，而且该病的发病和死亡率仍呈增长趋势。可见热浪对心血管疾病患病人群有明显的影响。但是，高温热浪对心血管疾病的影响机制还没有得到合理的解释。

冠心病即冠状动脉粥样硬化型心脏病，大多是由于冠状动脉发生动脉粥样硬化、粥样硬化斑块堆积甚至堵塞血管内壁而发生狭窄，引起心脏供血供氧不足而引发一系列心脏不适症状的一类心血管疾病。动脉血管粥样硬化病变的病理过程一般从内皮损伤开始，并可能与机体内多种细胞因子的活动相关。已有研究发现，氧化应激和炎症反应可能参与了冠心病等心血管疾病的发生发展，而极端高温天气对机体生理指标、内皮标志物、炎性因子等影响的研究极少。高温热浪引起冠心病事件发生的机制与以上指标在高温刺激下的变化有关，已患有动脉粥样硬化的群体及血管功能下降的老年群体更是高危人群。

目前，国内气象系统已开展了疾病的专业气象预警预报，但这些预报大多较笼统，所用的医学指标多来源于流行病学方面的统计数据，并不能准确地对热浪的危害做出预警。为了科学地预防和降低热浪对人类健康的影响，目前迫切需要加强热浪引发和加重心血管疾病的机制研究。本研究利用张书余等[38] 同样的实验手段[40]，选择动脉粥样硬化模型鼠作为研究对象，收集并模拟了一次实际的热浪过程，通过对实验动物的热刺激，分析相关指标以揭示热浪对冠心病的影响机理，为今后深入开展冠心病等心血管疾病气象预警及疾病预防工作奠定基础。

1 材料与方法

1.1 实验仪器和材料

TEM1880 环境气象模拟箱，可以提供温、湿、压联合实验环境，温度可控于－30～120℃，波动范围±0.5℃，湿度可控范围为 30％～98％，波动度为 ±3％RH（≥75％RH），±0.5％RH（＜75％RH），根据实验需求和基本功能，实验箱可提供高、低温、湿热联合实验环境，同时保证实验过程中有新鲜空气补入，以满足实验动物的正常呼吸需求。

水合氯醛、四氢生物蝶呤（BH4）、血管内皮素（ET-1）ELISA 试剂盒、一氧化氮

（NO）硝酸还原酶法试剂盒、总超氧化物歧化酶（T-SOD）羟胺法试剂盒、细胞间黏附因子（s-ICAM）ELISA 试剂盒、热应激蛋白 60（HSP60）ELISA 试剂盒、肿瘤坏死因子（TNF）ELISA 试剂盒。

1.2 热浪实验曲线

收集南京 2001—2010 年的 6—8 月的逐时气象要素数据。热浪的标准根据中国气象局规定及华东地区相关研究拟定，将日最高温度≥35℃称为高温日，连续 3d 及以上的高温天气过程称为热浪[5]。许遐祯等[32] 对南京热浪研究发现，热浪的持续时间对人体的影响很小，另外考虑到动物的耐热性，本文选取 2001年 7 月 9—11 日一次南京持续时长为 3d 的实际热浪过程进行实验研究，实验模拟温度曲线如图 1 所示。对照组实验温度选取为 27℃。

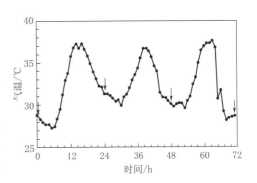

图 1 热浪实验温度曲线

（箭头所指为实验模拟组小鼠体温体重采样点，对照组采样为同时间点）

1.3 实验动物及分组

实验对象选用 18 只 8 周龄雄性 SPF 级动脉粥样硬化模型小鼠，对小鼠采用高脂膳食（10％猪油、10％胆固醇、2％胆盐，其余为基础饲料）适应性饲养 8 周，进行动脉粥样硬化模型的建立[1]。实验小鼠由北京维通利华实验动物技术有限公司提供，许可证编号 SCXK（京）2011-2012，高脂饲料购自北京科澳协力有限公司。

饲养环境噪音控制在 60dB（A）以下，昼夜光照节律 12h/12h（每日光照时间 08：00—20：00），实验室温度 27℃，此温度为 10 年间南京夏季的平均温度。给予小鼠充足的饲料和水，垫料是胶囊状玉米芯，并每日进行实验鼠垫料的更换。每日对小鼠进行捉拿训练以减少实验过程中捉拿带来的额外影响。

依据体重大小将 18 只小鼠分配至 6 个区组，每个区组 3 只，再将 3 只小鼠随机分配到对照组、热浪组、热浪四氢生物蝶呤（Tetrahydrobiopterin，BH4）组中，每组共有 6 只小鼠。其中，BH4 作为稳定的内皮源信使以及 NO 的合酶，可以影响到冠状动脉血管的病理学扩张[36]，添加 BH4 组有助于探讨热浪对动物机体反应的影响。

1.4 实验过程

实验前对所有小鼠进行 8 周高脂膳食适应性空白对照饲养，食物与水保持充足，动物饲养室内，光照节律 12h/12h（08：00—20：00），室温和相对湿度分别控制在 27℃ 和 45％。并在最后一天对热浪 BH4 组小鼠进行 BH4 药物灌胃，剂量为 $10mg \cdot kg^{-1}$，其余组小鼠给予生理盐水。空白对照饲养后，按照上述方法对各组小鼠进行分组，依照热浪模型设置气象环境模拟箱内的温度变化过程，将热浪组及热浪 BH4 组放入人工气象环境模拟箱，暴露于热浪过程，接受高温刺激。对照组饲养条件同空白对照适应期。期间，各组小鼠可自由摄食及饮水，气候箱内光照节律仍控制为 12h/12h（08：00—20：00）。

1.5 指标监测与收集

整个热浪过程持续 72h，过程中逐日观察小鼠状况并测量体重、肛温，对热浪 BH4 组进行药物灌胃。采样时间点如图 1 箭头所示；模拟过程结束后，利用腹腔注射水合氯醛溶液［7％水合氯醛，0.3ml·(100g)$^{-1}$］将各组实验小鼠麻醉后，利用手术器械进行断头采血。所采血样进行 3000rpm×10min 离心，分离血浆并储存于 −20℃ 低温冰箱待检。另外，摘取小鼠心脏，取心尖部称重，并加入 9 倍 0.9％生理盐水进行匀浆，于 3000r 离心 15min，取上清液于 −20℃ 存储待检。

测定前，将血浆冻品在 37℃ 条件下进行解冻，利用 ELISA 试剂盒和酶标仪对血浆 ET-1、sICAM-1 以及 TNF 进行处理和测定，利用硝酸还原酶法对血浆 NO 进行测定。同理，将小鼠心肌组织液冻品复溶，利用羟胺法测定心肌组织 SOD 活性，用 ELISA 法对心脏 sICAM-1、HSP60 的含量进行测定。

1.6 统计分析

利用 SPSS19.0 软件建立数据库并对所有指标数据进行统计分析和处理，计量数据均以均数±标准差（$\bar{x}\pm s$）表示，2 组间比较采用独立样本 t 检验。当 $P<0.05$，即为差异具有统计学意义。

2 实验结果分析

2.1 体重与肛温

逐日 3d 监测实验小鼠体重、肛温变化。如图 2 所示，各组小鼠在实验前后体重稍有增加（$P>0.05$）；随着热浪过程的发生发展，各组小鼠肛温均呈上升趋势。其中，实验前后热浪组升高 0.7℃，热浪 BH4 组升高 0.2℃，对照组升高 0.1℃，热浪组与对照组相比肛温升高的差异较明显（$P<0.01$），热浪 BH4 组和对照组差异没有统计学意义（$P>0.05$）。

2.2 SOD 变化分析

超氧化物歧化酶（superoxidedismutase，SOD）作为心脏病诊断的一个敏感指标，它的性征在许多心脑血管疾病发病早期就产生变化，与冠心病密切相关。由图 3 可见，与对照组相比，热浪刺激使得热浪组小鼠心脏组织中的 SOD 活性明显下降（$P<0.01$），下降了 37.75U/mgprot。BH4 组 SOD 活力也有所减低，但是差异不具有统计学意义（$P>0.05$）；热浪组与 BH4 组相比 SOD 活性也低，差异显著（$P<0.01$）。由此可知，冠心病小鼠热暴露 3d 可使它心脏组织的 SOD 活力下降，而 BH4 可以缓解热浪对冠心病小鼠

SOD 活力下降的影响。

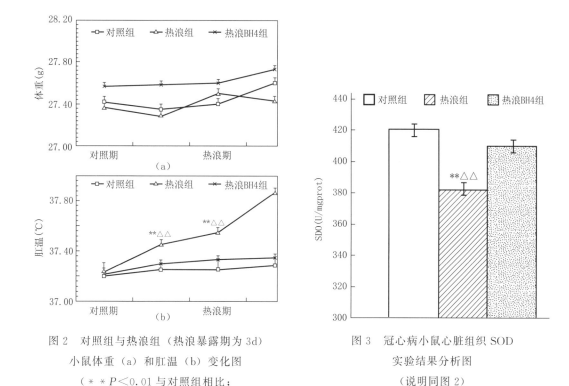

图 2 对照组与热浪组（热浪暴露期为 3d）
小鼠体重（a）和肛温（b）变化图
（＊＊*P*＜0.01 与对照组相比；
△△*P*＜0.01 与同期热浪 BH4 组相比）

图 3 冠心病小鼠心脏组织 SOD
实验结果分析图
（说明同图 2）

心脏组织 SOD 活力下降，可导致心脏组织氧自由基过多，脂质过氧化反应加剧，造成内皮细胞和心功能损伤，引起心肌缺血；同时，产生的大量活性氧（ROS）会直接损伤血管内皮细胞，使得 NO 灭活，并氧化血液中的脂蛋白，使胆固醇沉积在血管壁上，形成动脉粥样硬化[6]。陈瑗等[2] 指出氧化损伤是冠状动脉硬化形成的一个重要机制，SOD 减少越多说明氧化损伤愈严重，脂质代谢愈紊乱。由此分析表明，高温热浪可导致冠心病患者心脏组织 SOD 活性下降[57]，使氧化血液中的脂蛋白加剧，加速胆固醇在血管壁上的沉积，形成动脉粥样硬化，致使冠心病病情加重。

2.3 ET-1、NO 及 ET-1/NO 的变化

血管内皮素 1（ET-1）是由血管内皮细胞和心肌细胞分泌的一类多功能生物活性多肽，是目前已知最强烈的血管收缩因子[4]。内皮源性的一氧化氮（NO）是机体内主要的血管舒张因子，可促进血管平滑肌舒张，使得血管扩张。所以，ET-1 与 NO 作为调节动物体内血管收缩平衡及心血管功能的重要因子，在冠心病病理机制研究中有重要地位[12]。两者的比值可以反映血管舒张水平。

由图 4a 可以看到，冠心病小鼠在实验前后各组鼠体内的 ET-1 水平没有任何影响，不具有统计学差异（*P*＞0.05）；图 4b 为小鼠体内 NO 的变化，小鼠的热浪组和热浪 BH4 组

相对于对照组差异显著（$P<0.01$），其中热浪组 NO 水平较对照组高出 10.36mol·L^{-1}，热浪 BH4 组的 NO 水平高于热浪组（$P<0.05$），显著上升，其值为 34.46mol·L^{-1}；图 4c 显示的是 NO 与 ET-1 之间的比值情况，可以看到，其整体变化趋势与 NO 相似，小鼠的热浪组与热浪 BH4 组其比值相于对照组有明显的上升（$P<0.01$），热浪 BH4 组与对照组及热浪组差异显著（$P<0.01$），具有统计学意义。热浪组相对于对照组，比值虽有上升但不具有统计学差异（$P>0.05$）。

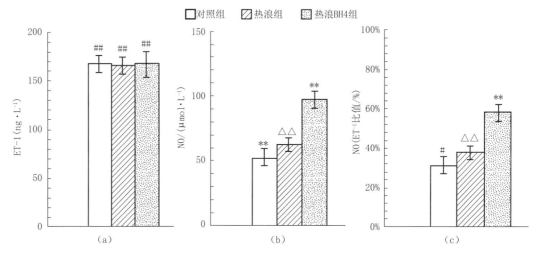

图 4　冠心病小鼠 ET-1（a）、NO（b）以及 NO/ET-1 比值（c）的结果对比图
（＊＊$P<0.01$ 与对照组相比；$P>0.05$ 实验前后各组鼠体内的 ET-1 相比；
△△$P<0.01$ 与同期热浪 BH4 组相比；$P>0.05$NO/ET-1 的热浪组与对照组相比）

上述分析表明，热浪刺激对小鼠 ET-1 水平没有影响，高温热浪使 NO 明显增加，使得 NO/ET-1 平衡偏向血管扩张一侧，增强机体散热，促进体温下降。随着热浪过程的发生发展，冠心病小鼠内皮释放的 NO 不足以缓解热浪的影响，使得小鼠体温随着热浪影响的时间增加上升幅度愈明显。实验结果表明，BH4 作为一种 NOS 合酶，它可以增加冠心病小鼠体内释放的 NO 水平，增强机体散热效率，降低热浪对冠心病小鼠的危害。

2.4　HSP60 变化分析

热休克蛋白（HSPs）也称热应激蛋白。研究表明，高温热浪可使机体免疫功能下降并产生热应激反应，使得体内 HSPs 水平上升，促进免疫调节，从而对热环境达到适应[11,19,30,41]。HSP 家族与自身免疫性疾病、动脉粥样硬化等疾病的发生发展有密切关系。HSP60 是 HSP 家族中的重要一员，

周昊刚等[45] 发现冠心病患者血清 HSP60 水平与冠脉病变程度相关，Zhang 等[58] 提出 HSP60 的表达水平与冠心病发病风险极为相关，高表达群体的患病风险可高出数倍。李小林等[10] 通过小鼠实验得出，口服 HSP60 可能通过扩增调节性 T 细胞而诱导机体产生抗原特异性免疫耐受，从而抑制动脉粥样硬化形成。可见 HSP60 与冠心病的形成与发

展存在联系。本次实验通过模拟热浪刺激，观察小鼠在持续性高温后体内 HSP60 变化，并探讨其在冠心病发病过程中可能产生的作用。

从各组小鼠心肌组织中 HSP60 的实验结果（表 1）看出，热浪组、BH4 组的 HSP60 与对照组比较均有增加，其中热浪组小鼠 HSP60 含量显著高于对照组（$P < 0.05$），高出 $1.43 \text{ng} \cdot \text{ml}^{-1}$，而 BH4 组上升幅度较小（$P > 0.05$），仅高于对照组 $0.25 \text{ng} \cdot \text{ml}^{-1}$，并显著低于热浪组水平（$P < 0.05$）。由此可见，热浪可诱导冠心病小鼠心肌组织 HSP60 含量明显增加。王贺等[26]、杨军等[34] 研究指出机体在热刺激下产生的过多的 HSP60 可以活化免疫细胞，诱导内皮细胞、巨噬细胞分泌大量 ICAM-1、TNF-等炎性细胞因子，通过引起机体免疫应答，使得巨噬细胞、平滑肌细胞表面的 HSP60 及其抗体结合，产生抗体复合物，损伤内皮，增加炎性细胞黏附及脂质沉积，从而形成动脉粥样硬化。动物和人体粥样硬化斑块中均发现有 HSP60 的高度表达[51]。阻断 HSP60 引起的免疫反应可能成为防治动脉粥样硬化的有效途径[25]。因此热浪可使小鼠心脏组织中 HSP60 的表达水平升高，促进炎性因子表达上升及炎症细胞聚集，加速动脉粥样硬化，导致冠心病病情加重。BH4 可增加机体散热，减轻热应激反应，使 HSP60 表达水平下降，从而对机体产生保护作用。

表 1　冠心病小鼠 HSP60 和 HIF-1α 实验结果分析

	实验组	HSP60/ng · ml^{-1}	HIF-1/pg · ml^{-1}
	对照组	6.45±0.912	745.22±104.83
平均值±绝对偏差	热浪组	7.88±0.563	819.56±83.59
	热浪 BH4 组	6.70±0.641	672.21±191.02
P 值　组与组之间的差异检验	对照组与热浪组	0.015	0.042
	对照组与热浪 BH4 组	0.953	0.563
	热浪组与热浪 BH4 组	0.039	0.018

2.5　TNF 与 sICAM-1 变化分析

越来越多的研究表明，动脉粥样硬化可能是一种炎症性疾病，在动脉硬化早期形成及发展过程中有着关键作用。细胞因子是机体主要的炎症介质，其中肿瘤坏死因子（TNF）是具有全身效应的细胞因子，它的两种形式 TNF-和 TNF-，炎症活性相似[28]，可参与机体的炎症反应，引起心肌细胞损伤，与心肌缺血程度及冠心病等心血管疾病的发生密切相关。另外，TNF-等细胞因子还可诱使黏附分子（ICAM-1）表达增加[22]。炎症的发生正是始于白细胞与血管内皮间的黏附作用，在 ICAM 的介导下，白细胞、血小板可实现黏附聚集，炎症细胞会黏附于血管内皮，并渗透到内皮细胞下分泌细胞活性物质，导致血管平滑肌细胞增生、形成泡沫细胞，造成动脉粥样硬化形成及发展[14,35]。所以，TNF 和 ICAM-1 可能标志着机体炎症反应程度，是冠心病的独立危险因子[8,21,27]。检测两者血浆水平为冠心病发病机制的进一步研究提供了依据。

细胞因子与机体热应激、热适应密切相关[9]。持续性高强度的热刺激可能导致机体过热，TNF 等细胞因子表达显著上升，引发炎症损伤[3]。由表 2 可见，热浪组小鼠 TNF 水平较对照组显著上升（$P<0.01$），增幅可达 1.19pg·ml^{-1}。BH4 的作用使得 BH4 组小鼠体内 TNF 水平的变化幅度得到减缓，与对照组相比，BH4 组 TNF 水平稍有上升，为 0.36pg·ml^{-1}，组间差异不显著（$P>0.05$），而 BH4 组小鼠 TNF 水平显著低于热浪组（$P<0.05$），差值为 0.83pg·ml^{-1}。因此热浪可使机体 TNF 水平升高，导致冠心病发病或病情加重。它是热浪引发冠心病发病的机制之一。

表 2 冠心病小鼠 TNF 和 sICAM-1 实验结果分析

	实验组	TNF/pg·ml^{-1}	sICAM-1/pg·ml^{-1}
平均值±绝对偏差	对照组	6.79±0.559	65.663±2.699
	热浪组	7.98±0.523	84.092±8.417
	热浪 BH4 组	7.15±0.454	68.009±2.955
P 值　组与组之间的差异检验	对照组与热浪组	0.000	0.013
	对照组与热浪 BH4 组	0.769	0.541
	热浪组与热浪 BH4 组	0.044	0.037

热浪可通过诱导机体 TNF 表达水平增加，加大小鼠冠心病风险的主要机制为[7,13,29,55]：（1）激活体内炎症系统，通过调节细胞黏附因子等多种细胞因子和炎性介质，加重动脉粥样硬化斑块的炎性反应，促进动脉粥样硬化的形成和发展；（2）破坏内皮细胞结构，使其通透性增高，增加血中胆固醇穿透内膜在血管内壁的沉积。内皮与血管通透性、机体免疫、炎症反应等生理反应有密切关系，在心肌缺血等心脑血管类疾病等多种疾病的研究中占优重要地位，内皮细胞和平滑肌细胞上 TNF-的表达可以贯穿于早期的内膜增厚直到形成阻塞性斑块的过程中[37]。（3）损伤血管、心肌结构，破坏心脏功能。研究证实，TNF-在病理情况下可持续大量产生，并在心肌组织累积[48]。TNF-过多，可破坏心肌细胞内钙平衡[48]、影响 LPS（脂多糖）水平[53]，导致心肌受损、心脏功能衰减；也可通过促中性粒细胞黏附、浸润和活化，促进活性氧及蛋白水解酶释放等途径迫害心肌组织与功能[28]。周亚峰等[46]也发现，高浓度的 TNF-可促进心肌和血管内皮细胞凋亡，这种破坏作用随 TNF-的作用时间和浓度的增加而加剧。（4）诱导 ICAM-1、血栓素等血管活性物增加，造成血黏度增加，促进原癌基因转录，产生血小板源性生长因子，促进血小板凝集，破坏血凝与抗血凝平衡，利于血栓的形成。（5）抑制脂蛋白酯酶活性，加速肝脏脂肪酸合成，使得脂质过氧化反应加强，诱导脂质浸润血管内膜，形成动脉硬化斑块，同时控制巨噬细胞的胆固醇代谢，利于脂质物质沉积于血管壁而增加冠脉疾病风险。

ICAM 是一类具有调节细胞与细胞或细胞与细胞外基质相互识别、黏附及信号传递作用功能的糖蛋白分子，广泛分布于体内，参与机体炎症与免疫应答、凝血及血栓形成等多种生理病理过程[22,31,33]。研究表明，血中 sICAM-1 可反映冠脉炎症反应的程度[31]，在内皮细胞与白细胞、血小板之间的细胞黏附作用中发挥着关键作用，sICAM-1 表达升高后，可通过诱导白细胞黏附于血管内皮，形成血栓，同时，介导的激活白细胞所产生的氧自由基和血管活性物质可引起内皮损伤；可介导单核细胞与内皮黏附，影响机体脂质代谢[14,16]；可介导中性粒细胞与单核细胞相互黏附，释放颗粒物，从而易引起血管堵塞，所以sICAM-1 与动脉粥样硬化及冠心病的发生发展密切相关[14]。Luc 等（2003）对 300 多名冠心病患者跟踪 5 年观察发现，血浆 sICAM-1 水平升高与心绞痛、心梗等疾病的发生及死亡事件相关。sICAM-1 每升高 $100ng \cdot ml^{-1}$，冠脉事件风险将增加 30%[17]。所以，高温热浪使得体内炎症反应加强，其浓度的变化对冠心病的发生发展及预后有一定的参考意义。

如表 2 所示，热浪可诱使冠心病小鼠机体 sI-CAM-1 水平显著增加，而 BH4 可以缓解该影响。模拟过程结束时，与对照组相比，热浪组小鼠血浆 sICAM-1 表达水平显著上升（$P<0.05$），比对照组高出 $18.43pg \cdot ml^{-1}$；热浪 BH4 组小鼠 sICAM-1 水平比对照组稍有增加，为 $2.35pg \cdot ml^{-1}$，差异不具有统计学意义（$P>0.05$）。热浪组 sICAM-1 表达水平显著高于 BH4 组（$P<0.05$），差值为 $16.08pg \cdot ml^{-1}$。本次实验证实，添加 BH4 药物组小鼠受到热浪影响较小，TNF、sICAM-1 水平明显低于热浪组。Verma 等[56] 通过大鼠离体心脏及体外培养的人心肌细胞实验发现，BH4 有抑制冠脉内皮细胞功能衰退的作用，并可减少脂质过氧化物的产生，减少心肌细胞损害。BH4 也可抑制血小板聚集及血小板选择素的表达[28]。可见，BH4 可缓解高温热浪刺激造成的机体炎症因子的表达增加，从而减缓炎症反应造成的内皮损伤与心肌损伤，改善心肌微循环，保护心血管系统。

2.6 HIF-1α 的变化分析

缺氧诱导因子-1（hypoxiainduciblefactor-1，HIF-1）是一种具有转录活性的核蛋白，与缺氧适应、炎症过程中的大量相关基因的表达相关，可上调红细胞生成素、血管内皮因子等多种靶基因的转录[15]。Treinin 等[54] 通过线虫实验证实，HIF-1 在热耐受性及热适应响应有着重要作用，可在热环境下被诱发，但是主要体现在热应激的初始阶段，对于热应激的耐受仅能起到短暂的作用，不足以应付长时间的热刺激或是极端高温。赵爱华[42]指出 HIF-1 的含量与冠心病疾病的发生及患者病情程度相关，HIF 与冠心病等缺血性疾病发生发展可能存在密切关系。本次实验通过模拟热浪刺激对小鼠的影响，探讨热浪发生时动物机体内 HIF 含量的变化。

实验结果表明（表 1），热浪组冠心病小鼠体内 HIF-1 含量与对照组相比明显增加，其上升值为 $74.34pg \cdot ml^{-1}$，同时，热浪 BH4 组小鼠心脏匀浆 HIF-1 表达水平低于对照组和热浪组，其值分别为 $73.01pg \cdot ml^{-1}$ 和 $147.35pg \cdot ml^{-1}$。由此可知，热浪可诱导小鼠 HIF-1 表达增加。HIF-1 与机体炎症反应、血管新生相关，Cramer 等[47] 通过体外骨髓细胞实验证实，HIF-1 是组织浸润的黏附、迁移等过程中的关键因素，缺失 HIF-1 甚至可导致炎症反应受到抑制。Sluimer 等[52] 证实，颈动脉粥样硬化斑块中确实存在缺氧及HIF-1 表达增加的现象，导致动脉粥样硬化进一步发展。而减少 HIF-1 的表达可通过抑制血管新生和炎症反应，改善相关疾病的病情[44]。以上分析表明，热浪刺激可通过诱导心肌组织中 HIF-1 的表达增加，增大冠心病发病风险，而补充 BH4 可以缓解热刺激造成的影响，对机体起到保护作用。

3 结论与讨论

本次实验利用环境气象模拟箱模拟了南京一次实际热浪天气过程，通过测定冠心病小鼠在热浪过程前后 ET-1、NO、HSP60、SOD、TNF、sICAM-1 和 HIF-1 的水平，同时对比给予 BH4 的小鼠以上各指标的变化情况，探讨了热浪天气对冠心病的影响及其机理和 BH4 在机体热应激中的保护作用。

3.1 热浪天气对各种与冠心病相关的生化指标的影响

SOD 是维持体内氧化平衡及血管内皮功能的重要指标。热浪刺激使得冠心病小鼠心肌组织 SOD 活性明显下降，BH4 具有抗氧化作用，可缓解热浪对 SOD 活性的影响，外源性补充 BH4、SOD 等措施利于防治动脉粥样硬化发生及发展，减少高温热浪天气的危害；热浪刺激对小鼠 ET-1 水平没有任何影响，而 NO 明显增加，使得 NO/ET-1 平衡偏向血管扩张一侧，增强机体散热，促进体温下降。

随着热浪过程的发生发展，冠心病小鼠内皮释放的 NO 不足以缓解热浪的影响，使得小鼠体温随着热浪影响的时间增加上升幅度愈明显。BH4 作为一种 NOS 合酶，实验结果表明，它可以增加冠心病小鼠体内释放的 NO 水平，增强机体散热效率，降低热浪对冠心病的影响；热浪可诱导冠心病小鼠心肌组织 HSP60 含量明显增加。BH4 可增加机体散热，减轻热应激反应，从而降低 HSP60 含量，降低热浪对冠心病的影响；TNF 和 sICAM-1 可表征机体炎症反应程度，热浪刺激诱使两者在机体的含量增加，促进动脉粥样硬化的形成，补充 BH4 可明显降低炎性指标水平；热浪刺激可使心肌组织中 HIF-1 的表达增加，增大冠心病发病风险，而补充 BH4 可以缓解热刺激造成的影响，对机体起到保护作用。

3.2 热浪天气导致冠心病发生及加重的可能机理

综合以上分析，热浪天气导致冠心病发生发展的可能机制是：热浪可诱导冠心病小鼠心肌组织 HSP60 含量明显增加，过多的 HSP60 可以活化免疫细胞，诱导内皮细胞、巨噬细胞分泌大量 ICAM-1、TNF-等炎性细胞因子，机体血浆中 TNF-和 sI-CAM-1 的增加。同时从 5 个方面影响冠心病的变化：（1）激活体内炎症系统，通过调节细胞黏附因子等多种细胞因子和炎性介质，加重动脉粥样硬化斑块的炎性反应，HIF-1 表达增加，进一步加重了机体炎症反应，促进动脉粥样硬化的形成和发展。（2）破坏内皮细胞结构，使血管内膜通透性增高，同时高温热浪使冠心病患者心脏组织 SOD 活性下降，导致心脏组织氧自由基过多，使氧化血液中的脂蛋白加剧，大量的胆固醇生成，加速胆固醇穿透内膜在血管内壁上的沉积，形成动脉粥样硬化，致使冠心病病情加重。（3）损伤血管、心肌结构，破坏心脏功能。TNF-在病理情况下可持续大量产生，并在心肌组织累积。过多 TNF-可破坏心肌细胞内钙平衡、影响脂多糖水平，高浓度的 TNF-可促进心肌和血管内皮细胞凋亡，这种破坏作用随 TNF- 的作用时间和浓度的增加而加剧。（4）诱导 ICAM-1、血栓素等血管活性物增加，造成血黏度增加，促进原癌基因转录，产生血小板源性生长因子，促进血小板凝集，破坏血凝与抗血凝平衡，利于血栓的形成。（5）抑制脂蛋白酯酶活性，加速肝脏脂肪酸合成，使得脂质过氧化反应加强，诱导脂质浸润血管内膜，形成动脉硬化斑块，同时控制巨噬细胞的胆固醇代谢，利于脂质物质沉积于血管壁而增加冠脉疾病风险。

3.3　讨论

虽然本实验是高温热浪导致冠心病病情加重、甚至死亡的初步机理研究成果，更深入的研究有待进一步加强。但是，相关结论为我国高温热浪预警服务和冠心病防御等提供了科学的理论依据。

参考文献

[1] 白慧称，李军，刘敬浩，等，高脂膳食对小鼠生化及病理形态的影响 [J].中国比较医学杂志，2010，**20**（1）：41-45.

[2] 陈瑗，周玫，氧化应激-炎症在动脉粥样硬化发生发展中作用研究的新进展 [J].中国动脉硬化杂志，2008，**16**（10）：757-762.

[3] 陈忠，朱剑琴，高温中暑的病理生理学研究进展 [J].国外医学：生理病理科学与临床分册，1997，**17**（4）：373-375.

[4] 甘富东，黄照河，ET，NO 和 TNF-在冠心病发病中的关系探讨 [J].现代中西医结合杂志，2010，**19**（18）：2223-2224.

[5] 黄卓，陈辉，田华，高温热浪指标研究 [J].气象，2011，**37**（3）：345-351.

[6] 胡平，吴耿伟，夏青，等，SOD 模拟及其抗氧化和抗炎症功能的研究进展 [J].化学进展，2009，**21**（5）：873-879.

[7] 蒋国新，冠心病患者血清血管紧张素与 NO，NOS 及 TNF-的相关性研究 [J].南通医学院学报，2009，**29**（6）：458-460.

[8] 李斌，陈为民，冠心病和高血压老年患者血浆肿瘤坏死因子测定及其临床意义 [J].福建医学院学报，1996，**30**（1）：36-38.

[9] 李敏，细胞因子与热应激和热适应 [J].中华劳动卫生职业病杂志，1998，**16**（2）：120-122.

[10] 李小林，李大主，王治，热休克蛋白 60 口服耐受对小鼠动脉粥样硬化斑块的影响 [J].中国免疫学杂志，2009，**25**（3）：206-208.

[11] 李亚洁，廖晓艳，李利，高温高湿环境热应激研究进展 [J].护理研究，2004，**18**（9A）：1514-1517.

[12] 李振乾，赵安成，冠心病患者血浆中 CNP，ET，NO 水平变化的临床研究 [J].实用医技杂志，2008，**15**（8）：976-977.

[13] 梁伟钧，符益冰，陈建英，冠心病患者血浆内皮素和肿瘤坏死因子含量变化及其临床意义 [J].心脏杂志，2003，**15**（2）：137-138.

[14] 林昌勇，冠心病病人血清 IMA，sICAM 与 hs-CRP 变化及其意义 [D].青岛：青岛大学，2011.

[15] 刘奉君，刘利民，宋宏伟，缺氧诱导因子-1 基因多态性与疾病相关性研究进展 [J].细胞与分子免疫学杂志，2009，**25**（11）：1070-1071.

[16] 刘广燕，冠心病病人血清 OXLDL 与 sICAM-1 的变化及其临床意义 [D].青岛：青岛大学，2009.

[17] 刘晓利，ICAM-1，IL-6 的血浆水平及基因多态性与脑梗塞 [D].北京：中国协和医科大学，2005.

[18] 陆晨，李青春，北京 2002 年夏季高温天气心脑血管疾病调查报告 [J].中国气象学会 2003 年年会，2003，227.

[19] 马玉红，王征，张宛玉，等，高温对老年小鼠腹腔巨噬细胞热休克蛋白及其它免疫指标表达的影响 [J].中国老年学杂志，2002，**22**（5）：418-419.

[20] 闵晶晶，丁德平，李津，等，北京急性脑血管疾病与气象要素的关系及预测 [J].气象，2014，**40**（1）：108-113.

[21] 彭锐，吴伟，葛昕，从炎症因子角度谈冠心病热毒病机 [J].世界中西医结合杂志，2010，**5**（8）：732-735.

[22] 申文祥，可溶性细胞间黏附分子-1 和可溶性血管细胞黏附分子-1 与冠心病的相关性 [D].郑州：郑州大学，2007.

[23] 唐朝枢，心脑血管疾病发病和防治的基础研究 [J].生命科学，2006，**18**（3）：199-208.

[24] 田颖，张书余，罗斌，等，热浪对人体健康影响的研究进展 [J].气象科技进展，2013，**3**（2）：49-54.

[25] 王成章，马丽苹，热休克蛋白 60 与冠状动脉粥样硬化关系的研究进展 [J].临床误诊误治，2007，**20**（12）：18-19.

[26] 王贺，卢义，热休克蛋白 60 与冠状动脉粥样硬化关系的研究进展 [J].中国实验诊断学，2012，**16**（4）：750-753.

[27] 王文清，李榕，陈迈，等，高胆固醇血症患者中不同分子量脂联素的分布及其与冠心病的相关性 [J].心脏杂志，2012，**24**（4）：446-449.

[28] 王文生，四氢生物蝶呤抗心肌缺血再灌注损伤的实验研究 [D].北京：中国医科大学，2004.

[29] 向萍霞，肿瘤坏死因子基因多态性与冠心病的相关性研究 [D].武汉：武汉大学，2005.

[30] 熊一力，邬堂春，高温对大鼠热应激蛋白的影响 [J].中华航空医学杂志，1995，**6**（4）：202-204.

[31] 徐延光，可溶性 E-选择素和可溶性细胞间黏附分子与 2 型糖尿病及 2 型糖尿病合并下肢血管斑块形成病变的相关性研究 [J].天津：天津医科大学，2005.

[32] 许遐祯，郑有飞，尹继福，等，南京市高温热浪特征及其对人体健康的影响 [J].生态学杂志，2011，**30**（12）：2815-2820.

[33] 薛艳军，TNF-对 EMs 在位内膜体外培养细胞 ICAM-1，sI-CAM-1 及 ICAM-1 脱落率的影响 [J].广州：暨南大学，2008.

[34] 杨军，吴小庆，薄小萍，等，血清中人热休克蛋白 60 的检测在急性冠状动脉综合征中的价值分析 [J].现代医学，2011，**39**（1）：1-5.

[35] 张宏，方佩华，赵伟，等，血清 sICAM-1 水平与高甘油三酯血症相关性探讨 [J].全国首届代谢综合征的基础与临床专题学术会议论文汇编，2004.88-90.

[36] 张华，王峰，陆伟，等，叶酸与四氢生物喋呤对高脂血症兔内皮功能的影响 [J].实用医药杂志，2005，**11**（22）：997-999.

[37] 张君怡，1.老年人外周动脉狭窄与心脑血管事件的相关性研究 [D]；2.细胞黏附分子与缺血性脑

卒中的相关性研究 [J].北京：中国协和医科大学，2008.

[38] 张书余，马守存，周骥，等，模拟寒潮对高血压疾病影响机理的实验研究 [J].气象，2013，**39**（6）：830-835.

[39] 张书余，张夏琨，谢静芳，等，白山市感冒与气象条件的关系分析和预报 [J].气象，2012，**38**（6）：775-779.

[40] 张夏琨，周骥，张书余，等，模拟寒潮对高血压疾病的影响实验研究 [J].气象，2014，**40**（6）：784-788.

[41] 张志辉，周胜华，祁述善，等，氧化应激，炎症与冠心病患者冠状动脉斑块的关系 [J].中南大学学报（医学版），2006，**31**（4）：556-558.

[42] 赵爱华，冠心病患者血清 HIF-1 及 HO-1 水平的变化及其意义 [J].当代医学，2011，**17**（9）：48.

[43] 中国卫生部心血管病防治研究中心，中国心血管病报告，北京，2010.

[44] 周桃，夏豪，缺氧诱导因子-1 与动脉粥样硬化易损斑块 [J].心血管病学进展，2007，**28**（2）：243-245.

[45] 周吴刚，朱健，周龙女，等，老年冠状动脉病变程度与血清热休克蛋白60的相关性研究 [J].中华老年心脑血管病杂志，2007，**9**（7）：457-459.

[46] 周亚峰，刘志华，程绪杰，等，肿瘤坏死因子对人血管内皮细胞凋亡的影响 [J].苏州大学学报（医学版），2004，**24**（5）：620-623.

[47] Cramer T，Johnson R S A，Novel role for the hypoxia inducible transcription factor HIF-1 [J]. *Cell Cycle*，2003，**2**（3）：192-193.

[48] Hirschl M M，Gwechenberger M，Binder T，*et al*，Assessment of myocardial injury by serum tumour necrosis factor alpha measurements in acute myocardial infarction [J]. *European Heart Journal*，1996，**17**（12）：1852-1859.

[49] Kunst A E，Looman C W N，Mackenbach J P，Outdoor air temperature and mortality in the Netherlands：A time-series analysis [J]. *American J Epidemiology*，1993，**137**（3）：331-341.

[50] Luc G，Arveiler D，Evans A，*et al*，Circulating soluble adhesion molecules ICAM-1 and VCAM-1 and incident coronary heart disease：The PRIME Study [J]. *Atherosclerosis*，2003，**170**（1）：169-176.

[51] Mandal K，Jahangiri M，Xu Q，Autoimmunity to heat shock proteins in atherosclerosis [J]. *Autoimmunity Reviews*，2004，**3**（2）：31- 37.

[52] Sluimer J C，Gasc J M，van Wanroij J L，*et al*，Hypoxia，hypoxia-inducible transcription factor，and macrophages in human atherosclerotic plaques are correlated with intraplaque angiogenesis [J] . *Journal of the American College of Cardiology*，2008，**51**（13）：1258-1265.

[53] Stamm C，Cowan D B，Friehs I，*et al*，Rapid endotoxin-induced alterations in myocardial calcium handling：Obligatory role of cardiac TNF-1 [J]. *Anesthesiology*，2001，**95**（6）：1396-1405.

[54] Treinin M，Shliar J，Jiang H，*et al*，HIF-1 is required for heat acclimation in the nematode Caenorhabditis elegans [J]. *Physiological Genomics*，2003，**14**（1）：17-24.

[55] Valgimigli M，Merli E，Malagutti P，*et al*，Hydroxyl radical generation，levels of tumor necrosis factor-alpha，and progression to heart failure after acute myocardial infarction [J]. *Journal of the American College of Cardiology*，2004，**43**（11）：2000-2008.

［56］ Verma S，Maitland A，Weisel R D，*et al*，Novel cardioprotective effects of tetrahydrobiopterin after anoxia and reoxygenation：Identifying cellular targets for pharmacologic manipulation ［J］. *The Journal of Thoracic and Cardiovascular Surgery*，2002，**123** (6)：1074-1083.

［57］ Wang Chunling，Zhang Shuyu，YingTian，*et al*，Effects of simulated heat waves on ApoE-/-Mice ［J］. *Int J Environ Res Public Health*，2014，**11** (2)：1549-1556.

［58］ Zhang X，He M，Cheng L，*et al*，Elevated heat shock protein 60 levels are associated with higher risk of coronary heart disease in Chinese ［J］. *Circulation*，2008，**118** (25)：2687-2693.

第 29 卷　第 1 期
2011 年 3 月

干旱气象
Journal of Arid Meteorology

Vol. 29　No. 1
March. 2011

气象条件对石家庄市空气质量的影响

张夏琨[1]，王春玲[2]，王宝鉴[3]

1　南京信息工程大学大气科学学院，江苏　南京　210044；

2　南京信息工程大学应用气象学院，江苏　南京　210044；

3　兰州中心气象台，甘肃　兰州　730020

摘　要：利用河北省石家庄市近 40 年的气象资料和 2 年的大气污染监测资料，详细分析了气象条件对该市空气质量的影响。结果表明：石家庄市冬季、秋季和春季地面主导风向为 NNE，N 和 SSE，对市区空气污染有加剧作用；风速在一定范围内空气污染物易超标，并不是风速愈小，污染浓度愈大；强降水对空气有净化作用，弱降水会使空气质量变的更差；石家庄市边界层大气层结稳定的几率几乎占 50%，不利于有害气体扩散；城市热岛效应明显，容易造成郊区的污染物向市区堆积。

关键词：气象条件，大气污染，空气质量，监测分析

[中图分类号]：X16　　**[文献标识码]**：A

Influence of Meteorological Condition on Air Quality over Shijiazhuang of Hebei Province

ZHANG Xiakun[1]，WANG Chunling[2]，WANG Baojian[3]

(1. College of Atmospheric Sciences，Nanjing University of Information
Science & Technology，Nanjing 210044，China；

2. College of Applied Meteorology，Nanjing University of Information
Science & Technology，Nanjing 210044，China；

3. Lanzhou Central Meteorological Observatory，Lanzhou 730020，China)

Abstract：Based on the meteorological data in recent 40 years and two years atmospheric pollution monitoring data of Shijiazhuang, the air quality was analyzed in detail. The results indicated that the surface dominant wind direction is NNE, N and SSE, which increased air pollution of Shijiazhuang. Air pollutants were easy to exceed standard if wind speed was within a certain range, and the smaller the wind speed, not the

作者简介：张夏琨（1987 －），男，河北安平人，硕士生，主要从事中尺度气象学、城市气象学研究。zxk668@126.com pollutant concentration was larger. The strong rainfall have depurative effect on air，the thin rainfall resulted in air quality bad. The ratio of air stability near ground in Shijiazhuang was almost 50％，which made against air contamination diffuse. The heat island effect of urban district was easy to result air contamination pile from surburb to urban district.

Keywords：meteorological condition；air pollution；air quality；monitoring and analysis

从 20 世纪 80 年代以来，国内就开始了气象条件与城市空气污染关系的研究[1—6]。城市空气质量主要取决于 2 个方面，一是污染源的排放及分布状况，二是大气对污染物的扩散能力。后者主要与大气边界层的风、稳定度、降水等气象要素密切相关，有研究[4—6]指出城市空气质量与能见度、风速和气压呈反相关，与大气稳定能量成正相关[7—8]。本文利用多年石家庄市监测的气象和环境资料，分析了风向风速、降水、大气层结稳定度及城市热岛效应与空气质量的关系，得出了一些与已往研究不同的结果，供制作城市空气质量预报参考。

1 资料及相关概念

主要气象观测数据包括：1971—2000 年的逐日地面风向风速、气温、降水资料；2000 年 10—12 月市区和郊区的 6 个气象自动站资料；1961—1999 年沙尘暴、扬沙和浮尘日数的逐月统计资料；1981— 1997 年石家庄市西郊飞机场 08 时逐日探空资料；1993 年 12 月 1—15 日在石家庄市上安电厂（38°11′53″N，114°03′35″E）观测的小球测风资料；2000 年 2 月 1～15 日在华北制药厂（38°02′59″N，114°31′36″E）观测的边界层探测资料。

采用的石家庄市大气污染监测资料包括：2000 年 1 月至 2001 年 12 月 PM_{10}，SO_2，NO_2 空气质量逐日观测资料。

空气质量是表征空气污染程度的量，一般以空气质量等级（1～5 级）或空气污染指数范围描述[9]。等级或指数越高，表明空气污染程度越严重。

2 风向、风速对空气污染的影响

风向、风速对大气污染物扩散起着很重要的作用，风向决定着污染物输送的方向，风速决定着对污染物输送的能力，风速越小越不利于大气污染物的输送，特别是静风时非常不利于大气污染物的扩散[10]，使得大量污染物在市区堆积，导致市区环境空气质量恶化。

2.1 石家庄市区的风向特征

1971—2000 年石家庄历年地面各风向平均频率见表 1，其中 NW～N 占 23％、S～SE 占 23％、NNE～NE 占 10％，最少风向方位为 SWS～WWS 和 EEN～EES，全年静风频率占 29％。其中，冬季主导风向为 NNE，秋季主导风向为 N，春季主导风向为 SSE。因此位于石家庄市东北工业区、西北工业区、西北建材区、南部工业区和西南工业区受

NNE，N 和 SSE 主导风向影响，对市区空气污染有加剧作用。

表 1　1971—2000 年石家庄历年各风向平均频率　　　　（单位：%）

	N	NNE	NE	ENE	E	ESE	SE	SSE	S	SSW	SW	WSW	W	WNW	NW	NNW	平均
1 月	11	6	4	1	2	2	6	7	4	1	1	2	4	5	8	7	29
4 月	8	6	5	2	2	3	10	13	6	2	1	1	3	5	6	6	21
7 月	8	5	5	2	3	3	9	11	5	1	1	0	2	3	5	5	31
10 月	10	5	3	1	2	2	6	8	4	1	1	1	5	5	7	7	35
年	10	6	4	2	2	2	8	10	5	1	1	1	3	4	6	7	29

近地面高空 600m 以下风对空气污染起着关键性作用，根据 1993 年 12 月 15d 的实际观测资料分析得知，冬季 50m 的主导风向为 SSE 和 W，200m 的主导风向为 S 和 W，400m 的主导风向为 W 和 S，600m 的主导风向为 W，1000m 的主导风向为 WNW。从大气边界层不同高度的风频可以看出，高度在 400m 以上时，主导风向为偏西风，因此市区西部的高架源对市区影响最大。

2.2　石家庄市区的风速特征

石家庄市区地面年平均风速为 1.8m/s，春季平均风速为 2.1～2.3m/s，夏秋季平均风速为 1.5m/s，冬季平均风速为 1.4m/s。图 1 给出了静风和小风（0.5m/s＜风速＜1m/s）出现的频率。其中冬季静或小风的频率最大为 33.06%，春季最小为 26.66%。图 2 给出了石家庄不同高度的风速变化情况，在 200m 以下，由于下垫面的作用，风速随高度升高迅速增大，在 300m 以下风速变化基本符合幂指数增长。地面风速为 1.8m/s，300m 以上风速达到 7m/s 左右。

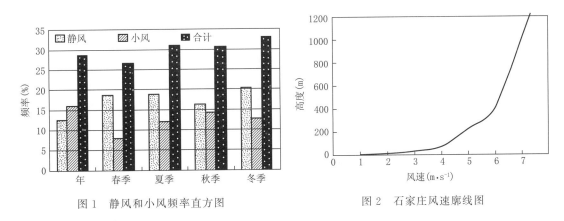

图 1　静风和小风频率直方图　　　　图 2　石家庄风速廓线图

2.3　环境空气质量与风向风速的相关性

以 2001 年 1 月为例，环境空气质量与风向、风速有明显的相关性，如表 2 所示。按

《环境空气质量标准》(GB3095-1996)2 级标准要求,SO_2 日平均浓度标准值为 0.15mg/m³,可吸入颗粒物 PM_{10} 日平均浓度为 0.15mg/m³,从表 2 中可以看出,SO_2 和 PM_{10} 日平均浓度均超标,最大值分别超标 4.73 倍和 2.31 倍。偏北风、风速 3~4 级时,环境大气污染最严重,随着风速的降低,污染有所减轻,主要因为石家庄是东北重工业区内大型污染企业多,按污染排放量进行估算,耗煤量和 SO_2 排放量占石家庄市区的 50% 以上。所以当偏北风风速 3~4 级时便于工业区内污染物向市区内扩散,又不足以使污染物迅速扩散到市外,造成市区内环境空气质量恶化。

用 2000 年 6 月—2001 年 2 月的风速和环境资料做进一步分析,以国家环境空气质量 3 级标准来界定环境优劣,PM_{10},SO_2,NO_2 超过空气质量 3 级标准的日数中,冬季次数最多,12 月为 60 次(PM_{10} 26 次、SO_2 31 次、NO_2 3 次),1 月为 55 次(PM_{10} 21 次、SO_2 31 次、NO_2 3 次),2 月为 44 次(PM_{10} 14 次、SO_2 28 次、NO_2 2 次),夏季最少,6 月为 6 次(PM_{10} 4 次、SO_2 2 次),7 月为 2 次(PM_{10} 2 次),8 月为 3 次(均为 PM_{10})。与之相应的石家庄市区超标日污染物(PM_{10}、SO_2、NO_2)的平均浓度,夏季 PM_{10} 为 0.317mg/m³ 出现在 6 月,SO_2 为 0.268mg/m³ 出现在 6 月,NO_2 无超标;秋季 PM_{10} 为 0.616mg/m³ 出现在 10 月,SO_2 为 0.856mg/m³ 出现在 11 月,NO_2 为 0.125mg/m³ 出现在 11 月;冬季 PM_{10} 为 0.752mg/m³ 出现在 1 月,SO_2 为 1.349mg/m³ 出现在 1 月,NO_2 为 0.166mg/m³ 出现在 1 月。冬季污染物的浓度最大,而且出现在 1 月。

表 2　环境空气质量与风向风速的对比表

风向	风速/m·s⁻¹	平均空气污染指数	SO_2/mg·m⁻³	PM_{10}/mg·m⁻³
偏北风	1~2 级	175	0.516	0.250
	2~3 级	183	0.649	0.266
	3~4 级	214	0.710	0.346
偏南风	1~2 级	166	0.323	0.282
	2~3 级	195	0.616	0.264

通过空气质量与风向风速对比分析得出,夏季空气污染超标的风速在 1.3~2.1m/s 之间;秋季超标的风速在 1.0~1.5m/s 之间;冬季超标的平均风速在 1.0~1.9m/s 之间。并不是风速愈小,浓度就愈大。而是在一定的范围内空气污染浓度易超标。

选取 2000 年 12 月 18—21 日采暖期的一次强冷空气过程为例,当风速从 0.5m/s 增加到 1.3m/s 时浓度达到最高值,当风速增加到 2m/s 时浓度开始下降,以后随着风速的加大空气污染物的浓度急速下降。

3　降水对空气污染的影响

一般研究表明降水对清除大气中的污染物质起着重要的作用:有些污染气体能溶解在水中,在水中起化学反应产生其他物质;同时降水过程还可以起到清除颗粒物的作用[11]。

表 3 是石家庄市 1981—1997 年各月不同等级降雨日数统计，年平均降雨日数为 78d，占全年日数的 21%，最多年为 98d（出现在 1990 年），最少年为 57d（出现在 1981 年）。其中降雨量在 0.1～1.0mm 之间的降雨日数占总降水日数的 41.9%，在 1～5mm 的降雨日数占 27.1%，5～10mm 的占 19.2%，>10mm 以上的降雨日数占 11.7%。采暖期降雨日数占 14.5%，>5mm 的降水日仅占 1.9%；非采暖期占 85.5%，>5mm 的降水日数占 98.1%。

表 3　石家庄市 1981—1997 年分级降水日数统计 （单位：d）

	1月	2月	3月	4月	5月	6月	7月	8月	9月	10月	11月	12月
≥0.1mm	1.8	2.1	3.8	4.2	5.7	8.6	17	12.1	10.9	4.9	4.2	2.3
≥1.0mm	1.0	1.5	2.5	2.4	3.9	8.6	8.9	9.5	4.5	3.4	2.9	1.1
≥5.0mm	0.2	0.4	0.9	1.1	2.2	3.4	6.2	16.2	2.3	1.5	1.1	0.2
≥10.0mm		0.1	0.4	0.7	1.5	4.4	6.2	6.4	2.3	0.7	0.4	

表 4 是夏、秋和冬季降雨量与空气污染物浓度之间的关系。24h 降雨量越大，空气中污染物的浓度降低越大，其日变量为负值。当降雨量在 5mm 以下时，污染物的浓度不但不下降，反而上升，其日变量大多为正值。与表 3 对比分析得知，有效清除空气中污染物的降雨日数仅占整个降雨日的 30.9%，而且主要集中在非采暖期。因此，强降水确实对空气有净化作用，弱降水会使空气质量变的更糟。

表 4　石家庄市 2000—2001 年降水量对市区污染物浓度的影响统计 （单位：mg·m⁻³）

24h 降水量 R/mm	夏季浓度日变量			秋季浓度日变量			冬季浓度日变量		
	PM_{10}	SO_2	NO_2	PM_{10}	SO_2	NO_2	PM_{10}	SO_2	NO_2
$R \leqslant 1.0$	0.006	0.038	0.006	−0.09	−0.07	−0.01	−0.04	−0.08	−0.005
$1.0 < R \leqslant 5.0$	0.025	−0.032	−0.002	0.035	0.01	0.012	0.006	0.053	0.004
$5 < R \leqslant 10.0$	−0.015	0.009	0.004	−0.27	−0.04	−0.02	−0.20	−0.15	−0.03
$R > 10.0$	−0.043	−0.022	−0.005	−0.06	−0.05	−0.02	−0.03	−0.31	−0.009
降雨日数/d	30			21			22		

4　大气稳定度对空气污染的影响

大气稳定度是影响空气污染的气象因素之一[12]，它代表大气垂直扩散能力的强弱。不稳定类天气有利于大气污染物垂直扩散，而大气层结稳定则不利于低层污染物的扩散，对城区空气质量产生不利影响。

图 3 给出了石家庄市区全年及各季的不同稳定度出现的频率。石家庄市区全年边界层稳定的几率几乎占了 50%，尤其是冬季稳定性层结几率高达 60% 以上。这种层结结构是石家庄市区各种污染源向大气排放的有害气体不易扩散的重要因素之一，所以在采暖期市区空气质量最差。为了弄清石家庄市区边界层的结构，于 2000 年 2 月在华北制药厂结合

环境评价进行了低空气象观测。如表 5 所示，在 106 次低空探测中，出现逆温（稳定层结）80 次，占观测次数的 75.5%，其中底高<300m 的逆温出现的次数占总观测次数的 51%。在 1500m 高度内，有时逆温出现多达 5 层，这说明石家庄稳定层结形成的原因除辐射逆温以外，还有天气过程影响造成的逆温。

石家庄市冬季逆温有明显的日变化特征，如表 6 所示，一般在傍晚 19 时形成，平均厚度 50m 左右，强度较小。随着时间的增加，逆温层的厚度增大，强度加

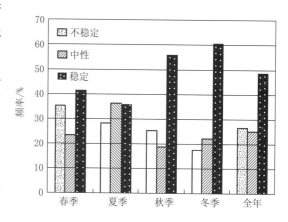

图 3　石家庄 1981—1997 年大气
稳定度出现的频率直方图

强，到次日 05—07 时厚度达到 200 多米，强度达 2℃/100m。09 时以后逆温层的厚度逐渐变薄，强度减弱，大约在 11 时左右消失。

表 5　石家庄市冬季边界层逆温的结构特征

逆温层次	次数	占总观测次数的比例/%	平均底高/m	平均顶高/m	逆温层厚度/m	强度/(℃/100m)
第 1 层	58	46.0	69.9	211.9	142.0	1.6
第 2 层	44	34.0	741.9	939.7	197.8	0.97
第 3 层	17	13.5	864.7	992.9	128.2	0.84
第 4 层	6	4.8	1013.3	1098.3	85.0	0.6
第 5 层	1	0.8	1275.0	1340.0	65.0	0.8

表 6　石家庄市冬季逆温层随时间变化的特征

时间	逆温层平均底高/m	逆温层平均顶高/m	厚度/m	强度/(℃/100m)
19 时	10	65	55	1.0
21 时	15	115	100	1.3
5～6 时	0	150	150	2.0
7 时	0	225	225	1.7
9 时	75	235	165	1.4

5　沙尘天气对空气污染的影响

石家庄沙尘天气一年四季都可能发生，但有明显的季节性。根据 1960—1999 年石家庄的多年平均沙尘暴、扬沙和浮尘日数的逐月统计得知，沙尘天气的季节分布是春季多而夏季至初秋（6—10 月）少。春季（3—5 月）沙尘暴、扬沙和浮尘日数分别占全年总出现

日数的 56.5％、60.6％ 和 63.8％，而 7—9 月很少出现沙尘天气，仅占全年的 6.5％、3.3％ 和 0.8％。

根据石家庄市不同功能区，在市内布设了 8 个大气环境采样点，分别位于内燃机厂、军械学院、军营、平安电站、市五金仓库、赵卜口、植物园、经贸大学。通过采样和化学化验分析，得出的浮尘来源见表 7。

表 7 石家庄市大气浮尘来源类别 （单位:％）

季节	土壤风沙尘	煤烟尘	钢铁尘	建筑扬尘	汽车尾气尘	其他
采暖期	22	54	3	17	2	2
非采暖期	40	10	3	42	1	4

采暖期间石家庄市区大气浮尘中煤烟尘占 54％，土壤风沙尘占 22％，建筑扬尘占 17％，其他占 7％。非采暖期，建筑扬尘占 42％，风沙尘 40％，煤烟尘占 10％，其他占 8％。从上述分析结果可知，采暖期从城外风吹来的沙尘分担了 22％ 的浮尘比率；城区污染产生的浮尘占 76％；非采暖期从城外风吹来的沙尘分担了 36％ 的浮尘比率；城区污染产生的浮尘占 60％，其他尘分担率为 2％～4％。说明目前污染大于风沙引起的浮尘。

6 城市热岛效应对空气污染的影响

石家庄市市区气温随着城市规模的发展不断上升。如图 4 所示，1977 年以前年平均气温为 12.9℃，1978—1990 年城市进入快速发展期，年平均气温逐步上升到 13.3℃，1995 年平均气温达到了 13.8℃，1996—2000 年城市进入高速发展期，1997—2000 年平均气温达到了 14.7℃。50 多年石家庄 5a 年平均气温上升了 1.8℃，最高气温上升了 1.2℃，最低气温上升了 2.5℃。

城市市区气温较郊区偏高，如表 8 所示，它是 2000 年 10—12 月在石家庄市区和郊区设置自动气象站观测资料计算分析的结果。其中在市区设置了 4 个自动站，分别位于石家庄市气象台、烈士陵园、污水处理厂、第五水厂，在郊区设置了 2 个自动站，分别位于地表水厂、花卉中心。可以看出，城区与郊区平均气温最大差值由深秋到隆冬逐渐增加，10 月为 1.0℃，11 月为 1.2℃，12 月为 1.4℃；平均最高气温的差值变化很小，在 2000 年 10—12 月均为 0.5℃；平均最低气温的差值最

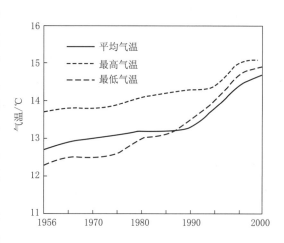

图 4 石家庄多年平均温度演变图

大，在 2.3～4.3℃之间，这反映出白天城市的建筑物及各种硬化路面吸收的热量晚上大量释放，加热城市边界层大气，使城市比郊区的近地层大气辐射降温要来的缓慢。因此城市夜间的热岛效应最强。

表 8　石家庄市自动气象站 10—12 月气温资料分析　　　　　　（单位：℃）

月份 站点	10 月平均			11 月平均			12 月平均		
	气温	最高	最底	气温	最高	最底	气温	最高	最底
气象台	13.2	17.8	9.1	4.3	8.4	0.8	1.5	6.2	−2.1
烈士陵园	13.2	17.9	9.4	4.6	8.9	1.2	1.8	6.4	−1.8
污水处理厂	13.3	18.3	9.1	4.3	8.8	0.6	1.1	6.6	−2.9
第五水厂	14.0	18.3	10.4	5.2	8.7	2.3	2.2	6.4	−1.2
地表水厂	13.1	18.1	8.9	4.0	8.7	0.3	0.8	6.1	−3.5
花卉中心	13.0	18.2	8.1	4.2	8.9	−1.5	0.3	6.1	−4.7
最大差值	1.0	0.5	2.3	1.2	0.5	4.3	1.4	0.5	2.5

　　由于自动气象站 2000 年才建立，资料积累的时间短，看不出月际变化，也看不出城区、近郊、远郊温度差的变化，所以用部分气象站的观测资料做了进一步分析。图 5 是石家庄 1997—1999 年 3 年的平均温度分布，从中可以看出，市区是一个高温区，温度以市区为中心向郊区递减。

　　因此，当天气形势比较稳定，大范围风场较弱时，随着城区热空气的不断上升，郊区的近地面较冷空气必然从四面八方流入市区，风向向市中心辐合，此时较冷空气的流失，必然要补充，于是热岛中心上升的空气又在一定高度上流回郊区、产生下沉气流，形成城市热岛

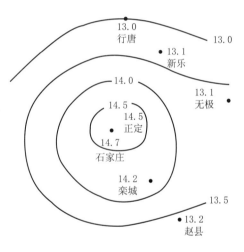

图 5　1997—1999 年石家庄市平均温度 （单位：℃）

环流，城区上空的污染物随热岛环流向城区四周的郊区分散，在郊区下沉到地面附近，又随着地面空气向城市中心辐合，造成污染物在城区堆积，进一步加重城市污染[13]。

7　结　论

　　(1) 石家庄市地面冬、春、秋的主导风向分别为 NNE，N，SSE。对市区空气污染有加剧作用；边界层风向随高度增加向西偏转，400m 以上主导风向为偏西风，因此石家庄市西部高架污染源对市区影响最大。

　　(2) 石家庄市空气污染程度，并不是风速愈小，浓度就愈大，而是风速在 1.3～

2.0m/s 之内空气污染浓度易超标，当风速加大到 2m/s 时污染浓度开始下降，以后随着风速的加大空气污染物的浓度急速下降。

（3）降水对空气有净化作用，当降雨量＞5mm 时，雨量越大空气中的污染物浓度降低的越大，而＜5mm 时，大气中污染物的浓度不但不下降，反而上升，日变量为正值。

（4）石家庄市近地面大气逆温层有明显的日变化，一般晚 19 时形成，次日 5～6 时达到最强，09 时以后开始减弱消亡，大气层结稳定的几率占 50％。

（5）沙尘天气是市区大气 PM_{10} 污染物的主要来源之一，采暖期占 22％，非采暖期占 40％。

（6）石家庄市区存在着明显的"热岛效应"，市区比郊区最低气温大约高 2.3～4.3℃，形成的城市热岛环流，在稳定层结的条件下造成城区大气污染物堆积。

参考文献

［1］戴安国，杨大业，重庆城市 SO_2 污染与气象条件的关系［J］.重庆环境科学，1992，**14**（4）：6-10.

［2］杨德保，王式功，黄建国，兰州市区空气污染与气象条件的关系［J］.兰州大学学报（自然科学版），1994，**30**（1）：132-136.

［3］尚可政，王式功，杨德保，等，兰州冬季空气污染与地面气象要素的关系［J］.甘肃科学学报，1999，**11**（1）：1-5.

［4］孟燕军，王淑英，赵习方，北京地区大雾日大气污染状况及气象条件分析［J］.气象，2000，**26**（3）：40-43.

［5］赵庆云，张武，王式功，空气污染与能见度及环流特征的研究［J］.高原气象，2003，**22**（4）：393-396.

［6］徐祥德，丁国安，苗秋菊，等，北京地区气溶胶 $PM_{2.5}$ 粒子浓度的相关因子及其估算模型［J］.气象学报，**61**（6）：761-768.

［7］尚可政，达存莹，付有智，等，兰州城区稳定能量及其空气污染的关系［J］.高原气象，2001，**20**（1）：76-81.

［8］孙银川，缪启龙，李艳春，等，银川市空气质量动力预测系统及预测结果分析［J］.干旱气象，2006，**24**（2）：89-94.

［9］中国气象局，QX/T41-2006—空气质量预报［S］.北京：中国标准出版社，2006.

［10］朱韶峰，黄吉，静风条件下的大气污染探讨［J］.浙江气象，1990，**11**（04）：37-41.

［11］蒋维楣，空气污染气象学［M］.南京：南京大学出版社，2003.13-14.

［12］刘景良，大气污染控制工程［M］.北京：中国轻工业出版社，2002.59-61.

［13］徐祥德，汤绪.城市化环境气象学引论［M］.北京：气象出版社，2002.69-72.

一次中等强度冷空气对人群高血压疾病影响的实验研究

张书余[1]　张夏琨[2]　王春玲[3]　王宝鉴[4]

1　河北省气象局，石家庄 050021；2　国家气象中心，北京 100081；
3　北京市气象局，北京 100089；4　兰州中心气象台，兰州 730020

摘　要：通过中等强度冷空气对人群高血压疾病影响的实验研究，探讨冷空气对高血压疾病影响的机理。选取甘肃省张掖市为实验地点，于现场研究前，经健康筛查及血液学检查和实验过程严格的质量控制，最后确定 30 例心脑血管疾病患者为病例组，30 例健康人为对照组。在 2013 年 4 月 27—28 日冷空气发生的过程中进行了科学实验，分别于冷空气暴露前、过境时和过境后对 60 名研究对象进行了血压、去甲肾上腺素（NE）、肾上腺素（E）和血管紧张素Ⅱ（ANGⅡ）检测，分析了其在冷空气过境前、中、后的变化。结果表明，冷空气暴露过程可导致人群 NE、E 和 ANGⅡ的代谢和分泌显著增加，引起无论是心血管病人还是健康人血压升高，并且在冷空气影响结束后还不能立刻恢复。通过这些生化指标分析得知，冷空气过程导致心脑血管病人和健康人血压的升高途径主要是交感神经系统（SNS）的激活，ANGⅡ浓度水平的升高，进而促进 NE 的释放增加，激活血管紧张素系统（RAS）。通过这些系统的综合作用，共同导致血压的升高；初步探讨了冷空气活动导致人群血压升高的可能机理。

关键词：冷空气，去甲肾上腺素，血管紧张素Ⅱ，高血压，机理

DOI：10.3969/j.issn.2095-1973.2015.06.006

Effects of Moderate Strength Cold Air Activity on Hypertensive Patients

Zhang Shuyu[1]，Zhang Xiakun[2]，
Wang Chunling[3]，Wang Baojian[4]

1　*Hebei Provincial Meteorological Bureau*，*Shijiazhuang* 050021

2　*National Meteorological Centre*，*Beijing* 100081

3　*Beijing Meteorological Bureau*，*Beijing* 100089

4　*Lanzhou Central Meteorological Observatory*，*Lanzhou* 730020

Abstract：The mechanism underlying the effects of cold air on hypertensive disorders was investigated in an

项目基金：国家自然科学基金项目（40975069）；公益性行业（气象）科研专项（GYHY201106034）

第一作者：张书余（1958—）Email：zhangsy@cma.gov.cn

experimental study examining blood pressure and biochemical indicators. Zhangye，a city in Gansu Province，China，was selected as the experimental site. Health screening and blood tests were conducted. 30 cardiovascular disease patients and 30 healthy subjects were recruited. The experiment was performed during a cold event during April 26-29，2013. Blood pressure，norepinephrine（NE），epinephrine（E）and angiotensin Ⅱ（ANG-Ⅱ）levels of the 60 subjects were evaluated 24 h before cold air activity，during cold air activity，and 24 h after cold air activity. The change before，during，and after the cold air activity was analyzed. Cold air exposure can cause a significant increase of metabolism and secretion of norepinephrine（NE），epinephrine（E）and angiotensin Ⅱ（ANG-Ⅱ）in subjects，Furthermore，the mean value of NE，E，ANG Ⅱ and the systolic blood pressure still maintained at a high level one hour after the end of the cold air exposure. The impact of cold air exposure on the change of blood pressure was shown in both cardiovascular patients and healthy people，and the effect on the cardiovascular patients lasted longer. Cold air exposure increases blood pressure in cardiovascular disease patients and healthy subjects via the sympathetic nervous system（SNS）that is activated first and which augments ANG-Ⅱ levels accelerating the release of the norepinephrine and stimulates the renin-angiotensin system（RAS）. The combined effect of these factors leads to a rise in blood pressure. This paper discusses preliminarily the possible mechanism for increasing human blood pressure led by cold air.

Keywords：cold air，norepinephrine（NE），angiotensin Ⅱ（ANG-Ⅱ），hypertension disorders，mechanism

随着近些年来世界范围内对冷空气引发心脑血管疾病的关注和研究，冷空气已被公认为是造成心脑血管疾病发病率和死亡率增加的重要危险气象因素之一[1—11]。世界卫生组织（World Health Organization，WHO）的一份研究报告表明，较冷的中国北方高血压疾病及相关心脑血管疾病发病率明显高于较暖和的南方[12]。急性冷刺激能够引起人体血压的收缩压升高 20mmHg 以上[13,14]，而短暂的低温刺激也能引起人类和动物血压的迅速增加[15—19]。许多流行病学研究结果提示在寒冷季节里低温可能会最终造成高血压疾病[20]，并导致中风及心梗等高血压相关心脑血管疾病的发生[21—23]。实验模拟冷空气对大鼠的冷刺激，均可以导致大鼠血脂四项（甘油三脂、血清总胆固醇、高密度脂蛋白胆固醇和低密度脂蛋白胆固醇）及血黏度升高[24-25]。Lou 等[26] 模拟不同强度等级的冷空气对高血压和健康大鼠的影响，表明随着冷空气强度的增加，不论是对健康还是对患高血压的大鼠，对血压的影响随着冷空气的强度增加而更加明显。在此基础上，文献［27，28］通过动物实验对其影响机制进行了初步研究，那么在冷空气发生发展的过程中是否对人群的影响也是具有类似的机制呢？本文以 2013 年 4 月发生在甘肃省张掖市的一次中等强度冷空气为实验实例进行了研究，甘肃省张掖市地处中国北方，气候类型复杂，天气多变，温差较大。它是中国西北方冷空气东移南下的必经要道，每年影响我国约 95% 的强冷空气会从甘肃省经过。恶劣的天气条件会对当地居民生活和身体健康造成很大影响，尤其是对心脑血管疾病患者带来更大的威胁。在本次中等强度冷空气对人群心脑血管影响实验过程中，分别检测了冷空气过境前、过境期间和过境后心脑血管疾病病人和健康人血压和去甲肾上腺素（NE）、肾上腺素（E）和血管紧张素Ⅱ（ANGⅡ）等指标水平，分析其在冷空气过境前、过境期间和过境后的变化，探讨冷空气活动对人群高血压疾病的影响机理。

1　材料与方法

1.1　研究地点

选择没有化学工业污染，空气质量符合环境空气质量一、二级标准，空气洁净度优良，天气多变，温差较大的西部和西北部冷空气南下必经之处的甘肃省张掖市作为研究地点。

1.2　研究对象

采用随机整群抽样的方法，选取张掖市人民医院为监测点，查阅距监测点半径 1000m 范围内、年龄在 40～70 岁的居民健康档案，经健康筛查及血液学检查无器质性疾病却具有血压高症状的心脑血管病人，于现场实验前，选择无烟酒嗜好，近 3 天未服用心脑血管疾病药物的患者 70 例，按相同入选条件选择健康人 70 例作为对照。2013 年 4 月 26—29 日，工作人员对纳入实验的人群进行问卷调查，问卷内容包括近 4 天的身体状况、饮食、服用药物和活动范围等情况，尽量排除混杂因素，保持病例组和对照组相同的暴露史。同时按实验方案要求进行各种检验。实验过程中放弃依从性差（未按时采血、测量血压）及不符合条件（服用了各种药物、精神受到刺激及患流行性感冒等疾病）者，最终数据来自全程严格执行实验条件的心脑血管疾病病人 30 例（男女各 15 例）作为病例组，入选的患者主要包括：6 例脑血栓、2 例脑溢血、12 例冠心病和 10 例高血压疾病的志愿患者，平均年龄为 59 岁。按相同入选条件选择健康人 30 例（男女各 15 例）作为对照组，平均年龄为 55 岁。病例组和对照组的性别和年龄构成差异无统计学意义（均 $P>0.05$）。

1.3　实验资料采集

（1）测定指标：血压（BP），E，NE 和 ANGⅡ等指标。

（2）样品采集：于冷空气过境前 24h（4 月 26 日上午）、过境时（气温降至最低（4 月 28 日 05：00—07：00））和过境后 24h（4 月 29 日上午）分别采集空腹肘静脉血各 5ml，样品均收集至无抗凝剂真空采血管内，于 3000r/min 离心后，血清于−80℃冻存。

（3）测定方法：各类生化指标采用酶联免疫吸附（ELISA）双抗体夹心法检测，即用纯化的样本抗体包被微孔板，制成固相抗体，再加入待测样本及酶标试剂，形成抗体—抗原—酶标抗体复合物，经过洗涤加入显色剂，然后在 450nm 波长下测定吸光度，计算待测样本浓度。ELISA 试剂盒由美国 R&D 公司生产，西安科昊生物工程有限公司分装。酶标仪由奥地利 TECAN 公司生产，检测由兰州大学医学实验中心完成。

（4）环境气象资料：本次人群实验研究在甘肃省张掖市 2013 年 4 月 26—29 日的一次冷空气活动时进行。冷空气过程资料，包括气温、气压、相对湿度等逐时监测数据由兰州中心气象台提供。逐日空气质量资料由张掖市环保局提供。冷空气类型按中央气象台 2006 年制定的中国冷空气等级国家标准 GB/T 20484-2006 确定[29]。

1.4 质量控制

人群现场实验点选择在空气质量优且没有其他因素影响的地点。实验前首先对参加实验的医生、护士、课题组研究生及相关人员进行培训，使每个参加实验的工作人员均熟悉患者及健康人的纳入标准、掌握生物样品采集要求和规范及其他注意事项，并与检测医院联系确保检测的及时准确。检测的试剂均达到生化指标检测级别和标准。及时建立 Excel 数据库，对数据进行严格的复查和审核。

1.5 统计学方法

利用 SPSS19.0 软件建立数据库并对所有指标数据进行统计分析和处理，计量数据均以平均值±标准差（$\bar{x} \pm s$）表示，计算方差齐性后利用单因素方差分析对三组间各指标结果进行差异检验分析，两组间比较采用独立样本 t 检验。

2 结果分析

2.1 环境气象要素变化分析

由表 1 和图 1 可见，张掖市 2013 年 4 月 26 日最低气温为 16.2℃，28 日为 8.8℃，48h 最低气温下降 7.4℃，根据 GB/T20484-2006[29]，本次冷空气符合中等强度冷空气

表 1　2013 年 4 月张掖市冷空气过程的基本气象数据　　　　（单位：℃）

温度	26 日	27 日	28 日	29 日
T_{max24}	26.1	19.4	16.4	26.5
T_{min24}	16.2	14.9	8.8	10.4
ΔT_{min48}			7.4	4.5

注：T_{max24} 为日最高气温，T_{min24} 为日最低气温，ΔT_{min48} 为 48h 内最低温之差

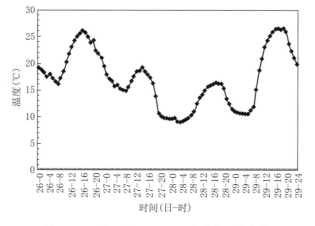

图 1　2013 年 4 月 26—29 日张掖市温度变化

标准，属于一次中等强度冷空气过程。另外，最低相对湿度为 6%，出现在冷空气过境前 26 日 06 时，最大相对湿度为 43%，出现在冷空气过境时 28 日 06 时（表略）。最低气压为 998.3hPa，出现在冷空气过境前 27 日 03 时，最高气压为 1009.9hPa，出现在冷空气过境后 28 日 08 时（表略）。4 月 26—29 日张掖空气中 SO_2、NO_2 日平均浓度分别小于 6 和 $10\mu g/m^3$，可吸入颗粒物为 $40\sim60\mu g/m^3$（表略）。空气质量优良，对人体健康的影响可以忽略不计。

2.2 NE 检测结果分析

图 2 是冷空气活动中病例组和对照组 NE 平均水平变化，病例组和对照组在冷空气过境前、中、后三个时段的 NE 水平呈增加趋势，其中病例组为持续增加，在冷空气暴露时为 306.86ng/L，与暴露前比增加了 148.13ng/L，并且在冷空气影响结束后仍维持在较高水平，为 363.39ng/L，与暴露前比增加了 204.66ng/L，过境后与过境前、过境中相比，均有明显差异（$P<0.05$）。对照组在冷空气过境后 NE 平均水平略有下降，但与过境前相比有明显差异（$P<0.05$）。

2.3 E 检测结果分析

图 3 所示，冷空气活动前、中、后病例组和对照组 E 均呈现正增长趋势，但增长的幅度很小，无明显差异（$P>0.05$）。以病例组为例，在冷空气暴露时为 78.65ng/L，与暴露前比增加了 1.34ng/L，而且在冷空气影响结束后仍维持在较高水平，为 81.3ng/L，与暴露前比增加了 3.99ng/L。冷空气过境后，对照组 E 水平较过境时出现小幅度降低，但高于过境前水平。

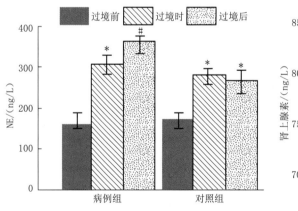

图 2 冷空气活动过程中病例组和对照组
NE 平均水平变化趋势
（* 与过境前比较，$P<0.05$；
与过境时比较，$P<0.05$）

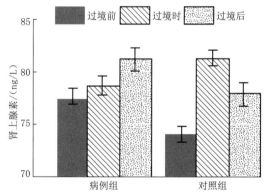

图 3 冷空气活动过程中病例组和对照组
E 平均水平变化

2.4 ANG Ⅱ 检测结果分析

图 4 是冷空气活动过程中病例组和对照组 ANG Ⅱ 平均水平变化趋势。在冷空气过境

前、中、后三个时段，无论是病例组还是对照组 ANGⅡ的平均水平均呈正增长趋势，其中与过境前比较，病例组和对照组过境时分别升高了 39.1ng/L 和 46.7ng/L，存在着显著性差异（$P<0.001$）；过境后病例组、对照组的 ANGⅡ的平均水平均有所下降，但均大于过境前的水平，分别升高 26.1ng/L 和 34.7ng/L，并存在显著性差异（$P<0.05$）。

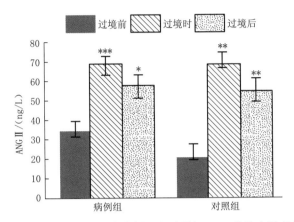

图 4　冷空气活动过程中病例组和对照组 ANGⅡ的水平变化

（＊＊＊与过境前比较，$P<0.001$；＊＊与过境前比较，$P<0.01$；＊与过境前比较，$P<0.05$）

2.5　血压的检测结果分析

表 2 和图 5 是在冷空气活动过程中各个时期检测的病例组和对照组血压收缩压和舒张压的平均值变化。在冷空气过境前、中、后三个时段，病例组和对照组的血压舒张压和收缩压平均值变化趋势均呈正增长，以病例组为例，收缩压平均值在冷空气暴露时为 136.3mmHg，与暴露前比增加了 11.6mmHg，在冷空气过境时达到最大。在冷空气影响结束后收缩压平均值仍在较高水平上维持，为 131.7mmHg，与暴露前比增加了 7.1mmHg，过境后出现回落，但仍比过境前高。病例组在冷空气影响时，与过境前比具有显著性差异（$P<0.05$），而对照组无显著性差异（$P>0.05$）。在冷空气活动同一时期的血压，病例组和对照组对应比较，统计均存在显著性差异（$P<0.05$）。由此可见，冷空气可引起无论是心血管病人还是健康人血压升高，对心血管病人的影响更显著，并且在冷空气影响结束后还不能立刻恢复。

表 2　冷空气活动过程中血压收缩压测定结果分析　　（$\bar{x}\pm s$，单位：mmHg）

年龄	病例组			对照组（健康人）		
	40～50	50～60	60～70	40～50	50～60	60～70
过境前	121±3	124±5	129±4	115±5	118±4	129±5
过境中	132±5*	137±6*	140±7*	121±4	127±6	137±7
过境后	127±4	133±4	135±6	118±3	124±4	131±5

注：＊与过境前比较，$P<0.05$

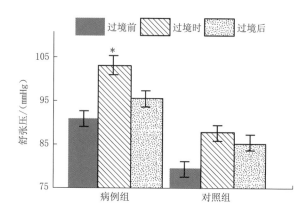

图 5　冷空气活动过程中血压舒张压水平变化趋势（＊与过境前比较，$P < 0.05$）

3　讨论与总结

3.1　讨论

　　为了研究本次中等强度冷空气过程对血压影响的机制，我们检测了病例组和健康对照组血中的 NE，E 和 ANGⅡ等血浆浓度水平。综上结果分析发现 ANGⅡ血浆浓度无论在病例组还是对照组都呈升高的趋势，而且在过境时其浓度最高，与血压的变化趋势相同。在病例组和健康对照组血浆中 NE 浓度的变化也出现了同样的趋势，只是病例组其浓度在过境时和过境后中呈持续升高，过境后血压虽有下降，但仍处于较高水平，而健康对照组这种状态仅出现在过境时，过境后无论是 NE 浓度还是血压很快恢复，预示该冷空气过程对病例组血压的影响时间将长于健康对照组。

　　NE 血浆浓度的升高说明机体交感神经系统（SNS）正被激活，而 ANGⅡ血浆浓度的升高表明机体内血管紧张素系统（RAS）也被激活，这两个系统的激活必然导致血压的升高。NE 和 ANGⅡ都是收缩血管物质，具有很强收缩血管功能。NE 与肾上腺素能 α 受体结合，使得全身血管广泛收缩。ANGⅡ可作用于血管平滑肌，引起全身微动脉收缩。在这两个物质的作用下，全身血管收缩，从而导致血压的升高。许多研究已经充分证明了冷刺激中血压的变化机制是由于兴奋了 SNS 和 RAS 从而导致血压的升高[30,31]。尽管与这些研究中所运用的冷刺激不同，此次冷空气过程中气温是逐渐下降的，但对于机体也是一种冷刺激过程，并同样导致了血浆 NE 和 ANGⅡ浓度的升高。由此我们不难得出结论，冷空气导致机体血压的升高也是通过兴奋 SNS 和 RAS 来进行的。循环血中 NE 的来源除了肾上腺髓质外，也有一部分来源于肾上腺能神经末梢的释放，而 ANGⅡ也能通过这条途径[32] 增加 NE 的释放，则我们在该冷空气过程中发现的 NE 增加主要是由 ANGⅡ的增加所引起的。如上所述，本次冷空气过程导致心脑血管病人和健康人血压的升高途径主要是激活 RAS 系统，使得 ANGⅡ浓度水平升高，进而促进 NE 释放的增加，也因此兴奋 SNS。通过这些系统的综合作用，共同导致血压的升高。

3.2　结论

通过以上实验和分析可得出以下结论：（1）冷空气活动对心脑血管疾病影响最大、最敏感指标是 NE 和 ANG Ⅱ；（2）冷空气过程导致心脑血管病人和健康人血压升高的途径主要是激活 SNS，ANG Ⅱ浓度水平的升高，进而促进 NE 释放的增加，激活 RAS。通过这些系统的综合作用，共同导致血压的升高；（3）冷空气过程对心脑血管病人血压变化的影响比健康人显著，而且冷空气对心脑血管病人影响的时间长于健康人。

参考文献

[1] Sotaniemi E V，Huhti E，Takkunen J，Effect of temperature on hospital admissions for myocardial infarction in a subarctic area [J]. *Br Med J*，1970，**4**（1）：150-151.

[2] Kunst A L，Mackenbach J，Outdoor air temperature and mortality in the Netherlands：A time-series analysis [J]. *Am J Epidemiol*，1993，**137**（3）：331-340.

[3] Marchant B R，Stevenson R，Wilkinson P，*et al*，Circadian andseasonal factors in the pathogenesis of acute myocardial infarction：The influence of environmental temperature [J]. *Br Heart J*，1993，**69**（5）：385-387.

[4] Hong Y R，Lee J，Ha E，*et al*，Is chemic stroke associated with decrease in temperature [J]. *Epidemiology*，2003，**14**（4）：473-478.

[5] White C G，The partial thromboplastin time：Defining an era incoagulation [J]. *J Thrombosis Haemostasis*，2003，**1**（11）：2267-2270.

[6] Dobson J，Cold periods and coronary events：An analysis of populations worldwide [J]. *J Epidemiol Community Health*，2005，**59**（1）：551-556.

[7] Kendrovski V，The impact of ambient temperature on mortality among the urban population in Skopje，Macedonia during the period 1996-2000 [J]. *BMC Public Health*，2006，**6**（2）：1-6.

[8] Analitis A，Katsouyanni K，Biggeri A，*et al*，Eff ects of cold weather on mortality：Results from 15 european cities within the PHEWE project [J]. *Ame J Epidemiol*，2008，**168**（12）：1397-1408.

[9] Kysely J，Pokorna L，Kyncl J，*et al*，Excess cardiovascular mortality associated with cold spells in the Czech Republic [J]. *BMC PublicHealth*，2009，**9**（1）：19.

[10] Wang Xiaoyu，Aghwts B，Temperature variation and emergency hospital admissions for stroke in Brisbane，Australia，1996-2005 [J]. *Inter J Biometeorol*，**53**（6）：535-541.

[11] 张书余，王宝鉴，谢静芳，等，吉林省心脑血管疾病与气象条件关 系分析和预报研究 [J]. 气象，2010，**36**（9）：115-119.

[12] Thorvaldsen P A，Kuulasmma A，Schroll M，Stroke incidence，casefatality，and mortality in the WHO MONICA project：World Health Organization Monitoring Trends and determinants incardiovascular diseases [J]. *Stroke*，1995，**26**（1）：361-367.

[13] Korhonen I，Blood pressure and heart rate responses in menexposed to arm and leg cold pressor tests and whole-body cold exposure [J]. *Int J Circumpolar Health*，2006，**65**（2）：178-184.

[14] Komulainen S，Tähtinen T，Rintamäki H，*et al*，Blood pressure responses to whole-body cold expo-

sure：Effect of metoprolol [J]. *J Hum Hypertens*，2004，**18**（12）：905-906.

[15] Fregly M J，Schechtman O，Direct blood pressure measurements inrats during abrupt exposure to，and removal from，cold air [J]. *Proc SocExp Biol Med*，1994，**205**（2）：119-123.

[16] Qian Z M，Koon H W，Area postrema is essential for the maintenance of normal blood pressure under cold stress in rats [J]. *Exp Brain Res*，1998，**121**（2）：186-190.

[17] Raven P B，Niki I，Dahms TE，*et al*，Compensatory cardiovascular responses during an environmental cold stress，5 degrees C [J]. *J ApplPhysiol*，1970，**29**（4）：417-421.

[18] Li Y，Alshaer H，Fernie G，Blood pressure and thermal responses to repeated whole body cold exposure：Effect of winter clothing [J]. *Eur J Appl Physiol*，2009，**107**（6）：673-685.

[19] Scriven A J，Murphy M B，Dollery C T，Changes in blood pressure and plasma catecholamines caused by tyramine and cold exposure [J]. *J Cardiovasc Pharmacol*，1984，**6**（5）：954-960.

[20] Barnett A G，Dobson A J，McElduff P，*et al*，Cold periods andcoronary events：An analysis of populations worldwide [J]. *J EpidemiolCommunity Health*，2005，**59**（7）：551-557.

[21] Caicoya M R，Lasheras C，Cuello R，*et al*，Stroke incidence in Austria，1990-1991 [J]. *Rev Neurol*，1996，**24**（1）：806-811.

[22] Marchant B R，Stevenson R，Wilkinson P，*et al*，Circadian andseasonal factors in the pathogenesis of acute myocardial infarction：The influence of environmental temperature [J]. *Br Heart J*，1993，**69**（1）：385-387.

[23] Sheth T N，Muller J，Yusuf S，Increased winter mortality from acute myocardial infarction and stroke：The effect of age [J]. *J Am CollCardiol*，1999，**33**（1）：1916-1919.

[24] Luo Bin，Zhang Shuyu，Ma Shoucun，*et al*，Effects of cold air on cardiovascular disease risk factors in rat [J]. *Int J Environ Res Public Health*，2012，**9**（7）：2312-2325.

[25] Luo Bin，Zhang Shuyu，Ma Shoucun，*et al*，Artificial cold airincreases the cardiovascular risks in spontaneously hypertensiverats [J]. *Int J Environ Res Public Health*，2012，**9**（9），3197-3208.

[26] Luo Bin，Zhang Shuyu，Ma Shoucun，*et al*，Effects of different cold-air exposure intensities on the risk of cardiovascular diseasein healthy and hypertensive rats [J]. *Int J Biometeorol*，2014，**58**（1）：185-194.

[27] 张书余，马守存，周骥，等，模拟寒潮对高血压疾病影响机理的实验研究 [J]. 气象，2013，**39**（6）：830-835.

[28] 张夏琨，周骥，张书余，等，模拟寒潮对高血压疾病的影响实验研究 [J]. 气象，2014，**40**（6）：784-788.

[29] 国家气象中心（中央气象台），GB/T 20484-2006 冷空气等级 [J]. 北京：中国标准出版社，2006.

[30] Olli A T，Lauri T，Pirkko H，*et al*，Are the blood pressure and endocrine responses of healthy subjects exposed to cold stress altered by an acutely increased sodium intake? [J]. *Euro J Appl Physiol*，2001，**84**（2）：48-53.

[31] Sun Z R，Zhonge Z，Alouidor J，*et al*，Angiotensinogen geneknockout delays and attenuates cold-induced hypertension. Hypertension [J]，2003，**41**（1）：322-327.

[32] Dzau V R，Tissure Angiotension system in cardiovascularmedicinela paradigm shift [J]. *Circulation*，1994，**89**（1）：493-498.

不同低温刺激下大气 PM$_{2.5}$ 对大鼠心脏抗氧化能力及炎症反应的影响

罗斌[1]，王丽娜，晚亚雄，石艳荣，牛静萍，罗小峰

兰州大学公共卫生学院劳动卫生与环境卫生研究所，兰州，730000

摘　要：目的：探讨不同低温刺激下大气细颗粒物（PM$_{2.5}$）对大鼠心脏抗氧化能力及炎症反应的影响。方法：将 36 只健康雄性 Wistar 大鼠按体重配对分成 6 组，随机给予 0℃、10℃ 及 20℃（常温对照）的单独低温刺激及低温＋PM$_{2.5}$ 暴露。低温＋PM$_{2.5}$ 暴露组给予低温刺激及气管滴注 PM$_{2.5}$（0.25ml/8mg/只/次），单独低温刺激组给予无菌生理盐（0.25ml/只/次），间隔 48h，连续 3 次。末次染毒 48 小时后处死大鼠，采用试剂盒法测定心肌组织丙二醛（MDA）、超氧岐化酶（SOD）、白介素-6（IL-6）及 C-反应蛋白（CRP）水平。结果：低温＋PM$_{2.5}$ 暴露组大鼠心肌组织中 MDA、SOD、IL-6 及 CRP 水平显著高于单独低温组，尤其在 0℃ 时，PM$_{2.5}$ 对四指标的影响最为显著（$P < 0.05$）。各单独气温组间比较时，仅 SOD 在 0℃ 组降低较为明显，其余指标未出现显著变化。各低温＋PM$_{2.5}$ 暴露组组间比较时，MDA、SOD、IL-6 及 CRP 在 0℃ 的 PM$_{2.5}$ 暴露组升高最为明显，显著高于其他各组（$P < 0.05$）。交互作用检测未发现低温和 PM$_{2.5}$ 间存在显著交互作用（$P < 0.05$）。结论：低温刺激可能会增加 PM$_{2.5}$ 的心脏毒性，使其抑制心肌组织抗氧化能力和促进炎症的发生增加。

关键词：低温，大气 PM$_{2.5}$，大鼠心肌组织，抗氧化能力，炎症反应

The Effect of Ambient PM$_{2.5}$ over the Anti-oxidative Capacity and Inflammatory Response of Myocardial Tissue in Rats under Different Cold Stresses

LUO Bin，WANG Lina，WAN Yaxiong，SHI Yanrong，NIU Jingping，LUO Xiaofeng

Institute of Occupational Health and Environmental Health，

School of Public Health，Lanzhou university，Lanzhou730000，China

Abstract：Objective The purpose of this study is to explore the effect of ambient PM$_{2.5}$ over the anti-oxidative capacity and inflammatory response of cardiac muscle tissue in rats under different cold stresses. **Methods**

项目基金：国家自然科学基金（41405108），兰州大学中央高校基本科研业务费专项资金项目（861495）

作者及通讯作者简介：罗斌（1983-），男，博士，讲师，从事环境气象与健康研究。Email：luob@lzu.edu.cn

36 rats were matched by weight and randomly assigned to six groups, which were treated with cold stress alone exposures of 0℃, 10℃ and 20℃ (Normal control) and cold stress combined PM_{2.5} exposures respectively. Cold stress alone groups were intratracheal instillation of 0.25ml normal saline, while cold stress combined PM_{2.5} exposure groups were intratracheal instillation of 8mg/0.25ml PM_{2.5}. These procedures were carried out for three times with an interval of 48 hours for each treatment. All rats were sacrificed after 48 hours of the third treatment for collecting myocardial tissues homogenate to determine the level of MDA, SOD, IL-6 and CRP. **Results** The level of MDA, SOD, IL-6 and CRP in myocardial tissues homogenate were obviously higher in cold stress combined PM_{2.5} exposure groups than cold stress exposure groups ($P < 0.05$). Among the three cold stress alone groups, only the 0℃ group showed higher level of SOD, not in other indices ($P < 0.05$). The 0℃ combined PM_{2.5} exposure group has the highest level of MDA, SOD, IL-6 and CRP ($P < 0.05$). No significant interactive effect was found between the cold stress and PM_{2.5} exposure over cardiac toxicity through statistic test. **Conclusion** Cold stress may promote the effect of PM_{2.5} over heart, intensifying its effect over inflammatory response and the inhibition of anti-oxidative capacity in myocardial tissue.

Keywords: cold stress, fine particulate matter, rat myocardial tissue, anti-oxidative capacity, inflammatory response

　　流行病学研究认为急性或者长期暴露于大气颗粒物中都能引起心血管疾病发病和死亡的急剧增加[1—3]。这种增加的机制多见于颗粒物暴露引起了心血管系统氧化应激损伤和炎症等有关，通过抑制心肌组织抗氧化能力和增加氧化自由基的产生，并引起炎症因子水平的升高，从而导致心血管疾病发的增加[4,5]。低温作为心血管系统的又一危险因素，它与心血管疾病的增加呈负相关，气温越低心血管疾病危险性越大[6]。低温刺激可以诱发机体血压升高及其他心血管疾病危险因子水平的升高，如血纤维蛋白原、血脂、血管紧张素Ⅱ等[7,8]。有流行病学研究认为，低温及大气颗粒物在对心血管系统的影响中存在交互作用，低温能增强PM_{2.5}对心血管系统的毒性作用，造成心血管疾病发病和死亡的升高[9]。由此可见，低温刺激下PM_{2.5}对心血管系统毒性可能增强。环境监测数据表明，冷空气扰动发生时会引起大气PM_{2.5}浓度升高。如发生于兰州2014年4月的一次冷空气过程，48小时最低温下降了5℃，最低温达2℃，同时该日兰州地区大气PM_{2.5}浓度高达$616\mu g/m^3$。因此，低温刺激下出现的较高浓度的PM_{2.5}是否对心血管系统的影响更大是我们需要迫切解决的问题。本研究将利用低温刺激与大气PM_{2.5}对大鼠进行联合暴露，并从心肌抗氧化能力及炎症反应的角度来探讨不同低温条件下PM_{2.5}的心脏毒性作用。

1　材料与方法

1.1　PM_{2.5}采集和处理

　　采集兰州地区2014年4—5月大气PM_{2.5}，离地5m以100L/min流量连续采集于玻璃纤维滤膜上，剪成1cm² 大小的小块，置于去离子水中超声震荡20min，重复3次，功率500W洗脱颗粒物。6层纱布过滤，除去玻璃纤维滤膜。将滤过液于4℃，12000r/min，离心 20min，收集下层沉淀液，真空冷冻干燥，于－20℃避光保存。

1.2　实验动物及分组

36 只 8 周龄 SPF 级健康雄性 Wistar 大鼠购买于甘肃省中医学院实验动物中心，合格证号：SCXK（甘）2004-0006。体重 209.41±16.33g。将 36 只大鼠按体重配对并随机分成 6 组，每组 6 只，于室温（20±1)℃、相对湿度 40-60%，空白对照饲养 7d，期间给予充足的水和饲料。

1.3　实验方法

1.3.1　低温刺激及 $PM_{2.5}$ 暴露

空白对照饲养后，6 组大鼠随机接受不同的处理因素，6 组处理因素为：单独低温刺激（0℃，10℃，20℃）和低温刺激（0℃，10℃，20℃）＋$PM_{2.5}$。具体暴露过程为：将大鼠放于环境气象模拟箱中，给予低温刺激 4h（气压及相对湿度同空白对照），期间第 2h 时通过气管滴注给予 $PM_{2.5}$ 组预降温无菌 $PM_{2.5}$ 悬液（8mg/0.25ml/只/次）染毒，而给予单独低温组无菌 NS（0.25ml/只/次），间隔 48h，连续染毒 3 次。

1.3.2　心肌组织匀浆

末次低温刺激和 $PM_{2.5}$ 暴露 48h 后，腹腔注射水合氯醛（5%，0.6ml/kg）对大鼠进行麻醉，通过腹主动脉终末采血法处死大鼠，立即摘取心脏并称重，按照 1：9 生理盐水利用匀浆器在冰浴中将其制成 10%组织匀浆，4℃3000r/ min 离心 20min，取上清液分装成 5 管，保存于－80℃，分别用于组织匀浆中总蛋白、超氧化物歧化酶（SOD，Superoxide dis-mutase）及丙二醛（MDA，Malonaldehyde）（南京建成生物工程研究所），C 反应蛋白（CRP，C-reactive protein）及白介素-6（IL-6，Interleukin-6）（R&D Systems，Inc）。CRP 和 IL-6 测定采用双抗体夹心酶联免疫法（ELISA）测定。总蛋白、SOD 和 MDA 分别采用二喹啉甲酸法、羟胺法和硫代巴比妥酸法。具体步骤严格按照试剂盒说明书操作。

1.4　统计学方法

实验数据以 $\bar{x}±s$ 进行表示。所得数据采用 SPSS 20.0 软件包进行析因设计的单变量方差分析；多个样本均数比较采用单因素方差分析，进一步进行组间两两比较时，若方差齐时，采用 LSD 检验；若方差不齐时，采用 Games-Howell 检验；两组间比较采用配对样本 t 检验。以 $P<0.05$ 为差异有统计学意义。

2　结果

2.1　对大鼠心肌组织抗氧化能力（SOD 和 MDA）的影响

由表 1 所示，低温＋$PM_{2.5}$ 组大鼠心肌组织匀浆中 SOD 及 MDA 水平均显著高于单独低温组（$P<0.05$）。由图1所示，MDA在0℃及10℃的$PM_{2.5}$暴露组均显著高于单独低温刺激暴露组（$P<0.05$），而且在0℃的$PM_{2.5}$暴露组显著高于常温$PM_{2.5}$组（$P<0.05$）。MDA在各单独气温刺激组间并无显著差异。在SOD的结果中，仅在0℃的$PM_{2.5}$暴露组有显著升高，明显高于单独低温刺激组及其他$PM_{2.5}$暴露组（$P<0.05$），而且在0℃单独低温刺激组也明显高于其他气温组（$P<0.05$）。尽管交互作用检验没有发现显著的交互作用，但这些结果可能提示$PM_{2.5}$暴露在低温时对大鼠心脏抗氧化能力影响更强。

表1 SOD和MDA在单纯低温刺激和$PM_{2.5}$暴露下低温刺激的变化水平

Indices	Cold stress alone	Cold stress combined $PM_{2.5}$
SOD(mgprot/ml)	2289.32±398.43	2088.33±446.47▲
MDA(nmol/mgprot)	0.96±0.16	1.17±0.25▲

▲对单纯低温刺激组，$P<0.05$

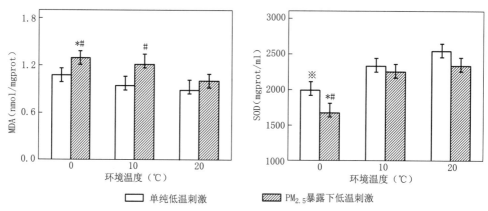

图1 心肌组织中SOD和MDA的含量

※与对照组比较，$P<0.05$； *与$PM_{2.5}$暴露下低温刺激组的比较

♯与单纯低温刺激组比较 $P<0.05$；

2.2 对大鼠心肌组织炎症因子（CRP和IL-6）的影响

由表2所示，低温＋$PM_{2.5}$组大鼠心肌组织匀浆中IL-6及CRP水平均显著高于单独低温组（$P<0.05$）。由图2所示，IL-6及CRP在0℃的$PM_{2.5}$暴露组浓度最高，显著高于常温20℃组（$P<0.05$），并且高于单独低温刺激组（$P<0.05$），各单独低温刺激组间并无显著差异。在10℃组及常温组，CRP在$PM_{2.5}$暴露组显著高于单独低温刺激组（$P<0.05$）。尽管交互作用检验未发现显著的交互作用，但上述结果提示$PM_{2.5}$暴露在低温时对大鼠心脏炎症因子影响更大。

表 2 IL-6 和 CRP 在单纯低温刺激和 PM$_{2.5}$ 暴露下低温刺激的变化水平

Indices	Cold stress alone	Cold stress combined PM$_{2.5}$
IL-6(pg/ml)	16.66±1.30	17.71±1.79▲
CRP(pg/ml)	248.76±10.63	269.69±18.47▲

▲对单纯低温刺激组，$P<0.05$

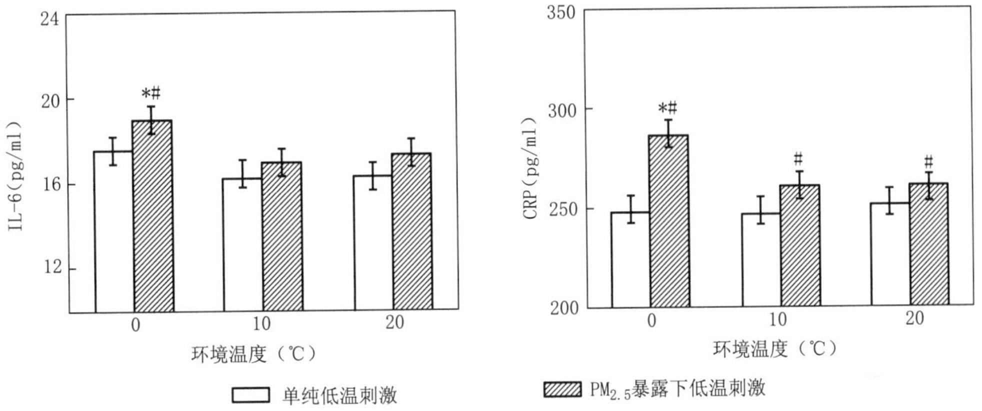

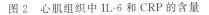

单纯低温刺激　　　PM$_{2.5}$暴露下低温刺激

图 2 心肌组织中 IL-6 和 CRP 的含量

* 与 PM$_{2.5}$ 暴露下低温刺激组的比较，$P<0.05$；♯ 与单纯低温刺激组的比较，$P<0.05$

3 讨论

MDA 含量的高低间接反映了机体细胞受自由基攻击的严重程度，而 SOD 可以清除机体内的自由基如 O$_2$，H$_2$O$_2$，缺乏或耗竭 SOD 会促使许多有毒化学物质或不良环境因素对机体产生中毒作用或加重其中毒作用。因此，心肌组织中 MDA 和 SOD 的含量是衡量心肌组织氧化损伤和抗氧化能力大小的重要指标。IL-6 与 CRP 作为典型的炎症因子，能反映机体炎症的发生情况。张琳等发现 PM$_{2.5}$ 暴露后，大鼠血浆中 IL-6 和 CRP 的水平明显升高。赵金镯等发现 PM$_{2.5}$ 能够引起 WKY 及 SHR 大鼠心肌组织中 CRP 及 IL-6 等炎症因子水平的升高，并引起心肌细胞内 SOD 活性下降及 MDA 的升高[10]。这与本研究的结果相似，本研究结果提示 PM$_{2.5}$ 暴露组大鼠心肌组织中 MDA 和 SOD 均分别高于和低于非 PM$_{2.5}$ 暴露组，而且 IL-6 和 CRP 也显著高于非 PM$_{2.5}$ 暴露组，说明急性 PM$_{2.5}$ 不仅引起心肌组织抗氧损伤并抑制其抗氧化功能，而且还引起了心脏的炎症反应。低温被认为可能会引起心血管疾病事件的发生增加，尤其是冷空气过程会造成心血管疾病发生率和死亡率的急剧升高[11]。之前的研究发现冷空气过程可能通过升高血压及其他危险因子如血压、血脂、血纤维蛋白原等来增加心血管疾病危险[7]。在本研究中，低温刺激除对 SOD 有显著的降低外，其他指标并未出现明显变化。因此，可以认为低温刺激还可能会通过降低心肌的抗氧化能力来增加心血管疾病危险性。

有研究认为气温尤其是低温能够增加 PM$_{2.5}$ 对心血管疾病的影响，引起心血管疾病发生和死亡的增加，但其机制尚不十分清楚。本实验利用低温刺激与$PM_{2.5}$进行联合毒理实验，结果均提示在低温（0℃）时，$PM_{2.5}$对大鼠心肌组织SOD、MDA、IL-6及CRP影响明显。尽管交互作用检验并不显著，但该结果提示低温刺激尤其是较低温刺激的情况下可能会增加$PM_{2.5}$对心血管系统的影响，并通过增加$PM_{2.5}$对心肌组织抗氧化能力的抑制和促进炎症的发生而出现。$PM_{2.5}$主要通过呼吸系统进入体内，粒径较小的颗粒甚至通过肺泡毛细血管进入心脏中，从而对心脏产生毒性作用[12]。低温刺激可能会抑制呼吸系统对$PM_{2.5}$的防御，如低温刺激可以破坏气道纤毛结构[13]，并降低肺泡巨噬细胞的吞噬能力[14]。因此低温刺激可以抑制气道纤毛对$PM_{2.5}$的清除及肺巨噬细胞等吞噬细胞对$PM_{2.5}$的吞噬作用，从而使得进入体内的$PM_{2.5}$增加。此外，低温刺激还能够引起心脏的其他毒性作用，如引起抗氧化能力下降，心血管疾病危险因子增加，从而加重$PM_{2.5}$对心脏的毒性作用[7]。

综上所述，低温刺激可能会增加$PM_{2.5}$的心脏毒性，使其抑制心肌组织抗氧化能力和促进炎症的发生增加。本实验利用不同的低温刺激初步探讨了不同低温条件下$PM_{2.5}$对心脏的毒性作用，提示了低温刺激对$PM_{2.5}$心脏毒性的修饰作用。较少的气温数据也不足以探讨两者的交互作用，因此仍然还需要更多的低温段来进行实验。此外，本次研究中没有对大鼠心脏进行病理切片观察，所以不能说明$PM_{2.5}$在心肌组织中的沉积程度。进一步的研究还需要从肺组织到心肌组织进行病理分析，进而来证明低温刺激加强$PM_{2.5}$心脏毒性的具体机制。

参考文献

[1] Burgan O., Smargiassi A., Perron S., et al, Cardiovascular effects of sub-daily levels of ambient fine particles: a systematic review [J]. *Environ Health*，2010，**9**：26.

[2] Lee B J，Kim B，Lee K，Air pollution exposure and cardiovascular disease [J]. *Toxicol Res*，2014，**30**（2）：71-75.

[3] Zhang P，Dong G，Sun B，et al，Long-term exposure to ambient air pollution and mortality due to cardiovascular disease and cerebrovascular disease in Shenyang，China [J]. *PLoS One*，2011，**6**（6）：e20827.

[4] 赵金镯，曹强，钱孝琳，等，大气PM_（2.5）对大鼠心血管系统的急性毒性作用 [J]. 卫生研究，2007（04）：417-420.

[5] 邓芙蓉，郭新彪，陈威，等，大气$PM_{2.5}$对自发性高血压大鼠心律的影响及其机制研究 [J]. 环境与健康杂志，2009（03）：189-191.

[6] Ma W，Chen R，Kan H，Temperature-related mortality in 17 large Chinese cities：How heat and cold affect mortality in China [J]. *Environ Res*，2014，**134**C：127-133.

[7] Luo B，Zhang S，Ma S，et al，Effects of different cold-air exposure intensities on the risk of cardiovascular disease in healthy and hypertensive rats [J]. *Int J Biometeorol*，2014，**58**（2）：185-194.

[8] 罗斌，张书余，周骥，等，探讨模拟冷空气降温过程对健康大鼠和高血压大鼠凝血功能的影响 [J]. 中国应用生理学杂志，2012（05）：390-393.

［9］ Cheng Y，Kan H，Effect of the interaction between outdoor air pollution and extreme temperature on daily mortality in Shanghai，China ［J］. *J Epidemiol*，2012，**22** (1)：28-36.

［10］ 赵金镯，大气细颗粒物心血管毒性的机制研究 ［D］.上海：复旦大学，2008.

［11］ Kysely J，Pokorna L，Kyncl J，*et al*，Excess cardiovascular mortality associated with cold spells in the Czech Republic ［J］. *BMC Public Health*，2009，**9**：19.

［12］ 王广鹤，甄玲燕，吕鹏，等，臭氧和细颗粒物暴露对大鼠心脏自主神经系统和系统炎症的影响 ［J］. 卫生研究，2013 (04)：554-560.

［13］ Shephard R J，Shek PN，Cold exposure and immune function ［J］. *Can J Physiol Pharmacol*，1998，**76** (9)：828-836.

［14］ Salman H，Bergman M，Bessler H，*et al*，Hypothermia affects the phagocytic activity of rat peritoneal macrophages ［J］. *Acta Physiol Scand*，2000，**168** (3)：431-436.